Maren Jensen, Grit Hoffmann,
Julia Spreitz, Michael Sadre Chirazi-Stark

Diagnosenübergreifende Psychoedukation

Ein Manual für Patienten- und Angehörigengruppen

Psychiatrie Verlag

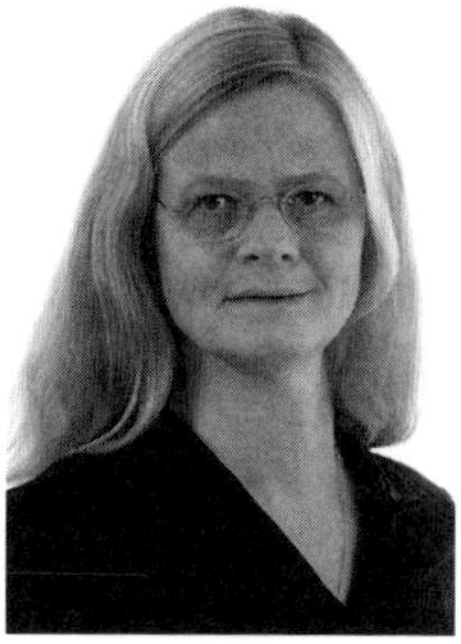 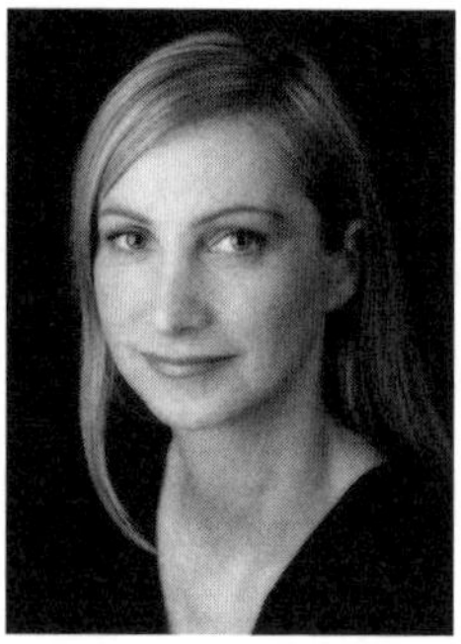 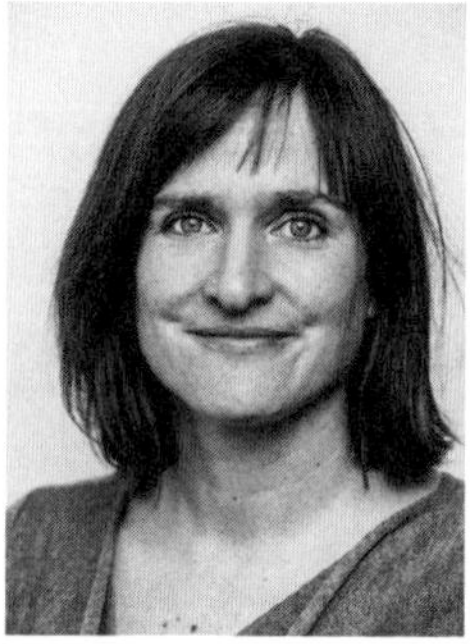 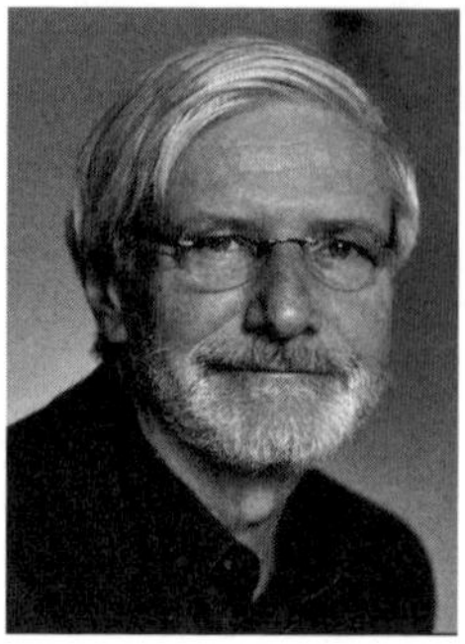

Maren Jensen, Dipl.-Psych., Psychologische Psychotherapeutin, Supervisorin, Verhaltenstherapie, systemische Therapie und Beratung, Supervision und Coaching, arbeitet in der Psychiatrischen Institutsambulanz des Asklepios Westklinikums Hamburg, Abteilung für Psychiatrie und Psychotherapie. Sie ist Mitglied der Arbeitsgruppe »Psychoedukation« und Gründungsmitglied der Deutschen Gesellschaft für Psychoedukation e.V. Außerdem ist sie als Supervisorin und Dozentin u.a. für das Ausbildungszentrum der Deutschen Gesellschaft für Verhaltenstherapie e.V. (DGVT) Hamburg tätig.

Grit Hoffmann, Dipl.-Psych., Psychologische Psychotherapeutin, Mitglied der Deutschen Gesellschaft für Verhaltenstherapie e.V. (DGVT). Sie ist seit 2009 in eigener Psychotherapie-Praxis niedergelassen (www.psychotherapie-hoffmann.de).

Julia Spreitz, Dipl.-Psych., Dipl.-Päd., Psychologische Psychotherapeutin für die Verfahren Verhaltenstherapie und Gesprächspsychotherapie und Weiterbildung zur Psychotraumatherapeutin (DeGPT). Sie arbeitet in der Psychiatrischen Tagesklinik Rissen des Asklepios Westklinikums in Hamburg, Abteilung für Psychiatrie und Psychotherapie. Daneben ist sie niedergelassen in einer Gemeinschaftspraxis in Hamburg sowie als Dozentin und Supervisorin tätig.

Michael Sadre Chirazi-Stark, Prof. Dr. med., Dipl.-Psych., leitete von 1999 bis 2013 als Chefarzt die Abteilung für Psychiatrie und Psychotherapie des Asklepios Westklinikums Hamburg. Jetzt leitet er das Prof. Stark Institut für Kognitive Verhaltenstherapie, Stress und Fatigueforschung. Er ist Mitglied der Arbeitsgruppe »Psychoedukation« und Gründungsmitglied sowie Mitglied im Vorstand der Deutschen Gesellschaft für Psychoedukation e.V. und ist im Vorstand der Weltgesellschaft für Psychosoziale Rehabilitation Leiter des internationalen Projektes »Psychische Gesundheit am Arbeitsplatz« (www.prof-stark.de).

Maren Jensen, Grit Hoffmann,
Julia Spreitz, Michael Sadre Chirazi-Stark

Diagnosenübergreifende Psychoedukation

Ein Manual für Patienten- und Angehörigengruppen

Arbeitshilfe 26

Psychiatrie Verlag

Maren Jensen, Grit Hoffmann, Julia Spreitz, Michael Sadre Chirazi-Stark
Diagnosenübergreifende Psychoedukation
Ein Manual für Patienten- und Angehörigengruppen
Psychosoziale Arbeitshilfe 26
3., vollständig überarbeitete Auflage
ISBN-Print: 978-3-96605-198-9
ISBN-PDF: 978-3-96605-199-6

Bibliografische Informationen der Deutschen Nationalbibliothek
Die Deutsche Nationalbibliothek verzeichnet diese Publikation in der Deutschen Nationalbibliografie; detaillierte bibliografische Daten sind im Internet über https://d-nb.ddb.de abrufbar.

Weitere Arbeitshilfen unter www.psychiatrie-verlag.de

Lektorat: Anne Katrin Bläser, Bonn
Umschlaglayout und Umschlagfoto, Typografie: Iga Bielejec, Nierstein
Satz: Psychiatrie Verlag GmbH, Köln
Druck und Bindung: Plump Druck & Medien Rheinbreitbach

Zur Entstehung dieses Manuals 9

Unser Dank 10

Einleitung 11

Ziele und Besonderheiten der diagnosenübergreifenden Psychoedukation 19

Wissenschaftliche Erforschung 22

Zielgruppe 24

Setting 25

Das Manual im Überblick 31

Praktische Durchführung 35

Sitzung 1: Begrüßung und Einführung in das Thema 36

Sitzung 2: Erkrankungen: Somatische (körperliche), psychosomatische, neurologische und psychische Erkrankungen, deren Auswirkungen auf unser Erleben und wer helfen kann 45

Sitzung 3: Entstehung, Aufrechterhaltung und Bewältigung psychischer Krisen und Erkrankungen 68

Sitzung 4: Diagnosen: Wie Diagnosen gestellt werden und was sie bedeuten 79

Sitzung 5: Besprechen einzelner Störungsbilder nach den Wünschen der Teilnehmenden 92

Sitzung 6: Besprechen einzelner Störungsbilder nach den Wünschen der Teilnehmenden (Fortsetzung) 113

Sitzung 7: Frühwarnzeichen und Frühsymptome 140

Sitzung 8: Medikamenteninformation 149

Sitzung 9: Gesundheitsförderndes Verhalten 160

Sitzung 10: Entspannungsverfahren und Anspannungsregulationstraining 173

Sitzung 11: Krisenbroschüre und Krisenpass 197

Sitzung 12: Psychotherapie, aufsuchende, teilstationäre und ambulante Behandlungsangebote, unterstütztes Wohnen und Arbeiten, komplementäre Versorgungs- und Beratungsangebote und Selbsthilfe 209

Zusatzmodule 233

Ernährung 234

Sitzung E 1: Bestandsaufnahme: Gewicht und Ernährungsgewohnheiten 237

Sitzung E 2: Verbesserungsvorschläge für die eigene Ernährung 244

Sitzung E 3: Empfehlungen zur Nährstoffverteilung, Reflexion und Ausblick 251

Stressbewältigung bei psychischen Erkrankungen 258

Sitzung St 1: Stresserkennungskompetenz 263

Sitzung St 2: Stressbewältigungskompetenz 274

Beteiligung von Angehörigen 283

Sitzung A 1: Patienten 286

Sitzung A 2: Angehörige 292

Sitzung A 3: Patienten und Angehörige 298

Entlassungsvorbereitung 304

Sitzung zur Entlassungsvorbereitung 306

Anhang 313

Literaturliste zur störungsspezifischen Psychoedukation 314

Empfehlungen zur Patientenlektüre 318

Literaturverzeichnis 323

Materialien zum Download

Alle benötigten Materialien für das Basismodul mit zwölf Sitzungen und die vier Zusatzmodule – Ernährung, Stressbewältigung bei psychischen Erkrankungen, Beteiligung von Angehörigen, Entlassungsvorbereitung – stehen zum Download zur Verfügung unter: https://psychiatrie-verlag.de/product/diagnosenuebergreifende-psychoedukation-2/
Zugangscode: 5198

Seminarfolien (als PowerPoint-Präsentation)

Teilnehmerliste

Arbeitsblätter zu den einzelnen Sitzungen

Progressive Muskelentspannung nach Jacobson – eine Kurzanleitung (mit Tonaufnahme und Textvorlage)

Empfehlungen zur Patientenlektüre

Zwölf Informationsblätter:

»Psychose oder Neurose?«

»Schizophrene Psychosen«

»Affektive Störungen«

»Angststörungen«

»Zwangsstörungen«

»Persönlichkeitsstörungen«

»Schlafstörungen«

»Stressbewältigung bei psychischen Erkrankungen«

»Was Sie schon immer über Psychopharmaka wissen wollten«

»Psychotherapie und ergänzende Therapien«

»Aufsuchende, teilstationäre und ambulante Behandlungsangebote, unterstütztes Wohnen und Arbeiten, komplementäre Versorgungs- und Beratungsangebote und Selbsthilfe«

»Ernährungshinweise bei psychischen Erkrankungen«

Vorlagen zur Herstellung von fünf Broschüren:

»Tagesplaner«

»Ernährungsprotokollheft«

»Eine kleine Bewegungspause«

»Krisenbroschüre«

»Krisenpass«

Außerdem stehen folgende Arbeitsmaterialien zum Download bereit:

Seminarankündigungen (als Textvorlagen – veränderbar)

Anmeldeformular

Evaluationsbögen:

Eingangserhebungsbogen

Feedback-Fragebogen (Patienten und Angehörige)

Zur Entstehung dieses Manuals

Herrn Dr. med. Volker Manger verdanken wir den Anstoß zur Entwicklung diagnosenübergreifender Psychoedukationsangebote und damit auch dieses Manuals. Er hat in den 1990er-Jahren als Chefarzt einer Psychosozialen Trainingsstation in einer psychiatrischen Abteilung im Klinikum Nord/Hamburg-Ochsenzoll sehr für eine verbesserte Aufklärung und Behandlung von Patientinnen und Patienten mit schweren psychiatrischen Erkrankungen eingesetzt und unser Vergehen begleitet und unterstützt.

Die Situation auf dieser Trainingsstation entsprach eine bis heute bestehende Herausforderung für alle Kliniken: Fast immer sind Patientinnen und Patienten mit unterschiedlichen Diagnosen gleichzeitig zu behandeln und Gruppenangebote zu finden, die für alle hilfreich sind. Die Aufgabe des Teams ist es weiterhin, die Patientinnen und Patienten in ihrem Genesungsprozess berufsübergreifend so zu unterstützen, dass ein selbstständiges Wohnen perspektivisch wieder möglich ist. Hierzu ist es notwendig, mit den Patientinnen und Patienten über die unterschiedlichen Symptome psychischer Erkrankungen zu sprechen, das rechtzeitige Erkennen von erneuten Krisen zu fördern, ein »maßgeschneidertes« individuelles Krisenmanagement zu ermöglichen und eine gesunde Lebensführung sowie Selbstfürsorgestrategien zu etablieren. Zur Vorbereitung auf die Entlassung gehört auch die Information über nachstationäre Unterstützungsmöglichkeiten.

Basierend auf dem bereits Ende der 1980er Jahre in der psychiatrischen Tagesklinik des Universitätskrankenhaus Hamburg-Eppendorf entwickelten psychoedukativen Kurzprogramms für Patientinnen und Patienten mit schizophrenen Erkrankungen von Michael Stark (veröffentlicht 1992) und dem Vorgehen von Angela Kieserg und W. Peter Hornung (1994), welches ebenfalls auf Patienten mit schizophrenen Erkrankungen bezogen war, wurde von der Erstautorin 1994 ein diagnosenübergreifendes psychoedukatives Gruppenprogramm speziell für die Psychosoziale Trainingsstation entwickelt, um die oben genannten Ziele zu erreichen. In den Folgejahren wurde es laufend an die Erfordernisse anderer Behandlungseinheiten sowie an die Entwicklungen in der psychiatrischen und psychotherapeutischen Versorgung angepasst, um unser Vorgehen fortlaufend zu verbessern und um es möglichst vielen Patientinnen und Patienten zur Verfügung stellen zu können.

Unser Dank

Bei der Erstellung und Überarbeitung des Manuals haben wir viel Unterstützung erfahren. Wir bedanken uns bei der Arbeitsgruppe der Deutschen Gesellschaft für Psychoedukation e. V., die uns bei fachlichen und gestalterischen Fragen zur Seite stand. Außerdem bei:
Anne Katrin Bläser und Marina Broll, die im Lektorat und Satz während vieler Überarbeitungsschleifen Geduld und Durchhaltevermögen gezeigt haben;
Dr. med. Sibylle Keivany für die Mitgestaltung der Informationsblätter zur pharmakologischen Behandlung psychischer Störungen;
Dr. sportwiss. Susanne Gentzsch, welche die Broschüre »Eine kleine Bewegungspause« erstellt hat;
Christin Hoche für die Gestaltung der Folien zu den Themen Ernährung, Bewegung, Tag-Nacht-Rhythmus, Tagesgestaltung, soziale Kontakte und Stressbewältigung;
der Deutschen Gesellschaft für Ernährung e. V. für ihre Unterstützung bei der Gestaltung des Zusatzmoduls zur Ernährung;
Andreas Pfeiffer, Vorsitzender des Deutschen Verbandes Ergotherapie e. V. (DVE) für die freundliche und fachliche Hilfe bei der Darstellung der Ergotherapie;
Matze Döbele für zahlreiche grafische Darstellungen;
Britta Maria Jensen, dem Fotomodell für die Broschüren »Eine kleine Bewegungspause« und »Ernährungsprotokollheft«;
Ingo Ulzhöfer für die Mithilfe bei der Erstellung der Präsentationsfolien und den Austausch zu verschiedenen Themen.
Nicht zuletzt danken wir unseren Patientinnen und Patienten für die zahlreichen Anregungen und Rückmeldungen und unseren Partnern und Kindern für ihre Geduld und ihre emotionale Unterstützung.

Maren Jensen, Grit Hoffmann, Julia Spreitz,
Michael Sadre Chirazi-Stark
Hamburg, im Oktober 2022

EINLEITUNG

Wir freuen uns, dass unser Manual nun in der 3. Auflage erscheinen kann. Psychoedukation ist weiterhin ein zentraler Therapiebaustein in der effektiven Behandlung psychisch Erkrankter. Denn nur wer etwas erkennen und bewerten kann, kann beurteilen, ob die ihm angebotene Hilfe oder die von ihm angebotene Unterstützung und Behandlung zur Besserung der psychischen Erkrankung beiträgt. Dies gilt gleichermaßen für professionell Helfende, Patienten und deren Angehörige. Vieles hat sich an Erkenntnissen über psychische Erkrankungen und deren Behandlungsmöglichkeiten sowie in der Versorgung psychisch Kranker seit der ersten Vorstellung unseres Vorgehens 2003 (Jensen, Sadre Chirazi-Stark, 2003) weiterentwickelt. Auch wird der aktive Einbezug von Betroffenen und Angehörigen nicht mehr infrage gestellt. In vielen Bereichen ist man mutiger geworden, in vielen bescheidener.

Psychoedukative Methoden wurden diagnosenspezifisch bereits in den siebziger und achtziger Jahren des 20. Jahrhunderts – zunächst in den USA – zur Behandlung von schizophren Erkrankten unter Einbeziehung der Angehörigen entwickelt und erfolgreich eingesetzt (siehe hierzu Anderson u. a. 1980). Betroffene und Angehörige erhielten umfassende Informationen über schizophrene Erkrankungen, um eigenverantwortlich den weiteren Verlauf mit beeinflussen zu können. Die Betroffenen sollten u. a. dazu befähigt werden, sich wirksamer vor einem Rezidiv, also einer erneuten akuten Krankheitsphase, schützen zu können. Neben der gezielten Aufklärung über die Erkrankung ging es um die Wirkungen und Nebenwirkungen von Neuroleptika und anderen Medikamenten sowie um die Entwicklung von gesundheitsförderndem Verhalten. Nach und nach erweiterte sich das Indikationsspektrum und Psychoedukation wurde zunehmend auch in der Behandlung anderer psychiatrischer Erkrankungen eingesetzt, beispielsweise bei affektiven Störungen, bei Persönlichkeitsstörungen und bei Abhängigkeitserkrankungen (Hornung und Feldmann 2000). Seit Anfang der achtziger Jahre wurden psychoedukative Gruppen auch in Deutschland etabliert (Buchkremer 1990; Stark 1992; Kieserg und Hornung 1994), und Anfang der neunziger Jahre entstanden erste deutschsprachige Manuale für die Behandlung schizophren

Erkrankter. Die Gesamtfamilienarbeit und die einbeziehende psychoedukative Arbeit mit Angehörigen rückten dabei aus unterschiedlichen Gründen in den Hintergrund. Mittlerweile liegen für fast alle psychiatrischen Störungen auf die jeweiligen Diagnosen bezogene Manuale vor. Hierzu möchten wir auf das »Handbuch der Psychoedukation für Psychiatrie, Psychotherapie und Psychosomatische Medizin« (Bäuml u.a. 2016) aufmerksam machen, in dem von der Deutschen Gesellschaft für Psychoedukation e.V. unter Mitwirkung zahlreicher Autorinnen und Autoren die wichtigsten psychoedukativen Vorgehensweisen bei unterschiedlichen psychischen Erkrankungen in Psychiatrie und Psychosomatik dargestellt werden. Wenn Sie störungsspezifische Psychoedukationsmanuale suchen, möchten wir Sie auf unsere Literaturliste zur störungsspezifischen Psychoedukation gegen Ende unseres Manuals und der Homepage der Deutschen Gesellschaft für Psychoedukation e.V. (https://www.dgpe.de) hinweisen.

Es gibt gute Gründe, auch diagnosen- also störungsübergreifende Psychoedukationsgruppen anzubieten. So stehen psychisch Erkrankte, weitgehend unabhängig von ihrer Diagnose, vor der gleichen Herausforderung, eine die gesamte Person betreffende Erkrankung und damit einhergehende Einschränkungen und Veränderungen in ihrem Lebensalltag zunächst einmal akzeptieren zu lernen. Sie müssen sich beispielsweise während einer stationären Behandlung auf fremde Menschen einstellen, in einer Situation, in der sie zuweilen schon mit sich selbst überfordert sind. Sie sollen medizinische und medikamentöse Fachbezeichnungen und Psychiatrie-Begrifflichkeiten verstehen und sich in einer für sie meist ungewohnten Umgebung einfinden. Das fällt Menschen mit einer Schizophrenie ebenso wenig leicht wie Menschen mit einer Angststörung, Depression oder einer anderen psychischen Beeinträchtigung. Der Verlust an Autonomie, das Meistern des stationären Alltags, die Auseinandersetzung mit der Zeit danach, mit Zukunftsperspektiven, mit Arbeitgebern, Partnern und Angehörigen und vielen anderen Fragestellungen sind nicht auf die jeweilige Störung und Symptomatik beschränkt. Diagnosenübergreifend zu arbeiten, empfiehlt sich auch deshalb, weil viele erkrankte Menschen (»komorbid«) an mindestens einer weiteren psychischen Störung leiden. Zudem wird die Entstehung und Behandlung psychischer Störungen heute mehrdimensional erklärt, statt monokausale Ursachen für Symptome zu suchen (siehe z.B. das Vulnerabilitäts-Stress-Modell oder das Handlungsmodell in Sitzung 3). Unser Ziel ist es, Betroffenen solche Hilfen anzubieten, die ihnen ihre jeweils ganz persönlichen Einfluss- und individuellen Bewältigungsmöglichkeiten verdeutlichen, die sie für ihre Gesundung, Gesunderhaltung und präventiv zur Abwendung erneuter Krisen selbst anwenden können (siehe dazu besonders die Sitzungen 7–11).

Aber auch die in den letzten Jahrzehnten vollzogenen Veränderungen im psychiatrischen Versorgungsalltag haben zu der inzwischen großen Verbreitung diagnosenübergreifender Psychoedukation beigetragen. Für einen Überblick möchten wir Ihnen im Folgenden historische Fakten und konkrete Zahlen aus der klinischen Versorgungssituation psychisch Erkrankter vorstellen – von den Anfängen in den achtziger Jahren des 20. Jahrhunderts bis heute.

Ende der achtziger Jahre machte LUDERER (1989) mit einer Studie darauf aufmerksam, dass von den Patienten der Psychiatrischen Klinik mit Poliklinik der Universität Erlangen nur 55,5 % in etwa ihre Diagnose kannten und noch weniger ihre Medikation und deren Dosierung (49 %). Nur etwa 32 % der Patienten hatten eine einigermaßen korrekte Vorstellung von den erwünschten Medikamentenwirkungen und lediglich 46,5 % waren in der Lage, wenigstens einen Teil der Nebenwirkungen zu benennen, obgleich schon damals eine Aufklärungspflicht über die Behandlung und deren Risiken bestand (MÖLLHOFF 1981, zit. nach LUDERER 1989).

Obwohl seit langem bekannt war, dass Psychoedukation die Rehospitalisationsrate und somit die Kosten für die Krankenhausbehandlungen im psychiatrischen Kontext reduzieren kann, waren laut einer Umfrage von RUMMEL-KLUGE u. a. (2006, 2008) in der Bundesrepublik Deutschland, in Österreich und der Schweiz noch im Jahre 2003 nur 21 % der Patienten mit Schizophrenie und lediglich 2 % der Angehörigen Teilnehmende einer Psychoedukationsgruppe. Und obwohl Psychoedukation auch bei anderen Störungsbildern wie den Suchterkrankungen, den affektiven Störungen, Zwangs-, Angst- und Persönlichkeitsstörungen nachweislich einen wichtigen Teil einer qualitativ guten Versorgung darstellt (siehe hierzu HORNUNG und FELDMANN 2000), kamen in diesen Bereichen noch weniger Betroffene in den Genuss von Psychoedukation. Eine erneute Umfrage 2009 von Rummel-Kluge und Kollegen erbrachte, dass 2009 signifikant mehr Psychoedukation in den psychiatrischen Kliniken in Deutschland, Österreich und der Schweiz angeboten wurde als noch in ihrer ersten Untersuchung (RUMMEL-KLUGE u. a. 2006, 2008, 2013), jedoch weiterhin vor allem bei Schizophrenien und Depressionen. Die Kliniken, die keine Psychoedukation anboten, gaben dabei als Grund in der Untersuchung an, dass ihnen das Personal (Manpower) und das entsprechende Wissen fehle bzw. zu wenig Zeit vorhanden sei (RUMMEL-KLUGE u.a. 2013).

Als eine wesentliche weitere Ursache wurden die niedrigen Fallzahlen der jeweiligen Störungsbilder angegeben, sodass keine störungsspezifischen Gruppen zusammengestellt werden konnten. Allerdings gaben in den vorgelegten Untersuchungen von Rummel-Kluge und Kollegen bereits 23 % bzw. 25 % der befragten Kliniken an, diagnosenübergreifende Psychoedukation anzubieten, obwohl zu diesen Zeitpunkten noch keine entsprechenden Manuale etabliert waren.

In der Bundesrepublik Deutschland werden jährlich* ca. 1,2 Millionen vollstationäre psychiatrische Behandlungsfälle (F00–F99) in allen Fachabteilungen insgesamt gezählt, wobei 2019 735.342 Behandlungen in den allgemeinen Fachabteilungen für Psychiatrie und Psychotherapie durchgeführt wurden (Angaben laut Sonderauswertung des Statistischen Bundesamtes 2021). Die durchschnittliche Verweildauer in den Fachabteilungen für Psychiatrie und Psychotherapie betrug für das Jahr 2019 durchschnittlich 24,7 Tage. Insgesamt meldete das Statistische Bundesamt 394 Fachabteilungen für Allgemeine Psychiatrie und Psychotherapie mit 57.269 Betten (Statistisches Bundesamt 2021).

Laut einer Sonderauswertung des statistischen Bundesamtes (2021) stellten Menschen mit Suchtmittelgebrauch (ICD-10: F10–F19) 2019 mit 33,6 % der Behandlungsfälle den größten Anteil der in den Fachabteilungen für Psychiatrie und Psychotherapie behandelten Patienten dar. Innerhalb dieser Gruppe bildeten Störungen durch Alkohol mit fast 70 % die größte Untergruppe. 27,8 % der gesamten Behandlungsfälle in den Fachabteilungen für Psychiatrie und Psychotherapie stellten 2019 die Patienten mit affektiven Störungen dar (ICD-10: F30–F39), 16,4 % Patienten mit Schizophrenie, schizotypen und wahnhaften Störungen (ICD-10: F20–F29).

7,8 % der behandelten Patienten waren an neurotischen, Belastungs- und somatoformen Störungen erkrankt (ICD-10: F40–F48), worunter auch Angst- und Zwangserkrankungen sowie Anpassungsstörungen fallen.

---

* Wir stellen die Daten von 2019 vor, da die Fallzahlen 2020 durch die Corona-Pandemie geprägt sind und daher unserer Einschätzung nach nicht repräsentativ genug sind, um die längerfristige Bedarfslage abzubilden.

4,2 % der Patienten erhielten die Diagnose einer Persönlichkeits- oder Verhaltensstörung (ICD-10: F60–F69).
Verhaltens- und emotionale Störungen mit Beginn in der Kindheit und Jugend (ICD-10: F90–F98) machten 0,1 % der Behandlungsfälle aus. Hierbei finden sich Störungen wie z. B. hyperkinetische Störungen und solche des Sozialverhaltens sowie der Emotionen.
Verhaltensauffälligkeiten mit körperlichen Störungen und Faktoren (ICD-10: F50–F59) wie Essstörungen, nichtorganische Schlafstörungen oder sexuelle Funktionsstörungen, nicht verursacht durch organische Störung oder Krankheit, stellten eine kleine Gruppe von 0,3 % dar.
Patienten mit Intelligenzminderung (ICD-10: F70–F79) oder Entwicklungsstörungen (ICD-10: F80–F89) waren mit zusammen weniger als 1 % der Behandlungsfälle in den vollstationären Fachabteilungen für Psychiatrie und Psychotherapie vertreten.
Organische, einschließlich symptomatischer psychischer Störungen (ICD-10: F00–F09), worunter auch die demenziellen Erkrankungen gefasst werden, bildeten 8,7 % der Patientenklientel in den Fachabteilungen für Psychiatrie und Psychotherapie.
Psychiatrische Großkrankenhäuser mit über 1.000 Betten gehören in Deutschland mittlerweile nahezu der Vergangenheit an, lediglich elf Krankenhäuser mit ausschließlich psychiatrischen, psychotherapeutischen oder psychiatrischen, psychotherapeutischen und neurologischen und/oder geriatrischen Betten, die über 500 und mehr Betten verfügten, wurden 2019 noch gezählt (Statistisches Bundesamt 2021). Psychiatrische Krankenhäuser und Fachabteilungen haben heute in der Regel nicht mehr als 200, die meisten sogar weniger als 100 Betten. Manche Krankenhäuser und Abteilungen bieten Spezialstationen für einzelne Störungsbilder an wie z. B. Suchtstationen, Stationen für depressive oder Trauma-Patienten, Aufnahmestationen für akut Erkrankte oder Stationen für Patienten mit psychotischen Störungen. In den allgemeinen Versorgungskliniken werden jedoch – eben durch die geringe Bettenanzahl – in der Regel zum gleichen Zeitpunkt auf einer Station Patienten behandelt, die an unterschiedlichen Störungen leiden. Will man dann die eine oder andere Patientengruppe weder vernachlässigen noch bevorzugen, ist es bei außerdem zunehmendem Sparzwang durch die Kostenträger und damit einhergehender Personalknappheit wichtig, effiziente und störungsübergreifende Gruppenbehandlungskonzepte anzubieten.

In der Vergangenheit gab es jedoch wenig veröffentlichtes Wissen darüber und praktische Erfahrungen, wie Patientengruppen mit unterschiedlichen Diagnosen gleichzeitig behandelt werden können. Es gab auch für die Psychoedukation wie oben beschrieben bereits eine Vielzahl störungsspezifischer Literatur zur Durchführung (siehe Literaturliste zur störungsspezifischen Psychoedukation), aber zunächst noch keine Manuale für störungsübergreifende psychoedukative Behandlungskonzepte. Aus diesem Grund wurde seit 1994 an der hier vorgestellten diagnosenübergreifenden Behandlungsweise gearbeitet und unser Vorgehen – innerhalb von klinischen Arbeitsgruppen und Schulungen – an andere stationär arbeitende Kolleginnen und Kollegen weitervermittelt. 2003 wurde unser Konzept erstmals öffentlich dargestellt in Bäuml und Pitschel-Walz (Hg.): Psychoedukation bei schizophrenen Erkrankungen (1. Aufl., S. 137–150) und 2010 schließlich in der Erstauflage des vorliegenden Manuals veröffentlicht.

Literatur zur Vertiefung

Bäuml, J. und Pitschel-Walz, G.: Zur Geschichte der Psychoedukation. In: Bäuml, J. und Pitschel-Walz, G. (Hg.) (2008): Psychoedukation bei schizophrenen Erkrankungen. 2., erweiterte u. aktual. Aufl., Stuttgart, New York: Schattauer, S. 37–41.
Siehe auch die Literaturliste zur störungsspezifischen Psychoedukation.

Auch im ambulanten Bereich wird inzwischen standardmäßig Psychoedukation in psychiatrischen Praxen, Institutsambulanzen, sozialpsychiatrischen Diensten und rehabilitativen Einrichtungen angeboten. In verhaltenstherapeutischen Behandlungsplänen ist der Punkt »Psychoedukation« heute selbstverständlich, und die Inhalte werden oft auch über verschiedene Diagnosen hinweg vermittelt. Psychoedukation ist somit inzwischen ein etablierter Behandlungsbaustein einer Therapie, die auf Respekt, Ressourcenorientierung und Stärkung der Autonomie und Eigenverantwortung der Betroffenen setzt.
Das Anbieten von Psychoedukationsgruppen hat im ambulanten Bereich noch einen weiteren Vorteil: So geht aus einer Studie der Bundespsychotherapeutenkammer (2018) hervor, dass Patientinnen und Patienten im Durchschnitt 5,7 Wochen auf einen Sprechstundentermin bei einem Psychotherapeuten warten müssen. Laut Bundespsychotherapeutenkammer leiden nur 9,3 % der Ratsuchenden nicht an einer psychischen Erkrankung und fast 20 % werden an andere psychosoziale Angebote wie Beratungs-

stellen, Selbsthilfegruppen oder Präventionsangebote verwiesen, sodass eine allgemeine bessere und schnellere Versorgung mit Psychotherapie und/oder anderen Hilfsangeboten stattfindet.
Auch kann inzwischen eine bessere Akutversorgung angeboten werden. Patienten, bei denen die Indikation zur Akutbehandlung besteht, erhalten im Durchschnitt nach 3 Wochen einen ersten Behandlungstermin. Die Akutbehandlung (24 Termine a`25 Minuten) hat zum Ziel, Selbst- oder Fremdgefährdung abzuwenden und der Chronifizierung einer psychischen Erkrankung entgegen zu wirken sowie eine Krankenhausbehandlung zu vermeiden. Obwohl sich die Wartezeiten (19,9 Wochen laut BPTK-Studie 2018) bis zur Aufnahme einer Richtlinienpsychotherapie seit dem Inkrafttreten der reformierten Psychotherapie-Richtlinie 2017 verkürzt haben, macht es weiterhin Sinn zur Überbrückung der Wartezeit und zur Vorbereitung auf die Einzeltherapie diagnosenübergreifende oder störungsspezifische Psychoedukationsgruppen anzubieten. Auch falls sich dann Teilnehmende einer Psychoedukationsgruppe entscheiden, im Anschluss keine weitere psychotherapeutische Unterstützung in Anspruch zu nehmen, so haben sie dann trotzdem einiges über ihre Erkrankung erfahren und kennen geeignete Behandlungsmöglichkeiten und haben erfahrungserprobte Anregungen zu gesundheitsförderndem Denken und Handeln erhalten. Auf eine eventuelle Verschlechterung ihrer Symptome sind sie mit einem individuellen Krisenmanagement vorbereitet und haben in jedem Fall andere Betroffene kennengelernt, soziale Unterstützung erfahren und möglicherweise sogar Bekanntschaften oder Freundschaften geknüpft.
Aber auch außerhalb der psychotherapeutischen und psychiatrischen Versorgung findet heute diagnosenübergreifende Psychoedukation erfolgreich statt. So liegen beispielsweise inzwischen auch Erfahrungen im Bereich der Wohnungslosenhilfe vor (Niebauer 2011 bzw. 2012/2013, 2016, 2017, 2019).

Ziele und Besonderheiten der diagnosenübergreifenden Psychoedukation

Die Wurzeln der Psychoedukation sind am ehesten in der Verhaltenstherapie zu finden. Das Vorgehen umfasst ein breites Spektrum psychotherapeutischer Interventionen und richtet sich an Patienten und Angehörige in verschiedenen Lebenskontexten und in unterschiedlichen Behandlungssettings wie stationären, teilstationären und ambulanten Kliniken und Einrichtungen, aber auch Rehabilitations-, Wohn- und Betreuungsstätten sowie psychiatrischen und psychotherapeutischen Praxen.

Ein übergeordnetes Ziel der diagnosenübergreifenden Psychoedukation ist es – genau wie beim störungsspezifischen Vorgehen –, den Genesungsprozess des Patienten durch einen informierten Umgang mit seiner psychischen Erkrankung und seine aktive Mitgestaltung des Behandlungs- und Genesungsprozesses zu fördern. Dabei spielt das Einordnen in die eigene Lebensgeschichte und das Akzeptieren der persönlichen Vulnerabilität eine bedeutende Rolle, um darauf aufbauend die individuellen psychischen und somatischen Ressourcen zu fördern und zu stärken und entsprechend die Bewältigungsfertigkeiten zu verbessern. Um dies zu erreichen, erscheint uns eine umfangreiche Informationsvermittlung notwendig und sinnvoll, beispielsweise über

- Berufsbezeichnungen und -inhalte der in der Psychiatrie Tätigen, wie Psychiater, Psychologe, Psychotherapeut, Ergotherapeut,
- Diagnosen und den Prozess der Diagnosenfindung,
- Ursachen psychischer Störungen (anhand von Erklärungsmodellen),
- auslösende und aufrechterhaltende Faktoren psychischer Störungen,
- mögliche Krankheitsverläufe,
- Frühwarnzeichen und Frühsymptome,
- Behandlungsverfahren und Wirkungsweisen:
  - medikamentöse Therapien,
  - Psychotherapien,
  - weitere Therapieverfahren wie Ergotherapie und Kreativtherapien,
- Umgang mit Belastungen und Stressmanagement,

- gesundheitsförderndes Verhalten,
- sozialpädagogische Unterstützung,
- weitergehende klinische und außerklinische Hilfsangebote.

Es ist uns ein Anliegen, dass Patientinnen und Patienten bereits während des Krankenhausaufenthalts und vertiefend in der ambulanten Behandlung die Möglichkeit erhalten, vieles von dem in der Gruppe Erfahrenen oder Angeregten im stationären oder häuslichen Umfeld zu erproben, damit sie einen Eindruck davon bekommen, was ihnen im Krisenfall helfen und sie im Alltag stabil halten kann. Dazu gehört auch, dass sie ermutigt werden, Eigenverantwortung zu übernehmen, ihre Behandlung zu verstehen und gegebenenfalls auch zu hinterfragen und sich aktiv zu informieren, zum Beispiel über Wirkungen und Nebenwirkungen der Medikamente.

Bei der Wissensvermittlung und gemeinsamen Erarbeitung der inhaltlichen Themen ist auch didaktisches Geschick gefragt, etwa bei der

- Erklärung der in der Psychiatrie gebräuchlichen Begriffe,
- Darstellung der verschiedenen Erkrankungsformen,
- Auseinandersetzung mit den komplexen Entstehungsbedingungen psychischer Krisen und Erkrankungen,
- Informationsvermittlung über medikamentöse und psychotherapeutische Behandlung,
- Aufklärung über ambulante Nachsorgemöglichkeiten.

Wie in einer Verhaltenstherapie werden Patienten auch in der Psychoedukation zur Selbstbeobachtung angeleitet. Sie erlernen das

- Erkennen von Frühwarnzeichen und ersten spezifischeren Krankheitszeichen (Frühsymptomen) psychischer Krisen;
- Erkennen von auslösenden Faktoren psychischer Krisen – dysfunktionalen Gedanken, Belastungen (äußeren/inneren Stressfaktoren), eigener Überforderung;
- Erkennen von aufrechterhaltenden Faktoren, z.B. dem Verlust von positiven Verstärkern durch Wegfall der Teilhabe am Arbeitsleben oder am Familiengeschehen, durch emotionale Belastungen in Form von Familienkonflikten, somatischer Krankheit und/oder Chronifizierung.

Hilfreiche Kompetenzen und Bewältigungsfertigkeiten werden gestärkt und aufgebaut durch

- die gemeinsame Erarbeitung von geeigneten Krankheitsbewältigungs- und Problemlösefähigkeiten,

- das Vermitteln von Wissen über psychotherapeutische und medikamentöse Behandlungen,
- die Bearbeitung einer Krisenbroschüre und eines Krisenpasses, in denen die wichtigsten von den Patienten erarbeiteten Informationen und Hilfen individuell zusammengeführt werden,
- das Erlernen von gesundheitsförderndem Verhalten,
- das Informieren über die verschiedenen Wege zu passenden Beratungs- und Hilfsangeboten.

Wurde früher häufig nur in der Großgruppe gearbeitet, so hat es sich inzwischen bewährt, diese Arbeitsweise durch Einzel- und Kleingruppenarbeit aufzulockern und es damit den Patientinnen und Patienten zu ermöglichen, ihre persönlichen Ressourcen und Möglichkeiten noch intensiver zu reflektieren und von anderen Betroffenen zu lernen.

Für den Anwender ist es wichtig, sich bewusst zu machen, dass die Gruppenteilnehmenden oft unter starken Emotionen leiden, sich wegen ihrer Beeinträchtigungen schämen, Angst vor Ablehnung und häufig wenig Selbstvertrauen haben, tatsächlich weniger belastbar und schneller überfordert sind. Die Haltung der Gruppenleitung sollte durch ein aus den humanistischen Therapieverfahren bekanntes Bemühen um Wohlwollen, Wertschätzung, Akzeptanz und Authentizität geprägt sein.

Eine kritische Auseinandersetzung mit dem Nutzen und den Risiken von Psychoedukation bei schizophrenen Erkrankungen fanden wir bei Frederike SCHMIDT (2012). Wir teilen ihre Auffassung und Schlussfolgerungen in vielen Punkten. Auch aus unserer Sicht sollten in der Psychoedukation nicht lediglich Informationen vermittelt werden oder die »Medikamenten-Compliance« im Vordergrund stehen. Es soll die Entwicklung eines positiven, selbstwirksamen Selbstkonzeptes unterstützt werden. Die Patientinnen und Patienten sollen sich auf ihre momentan vielleicht in den Hintergrund geratenen Fähigkeiten besinnen und diese zur Bewältigung ihrer Krise nutzen lernen. Ziel ist auch, dass die Patienten trotz ihrer Erkrankung wieder zuversichtlicher in die Zukunft schauen, sich für eine mögliche nächste Krise seelisch wappnen und praktisch vorbereiten. Wir sehen die Weiterentwicklung der diagnosenübergreifenden Psychoedukation in der Beteiligung der Teilnehmenden als Partner auf Augenhöhe unter dem Motto »Von der Psycho-Edukation zur Psycho-Edu-Aktion!«.

Wissenschaftliche Erforschung

Das vorliegende diagnosenübergreifende psychoedukativ-therapeutische Vorgehen wurde aus der Versorgungspraxis heraus entwickelt und findet auch hier seine Anwendung. Seine Effizienz konnte schon vor mehr als zehn Jahren in einer ersten Forschungsarbeit im Rahmen einer Diplomarbeit für Patienten mit Psychoseerkrankungen bestätigt werden. Hier wurde dargestellt, dass Patienten mit Psychosen etwa im selben Maße von diagnosenübergreifender Psychoedukation profitierten wie von psychosespezifischer Psychoedukation. Die Untersuchung wurde an Patienten einer psychiatrischen Institutsambulanz durchgeführt und es wurden lediglich die Daten der Patienten mit Psychoseerkrankungen in die Untersuchung aufgenommen. Obwohl nur eine kleine Anzahl von Patientinnen und Patienten (15) untersucht wurde, ergeben sich daraus erste Hinweise auf die Wirksamkeit des diagnosenübergreifenden Vorgehens (Vellguth 2008).
Niebauer (2011 bzw. 2012/2013, 2016, 2017, 2019) und Rabovsky u.a. (2012a, b) konnten ebenfalls erste erfolgversprechende Forschungsergebnisse zum diagnosenübergreifenden psychoedukativen Vorgehen vorlegen. Über die Wirksamkeit ist ansonsten bis heute noch wenig publiziert, was der Komplexität dieser Anwendung geschuldet ist und der daraus erwachsenden Schwierigkeit, die zu messenden Daten zu operationalisieren. Erscheint es bereits schwierig, Erfolgskriterien für die positive Wirkung störungsspezifischer Verfahren zu postulieren, etwa Symptomrückgang, Rückgang der Wiedererkrankungsfrequenz, keine erneute Aufnahme in ein psychiatrisches Krankenhaus, Sinken der Notwendigkeit einer medikamentösen Dauerbehandlung oder Lebensqualitätsverbesserung, so gestaltet sich die detaillierte Erfolgszuschreibung noch schwieriger für ein diagnosenübergreifendes Vorgehen, will man der Spezifität der einzelnen Störungen gerecht werden und zum anderen die allgemeinen Kriterien für Behandlungserfolge und zusätzlich deren Wirksamkeit in der Versorgungspraxis abbilden. Einigkeit besteht jedoch darüber, dass Psychoedukation wirksam und effizient dazu beiträgt, Patienten, die sich in einem negativen psychischen Zustand befinden, dazu zu

befähigen, mehr Unabhängigkeit und individuelle Möglichkeiten zu entwickeln, um eine Genesung zu erreichen oder zumindest ihr Leid zu verringern.

Eine Evaluierung ist aus Gründen der Wissenschaftlichkeit, zum Beleg der Effizienz und zur Qualitätssicherung grundsätzlich bei allen Maßnahmen unerlässlich. Wir empfehlen daher bei jedem Gruppenstart den Einsatz standardisierter Messverfahren, beispielsweise SCL-90-S (eine Symptom-Checkliste, FRANKE 2013), und je nachdem, ob Sie auch Verläufe bezüglich der spezifischen Störungen erheben wollen, einen symptombezogenen Fragebogen, etwa das Beck-Depressions-Inventar (BDI-II) oder das Eppendorfer Schizophrenie-Inventar (ESI).

Eine darüber hinausgehende systematische weitere Beforschung und Darstellung ist für den Anwender wegen des Zeit- und Methodenaufwands zusätzlich zur täglichen Arbeit im Klinikalltag zwar eine Herausforderung, jedoch unbedingt wünschenswert, um damit zur weiteren Verbreitung dieses wirksamen Vorgehens beizutragen.

Mit unserem Manual möchten wir zu standardisierten Untersuchungen mit Kontrollgruppen ermutigen. Wir freuen uns über das seit Jahren andauernde Mitwirken vieler und sind dankbar für weitere konkrete Rückmeldungen der Anwender und der in der Forschung tätigen Kolleginnen und Kollegen.

Zielgruppe

Wie geschildert, wurde das diagnosenübergreifende psychoedukative Vorgehen für die gleichzeitige Behandlung von Patientinnen und Patienten mit unterschiedlichen Diagnosen im stationären, teilstationären und ambulanten psychiatrischen und psychotherapeutischen Setting konzipiert. Auch eignet es sich für Einrichtungen wie Übergangswohnheime, Patiententreffs und Einrichtungen des Betreuten Wohnens sowie der Wohnungslosenhilfe.

Das Manual dient in erster Linie als Leitfaden für das Durchführen von Betroffenengruppen, kann jedoch gleichermaßen für Angehörigengruppen oder für Gruppen, an denen sowohl Angehörige als auch Patienten teilnehmen, genutzt werden. Dies ist sogar ausdrücklich erwünscht: Lincoln u. a. schlussfolgern in ihrer Meta-Analyse zu Studien über die Effektivität von Psychoedukation bei schizophrenen Erkrankungen (2007), dass die deutlichsten Verbesserungen im Hinblick auf Rückfälle, Symptome, Kenntnisse, Funktion und Medikamenteneinnahme beim Einsatz von Psychoedukation mit Einbeziehung von Angehörigen erzielt wurden. Um Ihnen als Nutzerin oder Nutzer dieses Manuals diesbezüglich mehr Flexibilität zu ermöglichen, haben wir inzwischen zusätzliche Sitzungen zur Vertiefung einzelner wichtiger Themen konzipiert, die Sie entsprechend Ihrer vorhandenen Rahmenbedingungen und Bedürfnisse einsetzen können (Stressbewältigung bei psychischen Erkrankungen, Ernährung bei psychischen Erkrankungen, Entlassungsvorbereitung, Beteiligung von Angehörigen). Damit können Sie Gruppen flexibler gestalten, in denen Patienten und Angehörige getrennt oder gemeinsam teilnehmen.

Auf die Besonderheiten sowie Vor- und Nachteile von gemischten und getrennten Patienten- und Angehörigengruppen gehen wir ausführlich im Abschnitt »Zusammensetzung der Gruppe« ein.

Wir freuen uns, wenn dieses Konzept auch über den Klinikrahmen hinaus als Anregung für niedergelassene Psychiater und Psychotherapeuten sowie andere Versorgungseinrichtungen bei der Gestaltung von psychoedukativen Gruppen oder als Informationsgrundlage in Einzelgesprächen dient.

Setting

Die einzelnen Sitzungen bauen inhaltlich systematisch aufeinander auf. Wir empfehlen, auch im stationären Setting geschlossene Gruppen anzubieten, wenn es möglich ist, denn der Nachteil offener gegenüber geschlossenen Gruppen ist der, dass unterstützende Wirkfaktoren wie Vertrautheit unter den Gruppenmitgliedern und emotionale Entlastung in der Regel dort weniger zum Tragen kommen. Im Versorgungsalltag ist es jedoch oft praktikabler, mit offenen oder halboffenen Gruppen zu arbeiten, um möglichst viele Patienten zu erreichen und mit der Psychoedukation bekannt zu machen. Die stationäre psychiatrische Verweildauer betrug 2019 – wie bereits dargestellt – im Durchschnitt nur 24,7 Tage (Statistisches Bundesamt 2021). Daher wird es wohl auch in Zukunft nur wenigen Patienten möglich sein, das Curriculum während ihres stationären Aufenthalts vollständig zu durchlaufen. Patientinnen und Patienten sollten daher in jedem Fall die Möglichkeit bekommen, nachstationär die Gruppe zu beenden oder in eine geschlossene ambulante Gruppe z.B. in einer angegliederten Institutsambulanz zu wechseln. Erst recht, wenn das Programm für die stationäre Behandlung gekürzt wurde, sollte den Gruppenteilnehmenden ein vollständiges Durchlaufen nach dem Basiscurriculum poststationär zugänglich sein und bedarfsabhängig durch Zusatzmodule komplettiert werden. Vorschläge dazu finden Sie im Anschluss unseres Kapitels zu den Basissitzungen. Welche Inhalte in welcher Ausführlichkeit vermittelt werden, sollte vom Schweregrad der Erkrankungen und von den Bedürfnissen der Patientinnen und Patienten, der Personalkapazität, dem Ausbildungs- und Erfahrungsstand der moderierenden Therapeuten sowie von der Möglichkeit abhängen, auch poststationär mit Patienten psychoedukativ zu arbeiten.

Besonders in ländlichen Regionen ist es oftmals für Patienten kaum möglich, regelmäßige Termine z.B. in einer Institutsambulanz wahrzunehmen. Hier gilt dann: Weniger ist besser als gar keine Psychoedukation.

Wir möchten auch niedergelassene Kolleginnen und Kollegen motivieren, diagnosenübergreifende Gruppen anzubieten, um mög-

lichst vielen Patienten und Angehörigen ein qualifiziertes psychoedukatives Angebot zugänglich zu machen.
Obwohl das Vorgehen als Gruppenprogramm konzipiert wurde, kann es auch der psychotherapeutischen Unterstützung in der Einzelbehandlung dienen. Gruppenwirkfaktoren wie die emotionale Entlastung durch den Austausch unter Betroffenen fallen dabei zwar weg, aber die Informationen und die vielfältigen Arbeitsmaterialien dienen auch im Einzelbehandlungsprozess dem besseren Verständnis psychischer Erkrankungen und zeigen gangbare Wege zur Bewältigung auf.

Planung einer diagnosenübergreifenden Gruppe unter Berücksichtigung der Rahmenbedingungen

Bevor Sie eine Gruppe neu starten, sollten Sie sich aus den hier vorgeschlagenen Sitzungen und Vertiefungsmodulen ein auf Ihre Klientel zugeschnittenes Vorgehen zusammenstellen. Wir empfehlen Ihnen, mit jedem bzw. jeder einzelnen Teilnehmenden ein Vorgespräch zu führen.
Wenn dies im stationären Rahmen nicht möglich ist, sollte sich die Gruppenleitung durch Rücksprache mit den behandelnden Kolleginnen und Kollegen – zum Beispiel in einer Teamsitzung – zumindest einen Überblick über Erkrankungen und Krankheitsverläufe der vorgesehenen Teilnehmenden verschaffen. Im ambulanten Bereich sollten Sie auf jeden Fall ein Vorgespräch führen, damit Sie die Wünsche und Erwartungen der Gruppenteilnehmenden kennen und schon vorher wissen, was und wann Sie etwas vertieft oder ergänzend behandeln sollten.

Sitzungsdauer

Eine Sitzung dauert im ambulanten Setting je nach Zusammensetzung der Gruppe zwischen 60 und 90 Minuten. Für stationäre Gruppen sollte eine Sitzungsdauer zwischen 45 und 60 Minuten veranschlagt werden, um der reduzierten Konzentrations- und kognitiven Integrationsfähigkeit der Patientinnen und Patienten gerecht zu werden. Lange Sitzungen oder emotional stark belastende Inhalte können die Symptomatik verschiedener Erkrankungen ver-

stärken – die Gruppenmoderatoren sollten sich dies stets vergegenwärtigen. Bei Überforderung durch vermittelte Informationen oder durch Interaktionsprozesse in der Gruppe sollte die Leitung gegebenenfalls aktiv eingreifen. Bei kürzeren Sitzungen zum Beispiel im akut-stationären Setting können Sie als Leiterin oder Leiter ruhig auch ein Thema kürzen oder sogar ganz weglassen. Weniger, aber prägnanter ist hier oft hilfreicher.
Bei Gruppensitzungen über sechzig Minuten ist auf jeden Fall eine Pause von zehn Minuten einzuplanen. Je nachdem, wie groß Ihre Gruppe ist oder wie schnell sie arbeitet, hat es sich bewährt, diese entweder nach dem Punkt »Besprechen der Aufgabe aus der letzten Sitzung« oder nach der Kleingruppen- beziehungsweise Partner- oder Einzelarbeit zu machen.

Gruppenfrequenz

Im stationären bzw. teilstationären Setting empfiehlt es sich, die Gruppe zweimal, mindestens aber einmal wöchentlich anzubieten. Im ambulanten Bereich hat sich die Frequenz von einmal wöchentlich stattfindenden Sitzungen gut bewährt.

Zusammensetzung der Gruppe

Patientinnen und Patienten mit schizophrenen Psychosen, affektiven Störungen, Zwangs-, Angst-, Belastungs- und somatoformen Störungen, Anpassungs- und Persönlichkeitsstörungen nehmen gemeinsam an einer Gruppe teil.
Ein notwendiges Kriterium für die Teilnahme an der diagnosenübergreifenden Gruppenform ist das ausreichende Abgeklungensein der Akutsymptomatik, also psychotischer Symptome, krankheitsbedingter Anspannung und Unruhe, so weit, dass die Patientin/der Patient in Ihren/seinen Konzentrations-, Aufmerksamkeits- und Verarbeitungskapazitäten nicht überfordert wird und Informationen angemessen aufnehmen kann. Außerdem sollen andere Teilnehmende nicht irritiert und verunsichert werden – dies ist insbesondere für die Durchführung auf Akutstationen zu beachten.
Das Gruppenprogramm ist nicht für Patienten mit primären Suchterkrankungen entwickelt worden. Betroffene mit diesen Störungsbildern sollten nur dann teilnehmen, wenn bei ihnen momentan andere klinische oder Verhaltensstörungen – welche im Curriculum aufgeführt sind – im Fokus der Behandlung stehen.

Auch Patienten mit demenziellen Erkrankungen gehören nicht zur Zielgruppe unseres psychoedukativen Vorgehens.
Grundsätzlich können ansonsten alle Patientinnen und Patienten im Erwachsenenalter sowie deren Angehörige teilnehmen, sofern sie »gruppenfähig«, das heißt in der Lage sind, ihr Verhalten zu steuern und sich innerhalb einer Gruppensituation auf Fremdinformationen einzustellen.
Können Angehörige nicht an den stationären, teilstationären oder ambulanten Gruppen zusammen mit den Patienten teilnehmen – und dies wird im klinischen Alltag meistens der Fall sein –, kann das Manual auch als Leitfaden für eine diagnosenübergreifende Angehörigengruppe dienen – oder Sie arbeiten nach dem Vorschlag unseres Zusatzmoduls »Beteiligung von Angehörigen«. Für die gemeinsame Teilnahme von Patienten und Angehörigen an psychoedukativen Gruppen gibt es, wie schon erwähnt, gute Argumente, etwa gemeinsam zu lernen, voneinander zu lernen und sich gegenseitig zu unterstützen. Aber es gibt auch Argumente dagegen, wie den Schutzraum für Patienten zu erhalten und den offenen Erfahrungsaustausch von Angehörigen untereinander zu ermöglichen. Auch sind Patienten-Angehörigen-Gruppen schwerer zu moderieren und erfordern mehr Sicherheit und Erfahrung im Umgang mit schwierigen Gruppensituationen. Deshalb sollte die Wahl der Gruppenzusammensetzung unbedingt von der Qualifikation der Gruppenleitung abhängen. Wir empfehlen, erst einmal mit getrennten Patienten- und Angehörigengruppen zu beginnen.
Als Gruppengröße hat sich eine Höchstzahl von acht bis zehn Teilnehmenden bewährt. Im ambulanten Setting ist mit einer »Schwundrate« zu rechnen, sodass mit etwas mehr Teilnehmenden begonnen werden kann.

Gruppenleitung

Die Gruppenleitung sollte von zwei Moderatoren übernommen werden – im Idealfall von einer Frau und einem Mann. Die Hauptverantwortung für die Vermittlung der fachlichen Inhalte und die interaktionellen Gruppenprozesse sollte von einem Psychologen/einer Psychologin oder einem Arzt/einer Ärztin übernommen werden. Wünschenswert wären zudem eine langjährige Erfahrung in der Arbeit mit psychiatrisch erkrankten Menschen und eine abgeschlossene oder fortgeschrittene Therapieausbildung. Besonders das diagnosenübergreifende Vorgehen erfordert umfangreiche Kenntnisse in der Diagnostik und Behandlung von unterschiedlichen psychiatrischen Erkrankungen. Die Gruppenprozesse gestalten sich durch die unterschiedlichen Störungsbilder oft spannend, sie können aber auch stark herausfordernd bis überfordernd sein.

Die schwerpunktmäßig psychologisch ausgerichteten Sitzungen sollten hauptverantwortlich von einer Psychologin oder einem Psychologen übernommen werden.

Zur Information über medikamentöse Behandlungen sind umfangreiche medizinische Kenntnisse notwendig. Wird die Gruppe hauptverantwortlich von einem Psychologen geleitet, sollte er daher in dieser Einheit möglichst eine Ärztin oder einen Arzt einbeziehen bzw. den gesamten medizinischen Abschnitt von einer ärztlichen Kollegin durchführen lassen.

Empfehlenswert ist auch die Koleitung der Abschlusssitzung durch eine Sozialpädagogin oder einen Sozialpädagogen, da es inhaltlich um private und berufliche Rehabilitation und weitere psychosoziale und medizinische Unterstützung geht.

Möchte man intensiv – und ist dies auch der Wunsch der Patienten – über Selbsthilfemöglichkeiten (Sitzung 12) informieren, sollte zu dieser Sitzung eine Mitarbeiterin oder ein Mitarbeiter aus dem Selbsthilfebereich eingeladen werden. Die Einladung externer Personen sollte jedoch generell bereits einige Sitzungen zuvor mit den Patienten abgesprochen werden.

Als Komoderatoren für alle anderen Sitzungen kommen Mitarbeiterinnen und Mitarbeiter anderer therapeutischer Fachrichtungen und aus dem Pflegeteam infrage.

Räumlichkeiten

Der Raum sollte mit einem Tisch ausgestattet sein, an dem die Teilnehmenden und die Gruppenleitung sitzen und arbeiten können. Zusätzlich wäre es gut, Getränke bereitzustellen, um eine angenehme Arbeitsatmosphäre zu schaffen.

Außerdem sollte der Raum mit einem Whiteboard, einem Flipchart und Computer und Beamer oder großem Bildschirm ausgestattet sein, um die Seminarfolien für alle Teilnehmenden gut lesbar projizieren zu können. Wenn Sie – wie wir häufig im Manual vorschlagen – mit Metaplankarten arbeiten, benötigen Sie zusätzlich eine Metaplanwand und Moderationsmaterialien.

Auch an Schreibmaterialien für die Gruppenteilnehmenden sollten Sie denken, damit die vorgeschlagenen Einzel-, Partner- und Kleingruppenarbeiten jeweils reibungslos durchgeführt werden können.

Handout

Es hat sich bewährt, die projizierten und besprochenen Präsentationsfolien mit jeweils drei bis sechs Folien pro Seite auszudrucken und den Teilnehmenden als Handzettel mitzugeben. So können sie die erarbeiteten Themen nach der Sitzung und auch später in Ruhe noch einmal nachlesen oder sich einen Überblick über eventuell versäumte Einheiten verschaffen.
Die Leitenden können aber natürlich auch einzelne Präsentationsfolien kopieren und ausgeben.

Vorbereitung der Gruppensitzungen

Stellen Sie die Materialien vor jeder Gruppensitzung zusammen: in der ersten und letzten Sitzung die in der Seminaranleitung angegebenen Fragebögen oder Ihre eigene Zusammenstellung, zu diesen und allen anderen Sitzungen eine Teilnehmerliste sowie pro Teilnehmenden ein Handout, die zu den jeweiligen Sitzungen gehörenden Arbeitsblätter und ggf. Informationsblätter und/oder Broschüren, Metaplankarten und -wand. Die genauen Hinweise finden Sie unter dem Punkt »Benötigte Materialien« der jeweiligen Sitzungen.
Wir empfehlen, zur Begrüßung und Einstimmung für die Eintreffenden jeweils die erste Präsentationsfolie schon vor Beginn der Sitzung an die Wand zu projizieren. Außerdem sollten Sie stets den Themenspeicher nachbereitet haben, um zur visuellen Unterstützung Ihrer Ausführungen neu angefertigte oder aus anderen Sitzungen eingefügte Folien zum passenden Zeitpunkt präsentieren zu können.

Das Manual im Überblick

Das als Curriculum konzipierte Basismanual besteht aus einer Schritt-für-Schritt-Anleitung sowie vollständig vorbereiteten Präsentationsfolien für die insgesamt zwölf Sitzungen. Zusätzlich können Sie mithilfe der vier Zusatzmodule – Ernährung, Stressbewältigung bei psychischen Erkrankungen, Beteiligung von Angehörigen, Entlassungsvorbereitung – einzelne Themen vertiefen.
Zu jedem der systematisch aufeinander aufbauenden Gruppentreffen gibt es Arbeitsblätter, die der Erarbeitung des Themas innerhalb der jeweiligen Sitzung und als Nachbereitung und Vertiefung der jeweiligen Inhalte bis zur nächsten Sitzung dienen. Zur Ergänzung einzelner Themen wurden Informationsblätter erstellt und zur Verwendung auch außerhalb des Seminars folgende Broschüren verfasst: »Tagesplaner«, »Ernährungsprotokollheft«, »Eine kleine Bewegungspause« sowie »Krisenbroschüre« und »Krisenpass«.
Die Präsentationsfolien wurden in Powerpoint erstellt und belassen, sodass Sie als Anwenderin oder Anwender diese auf das jeweilige Setting abgestimmt animieren und nach eigenen Schwerpunkten Inhalte hinzufügen, weglassen oder durch andere ersetzen können.
Wir weisen im Text häufig auf die Nutzung eines Whiteboards oder Flipcharts hin. Selbstverständlich können Sie auch ein Smartboard oder eine andere Schreibwand verwenden.
Der Ablauf jedes Treffens ist in sechs Abschnitte unterteilt:

1. **Begrüßung, Vorstellen der thematischen Inhalte der Sitzung, Anfangsrunde**
   Die Begrüßung und das Vorstellen der Themen für die jeweilige Sitzung ermöglichen es den Teilnehmenden, sich darauf einzustellen und sich willkommen zu fühlen.
   Die kurze Anfangsrunde dient ebenfalls der inhaltlichen Einstimmung auf die gemeinsame Arbeit und vermittelt sowohl den Mitteilnehmenden als auch den Leitenden Informationen, wie es jedem Einzelnen geht, ob es etwas Wichtiges gibt, das in der Gruppe besprochen werden sollte, oder ob ein Gruppenteilnehmer aktuell Hilfe benötigt. Außerdem können zum Thema passende eigene Wünsche und Vorschläge an dieser Stelle eingebracht werden.

2. **Kurze Wiederholung der Themen der vorangegangenen Sitzung**
   Die Rückschau auf das vorherige Treffen dient dazu, die Inhalte wieder ins Gedächtnis zu rufen, das Wichtigste noch einmal zusammenzufassen und daran anzuknüpfen. Offengebliebene Fragen können an dieser Stelle von der Gruppenleitung beantwortet werden.
3. **Aufgabe aus der letzten Sitzung**
   Die Gruppenmitglieder stellen ihre bearbeiteten Aufgaben aus der letzten Sitzung vor und ggf. aufgetretene Fragen dazu werden beantwortet. Bei größeren Runden sollten die Ergebnisse nur exemplarisch vorgestellt werden. Die Bearbeitung und das Vorstellen der eigenen Hausaufgaben erfolgen ausschließlich auf freiwilliger Basis.
4. **Neues Thema bearbeiten**
   Dieser Teil dient der theoretischen Wissensvermittlung, der Information über Anwendungsmöglichkeiten und dem Austausch über die jeweiligen Erfahrungen der Teilnehmenden. Manche Inhalte werden referiert, andere mit den Patienten interaktiv erarbeitet. Um möglichst allen Teilnehmenden die aktive Mitarbeit zu ermöglichen, wird für jede Sitzung mindestens eine Einzel-, Partner-, oder Kleingruppenarbeit vorgeschlagen. Eine Kleingruppengröße von drei bis vier Teilnehmenden hat sich dabei als besonders günstig erwiesen – so kann jeder aktiv mitarbeiten, sich aber auch bei Bedarf zurückhalten.
5. **Aufgabe zur nächsten Sitzung**
   Es gibt jeweils eine kleine Aufgabe, die bis zur nächsten Zusammenkunft bearbeitet werden soll. Dadurch wird das in der Gruppensitzung Gelernte von den Betroffenen in ihrem Alltag angewendet und mit eigenen Erfahrungen verknüpft.
6. **Abschluss**
   Am Ende der Sitzung werden die Inhalte zusammengefasst sowie noch offene Fragen und thematische Wünsche für die nächste Sitzung gesammelt. Sofern die Fragen kurz beantwortet werden können, kann das an dieser Stelle geschehen, ansonsten an passender Stelle im weiteren Verlauf des Curriculums.
   Die Abschlussrunde erfolgt in Form eines sogenannten »Blitzlichts«, bei dem die Teilnehmenden ohne Unterbrechung durch die Mitpatienten kurz ihre Befindlichkeit mitteilen und, wenn sie möchten, kurz sagen, was sie von dem Gehörten anwenden wollen. Das dient der Gruppenleitung als Rückmeldung, welche der Themen von den Beteiligten als hilfreich aufgenommen wurden

und ob es ggf. bei Einzelnen noch Verständnisprobleme gibt. Falls es jemandem aus der Gruppe schlechter geht, weil er z. B. Schwierigkeiten hatte, sich zu konzentrieren, oder weil er einzelne Inhalte als belastend empfand, und es sinnvoll erscheint, sollte ihm im Anschluss ein kurzes Gespräch angeboten werden, um Unterstützung zu signalisieren.
Zum Ende der Sitzungen wird das Handout ausgegeben und die Teilnehmenden werden verabschiedet. Die Seminarleitung sollte sich stets für die aktive und engagierte Mitarbeit der Patientinnen und Patienten bedanken.

Überprüfung der Wirksamkeit und Begleitforschung

Wie schon beschrieben, bedürfen medizinische und therapeutische Maßnahmen in der allgemeinen Patientenversorgung ohnehin einer laufenden Evaluation zur Qualitätssicherung, zur Wirksamkeitsbelegung und auch zur Rechtfertigung der jeweiligen Behandlungskosten gegenüber der Solidargemeinschaft. Aber auch die weitere Beforschung und beständige Weiterentwicklung sollte uns Anwendern stets am Herzen liegen. Wir empfehlen daher in der ersten Sitzung eine Eingangserhebung, bestehend aus einem von uns erstellten Eingangsfragebogen und einem Standard-Symptom-Fragebogen und gegebenenfalls wie unter dem Punkt »Wissenschaftliche Erforschung« bereits empfohlen störungsspezfische Fragebögen.
Zum Abschluss empfehlen wir den Einsatz eines Feedback-Fragebogens, z. B. den von uns in Anlehnung an Stengler 2008 erstellten und die in der ersten Sitzung verwendeten symptom- und störungsbezogenen Fragebögen. Eingangserhebungsbogen und Feedback-Fragebogen stehen zum Download bereit.
Beforschen Sie unser Vorgehen in der Versorgungspraxis oder im universitären Kontext, bitten wir Sie, mit uns in Kontakt zu treten, damit wir Ihre Forschungsergebnisse bei der Weiterentwicklung der diagnosenübergreifenden Psychoedukation berücksichtigen können.

PRAKTISCHE DURCHFÜHRUNG

Sitzung 1: Begrüßung und Einführung in das Thema

Schwerpunkt der Sitzung 1: Im Mittelpunkt der ersten Sitzung steht das gegenseitige Kennenlernen der Teilnehmenden und der Moderatoren. Es wird eine kurze Einführung zur Psychoedukation gegeben, kurz erläutert, was der Begriff bedeutet, wann und wo das Konzept entwickelt wurde und welche Ziele mit Psychoedukation angestrebt werden. Wünsche und Erwartungen an das Seminar werden gesammelt, Gruppenregeln abgesprochen, die vorgesehenen Sitzungsthemen vorgestellt, der typische Ablauf der Treffen bekannt gegeben und organisatorische Fragen geklärt.
Planen Sie eine Pause von ca. zehn Minuten ein, falls die Sitzung länger als sechzig Minuten dauern soll.

Benötigte Materialien

- Teilnehmerliste
- Eingangserhebungsbogen und Symptomcheckliste, z. B. SCL-90-S, Eppendorfer Schizophrenie-Inventar (ESI) oder Beck-Depressions-Inventar (BDI-II), zur Überprüfung der Wirksamkeit oder zur Begleitforschung
- Arbeitsblätter 1.1 und 1.2
- Informationsblatt mit Themen und Terminen
- Handout zur Sitzung 1
- Computer mit Beamer oder großem Bildschirm
- Präsentationsfolien zur Sitzung 1
- Whiteboard oder Flipchart und ein Extraflipchartblatt für den Themenspeicher
- Moderationskoffer oder Moderationsmaterialien
- Kugelschreiber

Ablauf & Inhalte

1. Begrüßung, Vorstellen der Seminarleitung und der thematischen Inhalte der Sitzung 1
2. Vorstellungsrunde der Teilnehmenden
3. Partnerarbeit: Wünsche und Erwartungen an das Seminar
4. Thematische Arbeit:
   - Was ist Psychoedukation und woher kommt sie?
   - Ziele des Seminars
   - Gesprächs- und Gruppenregeln
   - Grundsätzlicher Ablauf der Sitzungen
   - Themen und Termine dieses Seminars
5. Aufgabe zur nächsten Sitzung
6. Abschluss

Durchführung

1. Begrüßung und Vorstellen der Seminarleitung, Vorstellen des Ablaufs und der geplanten Themen der Sitzung 1 ⇠

⇢ Folie: Diagnosenübergreifende Psychoedukation

Heißen Sie die Teilnehmerinnen und Teilnehmer zur Psychoedukationsgruppe willkommen. ⇠ Geben Sie eine Teilnehmerliste aus und bitten Sie darum, sich mit Namen und bei teilstationären und ambulanten Patienten mit Telefonnummer und (E-Mail-)Adresse einzutragen, damit Sie, falls die Gruppe verschoben werden muss oder sonst etwas Wichtiges mitzuteilen ist, Kontakt aufnehmen können.

⇢ Folie: Sitzung 1

Anschließend stellen sich die Moderatoren kurz mit Namen und beruflichem Werdegang vor. ⇠

⇢ Folie: Vorstellen der Seminarleitung

Stellen Sie dann den geplanten Ablauf und die vorgesehenen thematischen Inhalte der 1. Sitzung vor. Zeigen Sie dazu die Folie »Ablauf & Inhalte der 1. Sitzung«. ⇠ Fragen Sie, ob es noch zusätzliche Wünsche zur ersten Sitzung gibt, und nehmen Sie diese auf, wenn sie zum Thema der Sitzung passen. Ansonsten beginnen Sie mit der Erstellung eines Themenspeichers am Flipchart, um solche Fragestellungen später an geeigneter Stelle aufgreifen zu können.

⇢ Folie: Ablauf & Inhalte der 1. Sitzung

Es hat sich bewährt, den Themenspeicher zu jeder Sitzung mitzubringen. Sie können dazu das entsprechende Flipchartpapier z. B. an einer Wand anbringen, gut sichtbar für alle, aber nicht störend.

2. Vorstellungsrunde der Teilnehmenden

⇒ Folie: Vorstellungsrunde der Teilnehmenden

Bitten Sie die Teilnehmerinnen und Teilnehmer dann, sich selbst vorzustellen. Zur Unterstützung kann die Präsentationsfolie gezeigt werden ⇐ und als Leitfaden dienen. Gerade in der ersten Sitzung sind die Teilnehmenden häufig noch unsicher, ein Leitfaden gibt ihnen dann Orientierung und Struktur und kann so helfen, einer Überforderung durch die neue Gruppensituation vorzubeugen.
Falls Sie die im Folgenden vorgeschlagene Partnerarbeit zum Sammeln von Wünschen und Erwartungen nicht durchführen, können Sie an dieser Stelle erste Wünsche und Erwartungen an das Seminar von der Gruppe erfragen. Eine entsprechende Frage können Sie dazu auf der Präsentationsfolie aufnehmen.

3. Partnerarbeit: Wünsche und Erwartungen an das Seminar

⇒ Arbeitsblatt 1.1

⇒ Folie: Partnerarbeit

Geben Sie das Arbeitsblatt 1.1 ⇐ aus und lesen Sie den Text vor. Zeigen Sie zur Unterstützung die entsprechende Präsentationsfolie. ⇐ Die Patienten sollen sich mit ihrem Nachbarn oder einem anderen Partner über die Wünsche und Erwartungen an das Seminar austauschen.

⇒ Folie: Auswertung der Partnerarbeit

Auswertung der Partnerarbeit: Lassen Sie die Paare ihre Ergebnisse vorstellen und schreiben die Stichpunkte zusammengefasst am Whiteboard oder Flipchart mit. ⇐

4. Thematische Arbeit

Was ist Psychoedukation und woher kommt sie?

⇒ Folie: Was ist Psychoedukation?

Was ist Psychoedukation? ⇐
Geben Sie zunächst eine kurze Definition des Begriffs »Psychoedukation«, da Patienten am Anfang oft noch nicht viel mit dem Fremdwort verbinden können, und erklären Sie die Bedeutung der Psychoedukation anhand einer kurzen historischen Einführung. Sie können dazu die folgende Definition der Arbeitsgruppe »Psychoedukation bei schizophrenen Erkrankungen« verwenden (Bäuml und Pitschel-Walz 2008 b, S. 3):
»Psychoedukation ist ein aus dem Amerikanischen stammender Fachbegriff, der sich aus den Teilen ›psychotherapy‹ und ›education‹ zusammensetzt. Während ›psychotherapy‹ wörtlich mit

›Psychotherapie‹ ins Deutsche übersetzt werden kann, wird in diesem Zusammenhang unter ›education‹ nicht ›Erziehung‹, sondern Aufklärung, Wissenserarbeitung und Bildung verstanden. Als ›Psychoedukation‹ sollten nur solche Interventionen bezeichnet werden, die diese Elemente enthalten. Unter dem Begriff der Psychoedukation werden demnach systematische didaktisch-psychotherapeutische Interventionen zusammengefasst, um Patienten und ihre Angehörigen über die Krankheit und ihre Behandlung zu informieren, ihr Krankheitsverständnis und den selbstverantwortlichen Umgang mit der Krankheit zu fördern und sie bei der Krankheitsbewältigung zu unterstützen.«

Die verschiedenen Bereiche der Gesundheitsförderung und der Krankheitsbewältigung sollen demnach durch Wissenserwerb und Erfahrungsaustausch gemeinsam erarbeitet werden.

Woher kommt Psychoedukation? ⇽

⇒ Folie: Woher kommt Psychoedukation?

Zur Entwicklung können Sie Folgendes sagen:

» Eine gute Aufklärung von Betroffenen und Angehörigen hat sich schon lange als hilfreich erwiesen. Ende der 1970er-Jahre wurde in Nordamerika damit begonnen, Patienten und Angehörige systematisch über psychische Erkrankungen und deren Behandlungsmöglichkeiten zu informieren. Zunächst war Psychoedukation auf Patienten mit schizophrenen Störungen und deren Angehörige beschränkt. Später wurde diese Methode auch auf andere psychische Erkrankungen ausgeweitet. Seit Anfang der 80er-Jahre wurde Psychoedukation für schizophren Erkrankte auch in Deutschland eingeführt, jedoch zunächst nur vereinzelt eingesetzt, da veröffentlichte Seminarkonzepte fehlten. Erst seit Anfang der 90er-Jahre konnte Psychoedukation dank entsprechender Manuale in Deutschland in vielen Kliniken angeboten werden. Zunächst ebenfalls nur für schizophren Erkrankte, inzwischen aber auch für fast alle anderen psychischen Störungen. Aus verschiedenen guten Gründen hat sich auch das Anbieten von diagnosenübergreifenden Gruppen verbreitet. Dabei nehmen Patienten mit unterschiedlichen Erkrankungen an derselben Gruppe teil – wie an dieser hier. (Neben den Patientengruppen werden zuweilen auch Gruppen für Angehörige oder Gruppen für Patienten und Angehörige angeboten. – Dies nur erwähnen, wenn Sie eine Gruppe für Angehörige oder für Patienten und Angehörige anbieten!)

Zu dieser Gruppe haben wir Patientinnen und Patienten (Angehörige oder Patienten und Angehörige) mit unterschiedlichen psychischen Erkrankungen eingeladen. «

Folie: Ziele des Seminars

Ziele des Seminars

» Wir möchten mit Ihnen ins Gespräch kommen und Sie über Ihre Erkrankung und die Behandlungs- und Selbsthilfemöglichkeiten informieren, damit Sie sich aktiv an Ihrem Gesundungsprozess beteiligen können. Wir möchten dazu beitragen, dass Sie besser verstehen, weshalb Sie krank geworden sind, was Sie für sich tun können, um gesünder zu werden, und wie andere Sie dabei unterstützen können. Wir hoffen, dass wir Sie durch dieses Seminar trotz Ihrer psychischen Beschwerden emotional etwas entlasten. Und wir hoffen, dazu beizutragen, dass es Ihnen bald wieder besser geht beziehungsweise dass Sie sicherer durch eine erneute Krise gehen können, falls es wieder dazu kommen sollte. «

Folie: Gesprächs- und Gruppenregeln

Gesprächs- und Gruppenregeln

Besprechen Sie anschließend die Gesprächs- und Gruppenregeln:
Regelmäßige Teilnahme: »Kommen Sie regelmäßig zur Gruppe. Wenn Sie verhindert sind, melden Sie sich bitte bei uns ab.«
Schreiben Sie die Telefonnummer Ihrer Institution auf das Flipchart oder Whiteboard, unter der sich die Patienten rechtzeitig abmelden können. Bei stationären Patienten geben Sie an, wo oder bei wem sie entsprechende Nachrichten hinterlassen können.
Aktive Mitarbeit: »Damit Sie von der Gruppe optimal profitieren können, sollten Sie sich so aktiv wie möglich beteiligen.«
Respekt: »Verhalten Sie sich respektvoll gegenüber anderen Teilnehmerinnen und Teilnehmern. Dazu gehören ein paar wichtige Regeln wie

- Vertraulichkeit: Alles, was in der Gruppe an Persönlichem besprochen wird, muss in der Gruppe bleiben. Alles Sachlich-Fachliche darf außerhalb der Gruppe mitgeteilt werden.
- Ich-Regel: Sprechen Sie nur für sich, nicht für andere. Formulieren Sie also Ihre persönlichen Meinungen als solche und halten Sie sich mit Verallgemeinerungen zurück.
- Ausreden lassen: Jeder hat Wichtiges beizutragen, deshalb lassen Sie andere Gesprächsteilnehmende ausreden. Meine Aufgabe als Gruppenleiter/-in ist es, darauf zu achten, dass die Beiträge nicht zu persönlich oder zu lang werden oder vom Thema abschweifen.«

Reden und Schweigen: »Jeder darf etwas zu den Themen sagen, jeder darf aber auch entscheiden, dass er dazu nichts sagen möchte.«

Umgang mit Störungen: »Störungen haben Vorrang. Störungen stören. Seitengespräche lenken vom Thema ab. Deshalb sollten Sie darauf verzichten. Wenn Sie etwas stört, sagen Sie es, dann können wir gemeinsam nach einer Lösung suchen.«
Fragen: »Wenn Sie etwas nicht verstehen, fragen Sie nach.«
Umgang mit Belastungserleben: »Sollten Sie ein Thema momentan als zu belastend empfinden oder sich kaum noch konzentrieren können, besteht jederzeit die Möglichkeit für Sie, den Raum zu verlassen.«
Weisen Sie als Leiterin oder Leiter ausdrücklich darauf hin, dass die Teilnahme an der Gruppe freiwillig ist und dass Teilnehmende nach eigenem Ermessen jederzeit den Raum verlassen können. Wünschenswert wäre aber, dass der oder die Betroffene sich vorher äußert – nach dem humanistischen Prinzip aus der »Themenzentrierten Interaktion«: »Störungen haben Vorrang« (siehe oben). Machen Sie als Gruppenleitung deutlich, dass Sie möchten, dass ein Teilnehmer, der den Raum verlässt, mit Ihnen in Kontakt bleibt, und Sie sich deshalb nach der Sitzung bei ihm melden werden. Bei einer stationären Gruppe bitten Sie beispielsweise darum, dass jemand, der die Gruppe verlässt, so lange auf der Station bleibt, bis Sie nach der Gruppe auf ihn zukommen, um sich nach seinem Befinden zu erkundigen. Oder Sie weisen darauf hin, dass der Betroffene sich auch bei seinem Bezugspfleger melden kann. Bei einer ambulanten Gruppe bitten Sie darum, dass der Teilnehmer so lange auf Sie wartet, bis die Gruppe zu Ende ist, um Ihnen dann eine Rückmeldung zum momentanen Befinden zu geben oder mit Ihnen zusammen zu überlegen, welche Maßnahme jetzt hilfreich sein könnte.
Fragen Sie die Teilnehmerinnen und Teilnehmer abschließend, ob sie noch zusätzliche Wünsche oder Anregungen für Umgangsformen oder Regeln in der Gruppe haben.

Grundsätzlicher Ablauf der Sitzungen ⇠

⇢ Folie: Grundsätzlicher Ablauf der Sitzungen

Um Patientinnen und Patienten Halt und Orientierung zu geben, hat es sich bewährt, den grundsätzlichen Ablauf der nächsten Sitzungen bereits an dieser Stelle transparent zu machen. Stellen Sie dazu anhand der Präsentationsfolie den Ablauf vor:

1. Begrüßung, Vorstellen der thematischen Inhalte der Sitzung, Anfangsrunde
2. Kurze Wiederholung der Themen der vorangegangenen Sitzung mit Klärung noch offener Fragen

3. Besprechen der Aufgabe aus der letzten Sitzung
4. Neues Thema bearbeiten
5. Aufgabe zur nächsten Sitzung
6. Abschluss mit Zusammenfassung, Klärung offener Fragen, Abschlussrunde, Verabschiedung.

Themen und Termine

➔ Folie: Themen dieses Seminars

Anhand der Präsentationsfolie »Themen dieses Seminars« ⇠ wird den Patientinnen und Patienten die Themen- und Terminplanung für das Seminar vorgestellt. Sie können dazu die entsprechenden Termine in die Präsentationsfolie und in das vorgegebene Informationsblatt (Vordrucke stehen zum Download bereit, siehe unter Seminarankündigungen) eintragen oder ein eigenes Informationsblatt dazu erstellen und den Patienten an dieser Stelle aushändigen. Eventuell haben Sie jedoch bereits bei der Einladung die Termine und Themen genannt. Dann benötigen Sie kein neues Informationsblatt an dieser Stelle. Falls Sie Zusatzthemen und -termine, z. B. Sitzungen zusammen mit Angehörigen oder Vertiefungssitzungen wie Stressbewältigung bei psychischen Erkrankungen, Ernährung oder Entlassungsvorbereitung, bereits im Vorfeld geplant haben, sollten Sie diese berücksichtigen. Zusätzliche Themenwünsche der Teilnehmenden können von der Gruppenmoderation in dieser Sitzung in den Themenspeicher am Flipchart aufgenommen werden. So gehen die Wünsche nicht verloren und können an passender Stelle aufgegriffen werden.

Um einen Überblick über das Curriculum zu geben, können Sie Folgendes sagen:

» Nachdem Sie sich heute untereinander kennengelernt haben und sich mit uns vertraut machen konnten, werden wir Ihnen in der nächsten Sitzung einen Überblick über Erkrankungen im Allgemeinen und bezogen auf psychische Störungen geben. Damit Sie wissen, wer Ihnen bei welcher Erkrankung und welchem Problem hilfreich zur Seite stehen kann, erläutern wir Ihnen die Aufgaben der in der Psychiatrie Tätigen und geben einen Einblick in die verschiedenen Behandlungsmethoden. In der darauf folgenden Sitzung werden wir uns mit der Entstehung und Aufrechterhaltung psychischer Krisen und Erkrankungen beschäftigen und in das Thema der Bewältigung einsteigen. Da viele Patientinnen und Patienten ihre Diagnose(n) nicht kennen und auch nicht wissen, wie Behandelnde Diagnosen stellen, sprechen wir mit Ihnen darüber in Sitzung 4 und erläutern Ihnen, nach welchen Kriterien Diagnosen allgemein gestellt werden und was sie bedeuten. In den Sitzungen 5 und 6 gehen wir nach Ihren Wünschen näher auf einzelne psychische Erkrankungen ein. Damit Sie lernen, psychische Krisen frühzeitig zu erkennen, schulen wir Sie in Sitzung 7 in der Wahrnehmung erster Krisenanzeichen, informieren Sie in der Sitzung 8 über medikamentöse Behandlungsmöglichkeiten, tauschen uns in Sitzung 9 über gesundheitsförderndes Verhalten aus und vermitteln Ihnen in dem Zusammenhang Tipps, wie Sie sich durch selbstfürsorgliches Verhalten effektiv und nachhaltig unterstützen können. Ein effektives Anspannungsregulationstraining und zwei bewährte Entspannungsverfahren, die Ihnen in Sitzung 10 vorgestellt werden, sollen Ihnen helfen, Ihre Grundanspannung und innere Unruhe zu vermindern. Damit Sie sich auch in akuten Krisen helfen können, besprechen wir mit Ihnen in der vorletzten Sitzung unsere Krisenbroschüre. Mithilfe dieser Broschüre werden wir mit Ihnen einen sogenannten Notfallkoffer, einen individuellen Krisenplan und auf Sie zugeschnittene weiterführende Behandlungshinweise zusammenstellen. Daraus ableitend können Sie dann Ihren persönlichen Krisenpass anfertigen, den Sie jederzeit bei sich tragen können. In Sitzung 12, der Abschlusssitzung des Basismoduls, werden wir Ihnen weitere Hilfsangebote auch außerhalb des Krankenhauses aufzeigen, z. B. geeignete Beratungsstellen, Wohn- und Arbeitsrehabilitationseinrichtungen. Wenn Sie möchten, können Sie schon mal vorab überlegen, über welche Erkrankung Sie Genaueres erfahren möchten und welche Fragen Sie dazu haben. Ihre Fragen können Sie gern aufschreiben und uns geben. So können wir uns gezielter auf die Sitzungen 5 und 6 vorbereiten, in denen wir, wie bereits gesagt, einzelne psychische Störungen zum Thema haben werden. «

☜ Wenn Sie schon vor Beginn des Seminars Zusatzmodule geplant haben, stellen Sie diese hier ebenfalls vor.

5. Aufgabe zur nächsten Sitzung

→ Folie: Aufgabe zur nächsten Sitzung, Arbeitsblatt 1.2

Bitten Sie die Teilnehmenden, bis zur nächsten Gruppensitzung zu überlegen, welche zusätzlichen Themenwünsche sie ggf. für das Seminar haben.

Lesen Sie dazu die Aufgabe vor (Arbeitsblatt 1.2). Fragen Sie, ob die Aufgabe verstanden wurde und ob es Fragen dazu gibt. Geben Sie anschließend das Arbeitsblatt 1.2 zur Sitzung 1 aus.

Wenn Sie unserer Empfehlung folgen und die Wirksamkeit des Seminars überprüfen wollen, geben Sie die entsprechenden Fragebögen aus (z. B. Eingangsfragebogen und Symptomcheckliste SCL-90-S, Eppendorfer Schizophrenie-Inventar/ESI oder Beck-Depressions-Inventar/BDI-II) und ermutigen Sie die Patientinnen und Patienten zum Ausfüllen. Betonen Sie, dass es wichtig ist, die Wirksamkeit eines therapeutischen Vorgehens zu überprüfen, und weisen Sie darauf hin, dass die erhobenen Daten anonym bleiben oder auf Wunsch zur Dokumentation in die Patientenakte aufgenommen werden können.

→ Folie: Abschluss

6. Abschluss

Zusammenfassung, offene Fragen, Abschlussrunde und Verabschiedung
Fassen Sie kurz das Wichtigste der Sitzung zusammen und erkundigen Sie sich, ob es noch offene Fragen oder thematische Wünsche für die nächste Sitzung gibt. Wenn die Fragen kurz beantwortet werden können und Sie ausreichend Zeit haben, tun Sie es an dieser Stelle, ansonsten nehmen Sie die Fragen in den Themenspeicher auf und beantworten sie zu Beginn der nächsten Sitzung. Falls es eine Frage zum Thema einer späteren Sitzung ist, verweisen Sie auf die entsprechende Sitzung.
Lassen Sie in der Abschlussrunde die Patientinnen und Patienten in Form eines Blitzlichtes, ohne Kommentare durch andere Teilnehmende, ihre momentane Befindlichkeit mitteilen.
Geben Sie das Handout aus, verabschieden Sie die Teilnehmenden und bedanken Sie sich für ihr Mitwirken.

Sitzung 2: Erkrankungen: Somatische (körperliche), psychosomatische, neurologische und psychische Erkrankungen, deren Auswirkungen auf unser Erleben und wer helfen kann

Schwerpunkt der Sitzung 2: Die zweite Sitzung soll für mehr Transparenz im Begriffswirrwarr der Psychiatrie und Psychosomatik sorgen. In diesem Zusammenhang werden auch im Psychiatrie- und Psychosomatikalltag gängige Begriffe erklärt, welche historisch in früheren Kontexten entstanden sind und mitunter nicht mehr dem aktuellen Forschungsstand und den Diagnosesystemen wie z. B. der ICD-10 entsprechen, den Patienten aber nach wie vor begegnen. Um die Auswirkung unterschiedlicher Erkrankungsarten zu erläutern, wird ein erstes Verständnismodell vorgestellt und anhand einer Einzelarbeit vertieft. Zusätzlich wird ein erster Einblick in das therapeutische Behandlungsangebot gegeben.
Planen Sie eine Pause von ca. zehn Minuten ein, wenn die Sitzung länger als sechzig Minuten dauern soll.

Benötigte Materialien

- Teilnehmerliste
- ggf. für Nachzügler aus der ersten Sitzung Eingangserhebungsbogen und Symptomcheckliste, z. B. SCL-90-S, ESI oder BDI-II, zur Überprüfung der Wirksamkeit bzw. zur Begleitforschung
- ggf. für Nachzügler das Handout zur ersten Sitzung oder die Informationen zu Terminen und Themen sowie die Präsentationsfolie zu Gesprächs- und Gruppenregeln
- Arbeitsblätter 1.2, 2.1 und 2.2
- Handout zur Sitzung 2
- Informationsblatt: Psychotherapie und ergänzende Therapien

- Computer mit Beamer oder großem Bildschirm
- Präsentationsfolien zu den Sitzungen 1 und 2
- Whiteboard oder Flipchart
- Moderationskoffer oder Moderationsmaterialien
- Kugelschreiber

Ablauf & Inhalte

1. Begrüßung, Vorstellen der thematischen Inhalte der Sitzung 2 und Anfangsrunde
2. Kurze Wiederholung von Sitzung 1
3. Besprechen der Aufgabe aus Sitzung 1
4. Neues Thema: Erkrankungen: Somatische (körperliche), psychosomatische, neurologische und psychische Erkrankungen, deren Auswirkungen auf unser Erleben und wer helfen kann
   - Klärung der Begriffe »somatische, psychosomatische, neurologische und psychische Erkrankungen« anhand von Patientenbeispielen
   - Psychologischer Erlebenskreislauf
   - Einzelarbeit: Psychologischer Erlebenskreislauf
   - Wer helfen kann
   - Psychotherapie
     - Was ist Psychotherapie?
     - Psychotherapeutische Verfahren und Anwendungsformen
     - Welche ambulanten Psychotherapieverfahren zahlt die Krankenkasse?
   - Wer darf Psychotherapie durchführen?
   - Ergänzende Therapien
5. Aufgabe zur nächsten Sitzung
6. Abschluss

Durchführung

1. Begrüßung, Vorstellen der thematischen Inhalte der Sitzung 2, Anfangsrunde

→ Folie: Sitzung 2

Heißen Sie die Teilnehmerinnen und Teilnehmer zur Sitzung 2 willkommen und geben Sie die Teilnehmerliste aus. Bitten Sie darum, sich einzutragen. Falls »Nachzügler« in dem Seminar hinzu-

gekommen sind, stellen Sie sich und Ihren Komoderator oder Ihre Komoderatorin noch einmal kurz vor.
Stellen Sie anschließend den geplanten Ablauf und die vorgesehenen thematischen Inhalte der 2. Sitzung vor. Zeigen Sie dazu die Folie »Ablauf & Inhalte der 2. Sitzung«. ⇽

⇾ Folie: Ablauf & Inhalte der 2. Sitzung

Bitten Sie dann die Patientinnen und Patienten, sich noch einmal mit Namen vorzustellen und in Form eines Blitzlichtes mitzuteilen, wie es ihnen im Moment geht. Fragen Sie, ob es noch weitere Themenwünsche oder etwas Wichtiges mitzuteilen gibt, das für die heutige Gruppenarbeit relevant sein könnte. Nehmen Sie die genannten Vorschläge auf, wenn sie zum Thema der heutigen Sitzung passen, ansonsten schreiben Sie sie in den Themenspeicher, den Sie in Sitzung 1 erstellt haben, oder legen Sie einen an.

2. Kurze Wiederholung von Sitzung 1 ⇽

⇾ Folie: Kurze Wiederholung der letzten Sitzung

Die thematischen Inhalte der letzten Sitzung werden mithilfe der Präsentationsfolien der letzten Sitzung oder der Stichpunkte auf dieser Folie kurz wiederholt (Begrüßung und Einführung in das Thema: Vorstellen der Seminarleitung und der Teilnehmenden; Partnerarbeit: Wünsche und Erwartungen an das Seminar; Was ist Psychoedukation und woher kommt sie?; Ziele des Seminars; Gesprächs- und Gruppenregeln; Grundsätzlicher Ablauf der Sitzungen; Themen und Termine). Erkundigen Sie sich, ob es noch Fragen zum letzten Treffen gibt. Gehen Sie, wenn es thematisch wichtig ist, kurz darauf ein. Falls eine Frage zu einem Thema der kommenden Stunden besser passt und dort umfassender beantwortet werden kann, nehmen Sie diese in den Themenspeicher auf und bearbeiten sie an entsprechender Stelle.
Es kann vorkommen, dass sehr persönliche oder therapiebezogene Fragen geäußert werden. Wenn die Beantwortung solcher Fragen den Rahmen der Gruppe überschreitet, verweisen Sie höflich an den behandelnden Psychotherapeuten oder die behandelnde Ärztin.

3. Besprechen der Aufgabe aus Sitzung 1 ⇽

⇾ Folie: Aufgabe aus der letzten Sitzung, Arbeitsblatt 1.2

Die Patientinnen und Patienten sollten sich überlegen, ob es noch zusätzliche Themen gibt, die sie in diesem Seminar besprechen möchten. Erfragen Sie diese. Lesen Sie das Arbeitsblatt 1.2 dazu nochmals vor und fragen Sie die Teilnehmenden nach ihren Ergebnissen.

Wenn weitere Themenwünsche genannt werden, nehmen Sie sie in den Themenspeicher mit auf. Falls Sie in der ersten Sitzung Fragebögen ausgegeben haben, lassen Sie sich die ausgefüllten Fragebögen zurückgeben.

4. Neues Thema: Erkrankungen Somatische (körperliche), psychosomatische, neurologische und psychische Erkrankungen, deren Auswirkungen auf unser Erleben und wer helfen kann

Folie: Neues Thema

Klärung der Begriffe »somatische, psychosomatische, neurologische und psychische Erkrankungen« anhand von Patientenbeispielen

→ 1. Vorschlag zum Vorgehen

Fragen Sie die Teilnehmenden, welche Erkrankungen sie kennen, und ordnen Sie diese am Whiteboard oder Flipchart nach den Oberbegriffen »somatisch«, »psychosomatisch«, »neurologisch« und »psychisch/psychiatrisch«. Schreiben Sie die Kategorien erst anschließend darüber und erklären Sie dann, wie sich die einzelnen Formen unterscheiden.

Falls die Patientinnen und Patienten keine somatischen, psychosomatischen oder neurologischen Erkrankungen nennen, können Sie einige Beispiele geben wie:

- grippaler Infekt, Masern, Mumps, Beinbruch für somatische Erkrankungen;
- Hypertonie, Migräne, Magengeschwüre für psychosomatische Erkrankungen;
- Epilepsie, Multiple Sklerose, Parkinson-Syndrom für bekannte neurologische Erkrankungen.

Erklären Sie die Unterschiede der vier Kategorien, z. B. so:

» *Somatisch* leitet sich vom griechischen »soma« zur Bezeichnung des Körpers ab. Somatische Erkrankungen sind körperliche Erkrankungen, die weitgehend unbeeinflusst von der Psyche, also hauptsächlich organisch oder unfallbedingt sind. «

Erklären Sie, dass es keine allgemeingültige Klassifizierung für *psychosomatische Erkrankungen* gibt (s. dazu Dilling u. a. 2014, S. 26 f.). Zudem hängt ohnehin alles mit allem zusammen (s. a. psychologischer Erlebenskreislauf). Der Begriff wird jedoch im klinischen Alltag aus traditionellen Gründen häufig weiter verwendet, und außerdem gibt es weiterhin Psychosomatische Kliniken bzw. Abteilungen. Psychosomatische Erkrankungen lassen sich, möchte man denn doch eine Unterscheidung finden, von rein psychischen Erkrankungen dadurch abgrenzen, dass die Funktionsstörungen zusammen mit oder auch ohne Organschädigungen, jedoch mit körperlichen Beschwerden einhergehend auftreten und emotionale Störungen eine größere Rolle beim Wiederauftreten der Erkrankung und bei der Verschlimmerung der Symptome spielen. Mit psychosomatischen Erkrankungen werden in diesem Kontext häufig solche Funktionsstörungen und Erkrankungen des Körpers bezeichnet, die weitgehend unabhängig von organischen Erkrankungen und eher als Folge von belastenden Ereignissen und chronischem psychischem Stress gesehen werden.

» Die *Neurologie*, vom griechischen »neuron«: Nerv und »logia«: Lehre, Wissenschaft abgeleitet, ist die Lehre von den Erkrankungen des Nervensystems. Die Grenze von neurologischen zu psychischen bzw. psychiatrischen Erkrankungen ist teilweise fließend. Bei neurologischen Erkrankungen können wir sowohl lokale wie auch generalisierte Funktionsstörungen des zentralen und peripheren Nervensystems beschreiben, z. B. eine lokale Funktionsstörung der Basalganglien bei der Parkinson-Krankheit oder eine generalisierte bei der Multiplen Sklerose.

Eine *psychische Störung* ist eine Störung des Erlebens, Fühlens, Denkens oder Verhaltens, die mit psychischem Leiden der Betroffenen einhergeht. Unter einer psychiatrischen Erkrankung wird im Allgemeinen ebenfalls eine psychische Störung verstanden. Welcher der beiden Begriffe verwendet wird, hängt oft von der Einschätzung der aktuellen Schwere der Störung oder auch von der Sichtweise des Betrachters ab. So kann z. B. eine Depression von der einen wissenschaftlichen Richtung als *psychische* Störung bezeichnet werden, während eine andere von einer *psychiatrischen* Störung oder Erkrankung spricht. Die Bezeichnung psychiatrische Erkrankung soll mitunter auch darauf hinweisen, dass sich der Betroffene in psychiatrisch-fachärztlicher Behandlung befindet. «

Die Unterscheidung von Krankheiten nach den vorgeschlagenen Bereichen ist mitunter auch hinsichtlich der gebotenen Behandlung sinnvoll: Liegt zum Beispiel eine somatische Erkrankung vor, etwa ein grippaler Infekt, kann jeder Allgemeinarzt ohne umfassendere Kenntnis des Patienten sofort helfen. Bei komplexen somatischen oder psychosomatischen Beschwerden ist die langjährige Hausärztin sicher eine gute Ansprechpartnerin und kann ggf. an den entsprechenden Facharzt überweisen.

Handelt es sich um Bluthochdruck oder ein Magengeschwür, sollte zur Abklärung der Beschwerden ein Internist hinzugezogen werden, idealerweise jemand, der sich auch mit sogenannten psychosomatischen Zusammenhängen, also dem Zusammenspiel von Psyche und Körper, beschäftigt und den Patienten u. a. auch nach seinem Stresserleben fragt (s. a. körperliche Stressreaktionen im Zusatzmodul Stressbewältigung bei psychischen Erkrankungen). Bei schweren oder akut auftretenden psychischen Störungen oder zum Ausschluss anderer Ursachen bei Indikationsstellung auf Psychotherapie sollte ein Psychiater aufgesucht werden, für psychologische Beratung, Diagnostik oder für Psychotherapie eine Psychologische oder Ärztliche Psychotherapeutin oder Fachpsychotherapeutin (neue Bezeichnung nach dem Psychotherapeutengesetz 2020).
Zur Verdeutlichung können Sie im Anschluss an die thematische Erarbeitung die Präsentationsfolie »Erkrankungen – somatische, psychosomatische, psychische, neurologische« mit den entsprechenden Erklärungen zeigen. ⇦ Die Folie »Erkrankungsgruppen« können Sie bei diesem Vorgehen überspringen.

⇨ Folie: Erkrankungen – somatische, psychosomatische, psychische, neurologische

→ 2. Vorschlag zum Vorgehen

⇨ Folie: Erkrankungsgruppen

Zeigen Sie die Präsentationsfolie »Erkrankungsgruppen« (ohne Erklärungen). ⇦ Fragen Sie die Patientinnen und Patienten, ob sie wissen, was sich hinter den Begriffen verbirgt und ob sie Ihnen Beispiele nennen können. Meist können einige Patienten das ganz gut. Greifen Sie die Erklärungen und Beispiele dann auf und ergänzen oder korrigieren Sie die Beiträge, falls Sie es für sinnvoll erachten. Anschließend können Sie die Präsentationsfolie zu den Erkrankungen mit der jeweiligen Erklärung zeigen. ⇦

⇨ Folie: Erkrankungen – somatische, psychosomatische, psychische, neurologische

⇨ Folie: Psychologischer Erlebenskreislauf

Psychologischer Erlebenskreislauf ⇦

Um psychisches Erleben und Erkrankungen besser zu verstehen, hat sich der psychologische Erlebenskreislauf schon seit vielen Jahren als Erklärungsmodell bewährt. Stellen Sie den psychologischen Erlebenskreislauf vor und erläutern Sie die Auswirkungen von unterschiedlichen Störungen auf das psychische Erleben.
Hinweis: Der psychologische Erlebenskreislauf wurde in Anlehnung an das Modell des Teufelskreises der Angst aus dem Buch von Margraf und Schneider (1990) »Panik. Angstanfälle und ihre Behandlung« von der Erstautorin entwickelt und an die Bedürfnisse dieses Manuals bzw. der diagnosenübergreifenden Psychoe-

dukation angepasst. Er dient im weiteren Verlauf des Seminars zur Verdeutlichung, wie eng das psychische und körperliche Erleben zusammenhängen und wie die einzelnen Erlebensmodalitäten/-ebenen sich gegenseitig beeinflussen und zusammenspielen.

Der psychologische Erlebenskreislauf hat sich beispielsweise auch bei der Zuordnung von Diagnosen zu den verschiedenen psychischen Ebenen (siehe Sitzung 4) sowie bei der Erklärung der gezielten symptombezogenen psychiatrischen Behandlung (siehe Sitzung 8) als hilfreich erwiesen.

Sie können folgendermaßen vorgehen: Erklären Sie, dass sich das Erleben des Menschen in verschiedene Bereiche aufteilen lässt:

- Wahrnehmung: Sehen, Hören, Riechen, Schmecken, Tasten;
- Denken: Erinnern, Imaginieren, Einordnen, Schlussfolgern, Interpretieren, Bewerten;
- Fühlen: »seelische« Gefühle wie Zuneigung, Freude, Scham, Trauer, Angst, Ärger und Abneigung;
- Stimmung: länger währender Gefühlszustand wie Niedergestimmtheit oder Hochgestimmtheit;
- Physiologie/Neurotransmitter;
- Körper: physiologische Begleitsymptome von Gefühlen wie Anspannung, Zittern, innere Unruhe, Schwindel, Erröten, Erbleichen, Nervosität, Herzklopfen, Blutdruckanstieg sowie Körpergefühle wie Schmerz, Druck, Kälte, Wärme, Schwäche, Hunger, Durst;
- Verhalten: etwas sagen, etwas zeichnen, sich konzentrieren, weglaufen u. a.

Fahren Sie mit Ihren Ausführungen fort und geben Sie ein Beispiel, etwa so:

» Mit unserem psychischen Erleben nehmen wir uns selbst und die Geschehnisse in unserer Umwelt wahr, denken über uns nach, erinnern uns an Vergangenes, fühlen und spüren Erlebtem nach. Wenn ich z. B. einen Verlust erlitten habe und darüber informiert werde, nehme ich die Nachricht über meine Sinnesorgane wahr (Hören) oder ich werde durch einen mir bekannten Reiz (»Trigger«), z. B. ein Bild (Sehen) oder einen Geruch (Riechen), an einen Verlust erinnert. Ich ordne die Information ein und bewerte sie: ›Das ist aber schade!‹ (Denken) und entwickle ein Gefühl: Traurigkeit (Fühlen). Dabei wird die Ausschüttung der Neurotransmitter Serotonin und Noradrenalin gedrosselt (Hirnphysiologie) und es kommt zu einem Abfall der Stimmung. Gleichzeitig werden Stresshormone wie Adrenalin und Cortisol vermehrt ausgeschüttet, sodass ich auf der Körperebene Anspannung und je nach Intensität innere Unruhe spüre (Körper). Wenn ich mit jemandem über meinen Kummer spreche (Verhalten) und sehr traurig bin, fange ich vielleicht an zu weinen (Körper und Verhalten). Dieses Weinen hat dann Auswirkungen auf mich selbst und gegebenenfalls auch auf mein Gegenüber. Durch dessen Trost-Reaktion werde ich sozial bestätigt, validiert etwas Bedauernswertes erlebt zu haben, ›Ich fühle richtig‹. So kann ich mein Fühlen als sozial anerkannt und wertgeschätzt einordnen: ›Ich werde angenommen und unterstützt‹ (Denken). Durch den Trost werde ich mich in dem Moment ein ganz kleines bisschen weniger traurig fühlen (Fühlen) usw. – ein hochkomplexes Geschehen. «

⇒ Folie: Einzelarbeit, Arbeitsblatt 2.1

Einzelarbeit: Psychologischer Erlebenskreislauf ⇐

Um das eigene Erleben besser verstehen und einordnen zu können, hat es sich als hilfreich für unsere Patientinnen und Patienten erwiesen, einige psychologische Grundlagen anhand des psychologischen Erlebenskreislaufs nachzuvollziehen und mit Beispielen zu verdeutlichen. Dazu schlagen wir eine Einzelarbeit vor. Zu Beginn sollen die Patienten es zunächst mit einem einfachen vorgegebenen Konstrukt probieren und anschließend ein eigenes Beispiel konstruieren. Teilen Sie dazu das Arbeitsblatt 2.1 aus. Zeigen Sie zur Unterstützung die entsprechenden Präsentationsfolien. Lesen Sie das Arbeitsblatt vor und fragen Sie, ob die Aufgabe verstanden wurde. Falls Sie feststellen, dass die Patienten mit der Aufgabe überfordert sind, geben Sie ein alltagsnahes Beispiel vor (z. B. Wahrnehmung: »Ich sehe, die Sonne scheint.« Denken: »Das Wetter ist schön!« Fühlen: »Ich freue mich!« Stimmung: »Das hebt meine Stimmung.« Körper: »Mein Körper entspannt sich.« Verhalten: »Ich gehe nach draußen.«).

⇒ Folie: Auswertung der Einzelarbeit

Auswertung der Einzelarbeit: ⇐ Fragen Sie die Teilnehmenden, ob jemand sein Beispiel vorstellen möchte. Dabei können Sie sich sowohl das vorgeschlagene Beispiel mit dem Kaninchen als auch eigene Beispiele der Patienten darstellen lassen. Fragen Sie, ob alle Teilnehmenden die Aufgabe bewältigen konnten. Das ist wichtig, wenn Sie mit dem Modell in den folgenden Sitzungen weiterarbeiten wollen. Akzeptieren Sie, wenn jemand seine Einzelarbeit nicht vorstellen möchte.

Nach der Einzelarbeit gehen Sie im nächsten Schritt auf die Bedeutung von Erkrankungen auf den unterschiedlichen Ebenen im psychologischen Erlebenskreislauf ein. Ziel ist es, den Patientinnen und Patienten zu verdeutlichen, dass eine Veränderung in einem Erlebensbereich gleichzeitig Auswirkungen auf alle anderen Erlebensbereiche hat. Somit wirkt sich auch jede Erkrankung oder Störung nicht nur auf die Stimmung oder nur die Wahrnehmung aus, sondern auch auf das Verhalten, die Körperempfindungen usw.: Alles hängt mit allem zusammen!

Dazu können Sie die nächste Präsentationsfolie zeigen ⇽ und Folgendes ausführen:

⇾ Folie: Psychologischer Erlebenskreislauf – mit Pfeil auf »Körper«, um den Beginn zu kennzeichnen

» Auch somatische Erkrankungen haben eine Auswirkung auf unser psychisches Erleben: So werden Schmerzen (Körpergefühl), die wahrgenommen werden (Wahrnehmung), in der Regel negativ bewertet (Denken). Je nach Bewertung entstehen Gefühle wie z. B. Traurigkeit bei dem Gedanken ›Schade, doch noch nicht geheilt‹ oder Wut bei einem Menschen mit Forderungshaltung: ›Mein Körper sollte funktionieren, Schmerzen habe ich nicht verdient – Ungerechtigkeit!‹ oder Angst bei der Bewertung, dass der Schmerz Symptom von etwas Lebensbedrohlichem sein könnte. Diese Gefühle setzen unter anderem Stresshormone (Physiologie) frei. Diese führen zu weiteren körperlichen Veränderungen und zu Anspannung (Körper). Wir manövrieren uns in eine schlechte Stimmung, fühlen uns krank und elend und suchen auf der Verhaltensebene aktiv nach Hilfe. Ob wir angemessene Hilfe finden, hat wiederum Auswirkungen auf unser Denken und Fühlen und unsere Stimmung. Finden wir Hilfe, verschwinden bestenfalls die Schmerzen oder unser Leiden wird zumindest gelindert. Solche Wirkungen bewerten wir in der Regel positiv und wir denken vielleicht: ›Ein Glück, dass das vorbei ist!‹ Diese positive Sicht (Denken) löst positive Gefühle – Freude – aus, womit auch unsere Stimmung wieder steigt. Damit sinken die Stresshormone ab (Physiologie), der Körper entspannt sich und wir können wieder unserem Alltag nachgehen (Verhalten).

Wenn Störungen in einem Bereich des Erlebens vorliegen und Hilfe erfordern, ist es sehr wichtig zu wissen, in welchem Erlebensbereich die ursprüngliche Störung liegt (Wahrnehmung, Denken, Fühlen, Stimmung oder Körper), denn auch wenn alles mit allem zusammenhängt, gilt es herauszufinden, welche Hilfe momentan Vorrang hat und an wen sich der Betroffene zunächst wenden sollte. «

Wer helfen kann

In der Psychiatrie arbeiten verschiedene Berufsgruppen eng zusammen. Patientinnen und Patienten fällt es häufig schwer, den einzelnen Berufsbezeichnungen entsprechende Aufgabenbereiche zuzuordnen. Bereits am Anfang einer stationären oder teilstationären Behandlung, aber auch bei einer Behandlung in einer Ambulanz oder in einem anderen Setting ist es hilfreich für die Patienten, wenn sie bereits zu Beginn einen Überblick erhalten, wer ihnen mit Rat und Tat zur Seite stehen kann.

Wenn Sie ausreichend Zeit haben, können Sie diesen Punkt mit den Patienten interaktiv erarbeiten. Falls nicht, können Sie die Berufsgruppen, die Ihre Patienten unterstützen können, auch anhand der Präsentationsfolien mit den entsprechenden Aufgabenbereichen vorstellen ⇠.

⇢ Folien: Wer helfen kann (I – III)

Bei dem interaktiven Vorgehen können Sie z. B. fragen: »Welche Berufsgruppen kennen Sie aus der Psychiatrie? «

Sammeln Sie die genannten Berufsbezeichnungen am Whiteboard oder Flipchart und erklären Sie sie anschließend zusammen mit den Teilnehmenden. Zeigen Sie dann erst im Anschluss die Präsentationsfolien »Wer helfen kann (I–III)«. Falls Sie die Folien nicht einsetzen, dienen sie im Handout als Informationsergänzung und Gedächtnisstütze.

Auf der Präsentationsfolie »Wer helfen kann (I)« finden Sie die geläufigen Berufsgruppen der Psychiatrie und Psychosomatik aufgeführt. Da viele Menschen den Unterschied zwischen einem Psychiater, Psychologen und einem Psychotherapeuten nicht kennen, können Sie zur Erklärung die Präsentationsfolien »Wer helfen kann (II und III)« hinzuziehen. Wichtig für Patienten ist, zu wissen, dass lediglich Ärzte eine medikamentöse Behandlung durchführen dürfen und Psychologen sich während ihres Studiums mit dem psychischen Erleben von Menschen und psychologischer Diagnostik beschäftigt haben. Sie können deshalb Patienten bei der emotionalen und kognitiven Auseinandersetzung mit ihrer Erkrankung und bei Lebensproblemen unterstützen.

Psychotherapie

Was ist Psychotherapie? ⇠

Definieren Sie den Begriff Psychotherapie, etwa so:

» Unter Psychotherapie versteht man die Behandlung seelischer und psychosomatischer Störungen und Erkrankungen mit wissenschaftlich erforschten psychologischen Methoden unter Einbeziehung körperlicher Faktoren. Zu seelischen Problemen zählen Störungen der Wahrnehmung, des Denkens, des Fühlens, der Stimmung, des Verhaltens, der Erlebnisverarbeitung, der sozialen Beziehungen und der dadurch beeinträchtigten Körperfunktionen. Auch wenn Menschen schwer somatisch, z. B. an Krebs, erkrankt sind, wird Psychotherapie eingesetzt, um das damit verbundene psychische Leid zu mindern. «

Verweisen Sie in dem Zusammenhang auch auf den psychologischen Erlebenskreislauf.

⇢ Folien: Psychotherapie, Was ist Psychotherapie?

Psychotherapeutische Verfahren und Anwendungsformen ⇠

Fragen Sie die Teilnehmenden, welche Psychotherapieverfahren sie kennen und ob sie wissen, wodurch sie sich unterscheiden.

Sammeln Sie die bekannten Psychotherapieverfahren am Whiteboard oder Flipchart, z. B.: Verhaltenstherapie, Psychoanalyse, Tiefenpsychologisch fundierte Psychotherapie, Systemische Therapie, Gesprächspsychotherapie, Gestalttherapie, Hypnotherapie, Körpertherapie, Psychodrama, etc.

Anwendungsformen: Psychotherapie kann als Einzeltherapie, als Gruppentherapie oder als Kombination aus Einzel- und Gruppentherapie durchgeführt werden, bei der Systemischen Therapie auch im Mehrpersonensetting.

Abschließend können Sie darauf hinweisen, dass die Kosten für ambulante Richtlinienpsychotherapien von den gesetzlichen Krankenkassen übernommen werden, und dann fortfahren:

⇢ Folie: Psychotherapeutische Verfahren und Anwendungsformen

Welche ambulanten Psychotherapieverfahren zahlt die Krankenkasse?

Die Verhaltenstherapie, die Tiefenpsychologisch fundierte Psychotherapie, die Psychoanalyse und die Systemische Therapie sind sogenannte Richtlinienverfahren und werden von den Krankenkassen anerkannt und in der ambulanten Praxisversorgung bezahlt. Richtlinienverfahren entsprechen den gesetzlichen Standards, das heißt, sie sind nach den derzeit geltenden Methoden wissenschaftlich überprüfbar und nachweislich wirksam. Einige der oben genannten Psychotherapieverfahren wurden nicht wissenschaftlich überprüft und andere konnten den Wirksamkeitsnachweis nicht erbringen.

Information für die Gruppenleitung: Neben diesen Verfahren kämpft seit geraumer Zeit auch die Gesprächspsychotherapie (nach Rogers) um die Anerkennung als Richtlinienverfahren. Sie gehört zu den vom Wissenschaftlichen Beirat Psychotherapie anerkannten Verfahren für die vertiefte Ausbildung zum Psychologischen Psychotherapeuten. Sie ist für bestimmte psychische Störungen (affektive Störungen, Angststörungen, Belastungsstörungen, Anpassungsstörungen sowie psychische und soziale Faktoren bei somatischen Krankheiten) wissenschaftlich als Therapiemethode anerkannt. Vom Gemeinsamen Bundesausschuss wurde sie jedoch bisher nicht als eigenständiges psychotherapeutisches Verfahren zugelassen und kann daher nicht über die Krankenkassen abgerechnet werden.

Optional: Psychotherapie (ggf. nur das Informationsblatt »Psychotherapie und ergänzende Therapien« als Handout ausgeben)

Falls Interesse und ausreichend Zeit besteht, können Sie nähere Informationen zu den unterschiedlichen Psychotherapieverfahren geben. In diesem Zusammenhang möchten wir auf die hilfreichen Broschüren der Bundespsychotherapeutenkammer aufmerksam machen, z. B. »Wege zur Psychotherapie«, die Sie kostenfrei bestellen oder von der Homepage der Bundespsychotherapeutenkammer downloaden können. Zur Beschreibung der einzelnen Psychotherapierichtungen haben wir einige Informationen für Sie zusammengetragen, die Sie in der Sitzung verwenden können:

Die verschiedenen Therapierichtungen sind in unterschiedlichen historischen Kontexten entstanden und unterscheiden sich in ihren theoretischen Grundlagen und Herangehensweisen:

Die *Psychoanalyse* wurde von einem der einflussreichsten und in Anbetracht des gesellschaftlichen und politischen Hintergrundes wohl auch mutigsten Denker seiner Zeit, Sigmund Freud (1856–1939), begründet. Die Psychoanalyse fußt auf einem komplexen Theoriengebäude, dessen Begriffe bis heute Anwendung in der klinischen, aber auch in der Alltagssprache finden – denken wir nur an Redewendungen wie: »Das habe ich wohl verdrängt«, »Sie projiziert ihre Wünsche auf ihn«; das »Unbewusste«, »Ödipuskomplex«, »Übertragung/Gegenübertragung« und andere von Freud geprägte Begriffe sind noch immer vielen Menschen vertraut und geläufig.

Bei der klassischen Psychoanalyse liegt der Patient während der Therapiestunde – ohne direkten Blickkontakt zum Therapeuten oder zur Therapeutin – auf der (»berühmten«) Couch, wodurch eine vertiefende »Regression« (ein unbewusster Rückgriff auf früh entstandene Erlebens- und Verhaltensmuster) gefördert wird, und legt in möglichst freier Assoziation Aspekte seiner persönlichen Geschichte dar. So sollen zentrale Punkte seiner kindlichen Entwicklung, der Beziehung zu seinen Eltern, Geschwistern oder anderen für ihn bedeutsamen Menschen erkennbar werden, unbewusste innerpsychische Konflikte aufgedeckt und einer bewussten Bearbeitung zugänglich werden.

Der Psychoanalytiker hält sich mit eigenen Ansichten konsequent zurück, bleibt sozusagen »abstinent«, um dem Klienten eine möglichst »reine« Projektionsfläche zu bieten. Die dadurch verstärkten Übertragungs- und Gegenübertragungseffekte dienen dem Verständnis der zugrunde liegenden Beziehungsmuster. Die Therapie ist ergebnisoffen, ohne Zielklärung, ohne Ratschläge oder Verhaltensexperimente. Die Psychoanalyse – heute »Analytische Psychotherapie« – erfordert viel Zeit; bis zu 300 Therapiestunden werden von den Krankenkassen in der ambulanten Praxis bezahlt (Richtlinien des Gemeinsamen Bundesausschusses über die Durchführung der Psychotherapie 2021, https://www.g-ba.de/downloads/62-492-2400/PT-RL_2020-11-20_iK-2021-02-18.pdf).

Freuds Erkenntnisse und Theorien haben einen großen Einfluss auf sämtliche bis heute gängigen Therapieverfahren, insbesondere aber auf die *Tiefenpsychologisch fundierte Psychotherapie*. Sie basiert auf ähnlichen psychodynamischen Grundannahmen wie die Psychoanalyse, geht jedoch in der Praxis eigene und deutlich kürzere Wege. Sehr viel stärker als bei der klassischen Psychoanalyse soll die Aufdeckung unbewusster Konfliktmuster der Lösung aktueller Probleme dienen. Die Übertragungsbeziehung zwischen Klient und Therapeut spielt eine weniger große Rolle und die Regression ist weniger erwünscht, weshalb die Therapie auch im Sitzen und von Angesicht zu Angesicht stattfindet. Laut aktueller Psychotherapie-Richtlinie werden die Kosten von 60 bis höchstens 100 Therapiestunden von den Krankenkassen übernommen. Die Tiefenpsychologisch fundierte Psychotherapie kann auch als Kurzzeittherapie durchgeführt werden (https://www.g-ba.de/downloads/62-492-2400/PT-RL_2020-11-20_iK-2021-02-18.pdf).

Zur Vertiefung empfehlen wir folgende Literatur:

Freud, S. (1916/1917/2009): Vorlesungen zur Einführung in die Psychoanalyse. Frankfurt a. M.: Fischer-Taschenbuch-Verlag.

Köhler, T. (2007): Freuds Psychoanalyse. Eine Einführung. 2., überarb. u. erw. Aufl., Stuttgart: Kohlhammer.

Die klassische (orthodoxe) *Verhaltenstherapie* hat einen naturwissenschaftlichen, lerntheoretischen Hintergrund und wurde zu Beginn des 20. Jahrhunderts mithilfe experimenteller Methoden entwickelt (»1. Welle der Verhaltenstherapie: Behaviorismus«). Es standen klar operationalisierbare Reiz-Reaktionsmuster im Mittelpunkt der Forschung. Auf Deutungen und Interpretationen wurde verzichtet und nur real beobachtbare Prozesse wurden beschrieben. Bekannte Verhaltensforscher und Begründer des Behaviorismus waren Edward Lee Thorndike (1874–1949), John Broadus Watson (1878–1958), Burrhus Frederic Skinner (1904–1990) und Iwan Petrowitsch Pawlow (1849–1936). Ihrer Pionierarbeit verdanken wir wichtige Erkenntnisse für das Verständnis menschlicher und tierischer Verhaltensmuster sowie die Forderung nach hohen wissenschaftlichen Standards, die bis heute in der psychologischen Forschung Beachtung finden.

Die »2. Welle der Verhaltenstherapie«, die »kognitive Wende«, stellt durch seine Begründer quasi eine Fusion der beiden recht gegensätzlichen Schulen (Psychoanalyse und Behaviorismus) dar, denn – was kaum bekannt ist – die Kognitive Verhaltenstherapie wurde nicht von klassischen Verhaltenstherapeuten, sondern von zwei ursprünglich klassischen Psychoanalytikern eingeleitet: Albert Ellis (1913–2007) und Aaron Temkin Beck (1921–2021), die sich auf das konzentrierten, was die orthodoxen Verhaltensforscher als in einer sogenannten »Black Box« nicht beobachtbar und somit unwissenschaftlich von ihren Forschungen ausgeklammert hatten: die »Kognitionen«. Mit Kognitionen sind sämtliche bewusste und unbewusste Gedanken, Erinnerungen, Erfahrungen, Wahrnehmungen, Haltungen, Normen, Interpretationen, Schlussfolgerungen, Ideen, Motive und andere Gedächtnisinhalte gemeint, die maßgeblich dafür verantwortlich sind, wie wir uns fühlen und uns verhalten. Weitere Wegbereiter dieser Richtung sind Lazarus, Mahoney, Meichenbaum, Maultsby, Klärner und andere.

☞ Eine empfehlenswerte Übersicht finden Sie bei:

Stavemann, H.H. (2010): Einführung in die KVT: Die Therapie emotionaler Turbulenzen. 4., vollst. neu bearb. Aufl., Weinheim: Beltz.

Stavemann, H.H. (Hg.) (2012): KVT update. Neue Entwicklungen und Behandlungsansätze in der Kognitiven Verhaltenstherapie. Weinheim, Basel: Beltz.

In der Kognitiven Verhaltenstherapie soll der Klient durch eine geduldige, mit eigenen Meinungen zurückhaltende sokratische

Haltung und Frageweise des Therapeuten darin unterstützt werden, sich seiner ungünstigen und dysfunktionalen Gedanken selbst bewusst zu werden und sie der aktuellen Realität entsprechend zu verändern.
Die sogenannte 3. Welle der Verhaltenstherapie rückt insbesondere die Berücksichtigung menschlicher Kernbedürfnisse, Akzeptanz und die fürsorgliche Beziehung des Therapeuten zum Klienten in den Mittelpunkt. (In der ambulanten Psychotherapie werden die Begriffe Klient und Patient oft synonym verwendet.) Beispiele sind die Akzeptanz- und Commitment-Therapie (ACT, Steven Hayes), die Schematherapie (Jeffrey Young, Heinrich Berbalk) und die »Imagery Rescripting and Reprocessing«-Therapie (IRRT, Mervin Schmucker). Letztere nutzen insbesondere auch emotionsaktivierende Techniken wie etwa geleitete Imaginationen, um unverarbeitete Ängste, Konflikte und Traumata direkt im Therapieprozess zu aktivieren und eine integrative Verarbeitung des Erlebten anzustoßen. Auf dem Boden eines naturwissenschaftlichen, humanistisch und ressourcenorientiert geprägten Menschenbildes wird in der Kognitiven Verhaltenstherapie ihren »psychoanalytischen Wurzeln« (s. o.) entsprechend viel Zeit für das Erschließen des sogenannten »Unbewussten« aufgewandt. Damit gemeint sind Einstellungen und Grundüberzeugungen, die dem Klienten häufig nicht (mehr) unmittelbar zugängig sind, denn vieles von dem, was wir als automatisierte Reiz-Reaktionsmuster wahrnehmen, ist zu Zeiten in unserer Kindheit entstanden, als wir noch nicht reflektieren und distanzierende Sätze formulieren konnten. Oder wir haben von unseren Vorbildern (»Modellen«) wie Eltern, Erzieherinnen und Peergroup Normen und Wertvorstellungen übernommen, die uns heute nicht mehr bewusst sind. Diese unbewussten Denkmuster, Konzepte oder kognitiven Schemata werden durch geeignete Instrumente, z. B. das ursprünglich von Ellis entwickelte ABC-Modell, ins Bewusstsein gerückt bzw. (re)konstruiert, nach sinnvollen Kriterien hinterfragt und aktuellen Bedingungen entsprechend angepasst. Um die neuen – zunächst nur »theoretischen« – Erkenntnisse auch »glauben« lernen zu können, werden Übungen in der Vorstellung (»in sensu«) und später in der Realität (»in vivo«) durchgeführt. In der Kognitiven Verhaltenstherapie sollen reflektierende, philosophische Betrachtungen angestoßen und vor allem die Eigenverantwortung und Selbsteffizienz des Klienten gefördert werden. Das, was der Klient als sein Problem erlebt, soll aus seiner Sicht betrachtet und ernst genommen – »validiert« werden.

Für die therapeutische Wirkung ist entscheidend, dass der Patient die reale Erfahrung macht, im Sinne der eigenen Ziele besser mit der betreffenden Situation zurechtzukommen bzw. diese eigenständig nach seinen Möglichkeiten verändern zu können. Im gesamten Therapieprozess (auch in den Imaginationen) soll die abstinente und sokratische Haltung des Therapeuten bzw. der Therapeutin beibehalten werden, damit der Patient innerhalb einer haltgebenden Therapiestruktur seinen eigenen Weg finden und weiterentwickeln kann. Die Kognitive Verhaltenstherapie ist wegen ihrer Zielorientierung, ihres Fokus auf Stärkung der Selbsteffizienz sowie durch die üblichen »Hausaufgaben« und somit Übertragung der Therapieinhalte in den Lebenskontext der Klientin oder des Klienten besonders wirksam und hat sich deswegen inzwischen als wohl erfolgreichstes Therapieverfahren etabliert. Von den gesetzlichen Krankenversicherungen werden laut aktueller Psychotherapie-Richtlinie die Kosten von 60 bis zu 80 Verhaltenstherapiestunden übernommen. Die Verhaltenstherapie ist auch als Kurzzeittherapie möglich (https://www.g-ba.de/downloads/62-492-2400/PT-RL_2020-11-20_iK-2021-02-18.pdf). Zur psychotherapeutische Behandlung von Erwachsenen steht außerdem seit 2019 die Systemische Therapie als weiteres Richtlinienverfahren zur Verfügung. Damit werden auch für diese Therapieform die entstehenden Therapiekosten von den gesetzlichen Krankenkassen übernommen. Die systemische Therapie kann, wie die anderen psychotherapeutischen Verfahren, im Einzel- und Gruppensetting durchgeführt werden oder auch als Kombination. Das Besondere an der systemischen Therapie ist, dass die Behandlung auch ein Mehrpersonensetting vorsieht.

Systemische Therapie hat ihre Wurzeln in der systemischen Familientherapie. Diese wurde von Mara Selvini Palazzoli und ihrer Mailänder Gruppe begründet (https://de.wikipedia.org/wiki/Systemische_Therapie#cite_note-12). Bereits in den 1950er Jahren des letzten Jahrhunderts entwickelte sich ein familientherapeutisches Denken. Hier sind als bedeutende Wegbereiter u. a. Nathan Ackermann, Salvador Minuchin, Virginia Satir, Gregory Bateson und Paul Watzlawick zu nennen.

Entgegen der vorher beschriebenen Therapierichtungen sieht die Systemische Therapie die Ursache von Erkrankungen einzelner in dem Zusammenspiel der Mitglieder sozialer Systeme. Als wichtiges System gilt die Familie, neben anderen sozialen Systemen, z. B. im Beruf.

Die Systemische Therapie legt besonderen Wert auf eine möglichst genaue Anliegen- und Auftragsklärung des Klienten an den Therapeuten. Erst nach genauer Auftragsklärung beginnt die eigentliche Therapie. In der Behandlung kommen unterschiedliche Methoden zur Anwendung. Bekannt sind die zirkulären Fragen, Sachverhalte in einer neuen Bedeutung zu bewerten (Reframing), aber auch, Skulpturarbeiten, Arbeiten mit Soziogrammen, Psychodrama und das Arbeiten im Reflecting Team sind Techniken der Systemischen Therapie.

Das Arbeiten im Reflecting Team bedeutet, dass ein Therapeut direkt mit dem sozialen System (beispielsweise der Familie oder auch einzelnem Klienten) arbeitet. Zusätzlich beobachten mehrere Behandelnde hinter einer Einwegscheibe in einem anderen Raum den Therapieprozess und beraten die behandlungsführenden Person im Therapieraum. Dazu werden die Therapiesitzungen für die Beratung immer wieder unterbrochen. Die Systemische Therapie kommt meist mit nur wenigen Sitzungen aus. Es werden in der Regel bis zu 48 Stunden genehmigt.

Hintergrundinformationen für die Gruppenleitung: Klaus Grawe führte bereits 1994, nachdem er über zehn Jahre lang Fakten über die Wirkung von Psychotherapie in Forschungsuntersuchungen zusammengetragen hatte, die Wirkungsweise von Psychotherapie auf vier therapeutische Wirkprinzipien zurück (Grawe 1994):

1. Wirkprinzip: Aktive Hilfe zur Problembewältigung
   Die Therapeutin unterstützt die Patientin mit geeigneten Maßnahmen aktiv darin, mit einem bestimmten Problem besser fertig zu werden (»Können versus Nichtkönnen«, z. B. durch Selbstsicherheitstraining, Reizkonfrontation bei Phobien, Stressbewältigungstraining, Kommunikations- und Problemlösungstraining, familientherapeutische Interventionen, Entspannungsverfahren). Der Therapeut verhilft demzufolge dem Patienten vom Nichtkönnen zum Können (bewältigungsorientiert).
2. Wirkprinzip: Therapeutische Klärung oder Klärungsarbeit
   Bei diesem Wirkprinzip geht es nicht wie beim ersten darum, dem Patienten aktiv dabei zu helfen, etwas, was er nicht kann, zu bewältigen, sondern die motivationalen Aspekte seines Erlebens und Verhaltens zu beleuchten und zu verstehen. Wichtig ist dabei die Exploration: »Warum empfinde ich so und warum verhalte ich mich so?« (nicht als moralischer Vorwurf, sondern klärungsorientiert).

3. Wirkprinzip: Problemaktualisierung oder Prinzip der realen Erfahrung
Was verändert werden soll, muss zuerst aktiviert, also von der Patientin real erlebt werden (Beispiele: Expositionsübung, ein Problem im therapeutischen Gespräch »durchleben«).
4. Wirkprinzip: Ressourcenaktivierung
Viele Studien belegen, dass es besonders wirksam ist, an den Möglichkeiten, Eigenarten, Fähigkeiten und Motivationen der Patientin oder des Patienten anzusetzen.

→ Folie: Wer darf Psychotherapie durchführen?

Wer darf Psychotherapie durchführen?

Sie können Folgendes mitteilen:

» Psychotherapie dürfen Ärzte und Diplom-Psychologen bzw. Psychologen mit einem Master of Science (M. Sc.) nach zusätzlich abgeschlossener Ausbildung in einem anerkannten Psychotherapieverfahren durchführen. Die Berufsbezeichnungen »Psychologischer Psychotherapeut« und »Kinder- und Jugendlichenpsychotherapeut« sind seit dem 01.01.1999 gesetzlich geschützt und stehen für eine gesetzlich geregelte umfassende Ausbildung nach aktuellen wissenschaftlichen Standards. Psychologische Psychotherapeuten und Kinder- und Jugendlichenpsychotherapeuten sind ›approbiert‹, das heißt, sie sind – ebenso wie Ärzte – ›staatlich ermächtigt zur Ausübung der Heilkunde‹ (Gesetz über die Berufe des Psychologischen Psychotherapeuten und des Kinder- und Jugendlichenpsychotherapeuten, PsychThG, 1999).
Ein Psychologischer Psychotherapeut hat vor der Therapieausbildung ein Psychologiestudium, ein Ärztlicher Psychotherapeut ein Medizinstudium abgeschlossen. Kinder- und Jugendlichenpsychotherapeuten sind entweder Ärzte oder Psychologen mit einer Therapieausbildung, die auf die speziellen Bedürfnisse von Kindern und Jugendlichen ausgerichtet ist. «

Durch das Inkrafttreten des reformierten Psychotherapeutengesetzes am 1. September 2020 wird es demnächst eine weitere Berufsgruppe geben, die Psychotherapie ausüben darf. Die neue Berufsbezeichnung wird »Psychotherapeutin« bzw. »Psychotherapeut« sein. Die Erlangung dieser Berufsbezeichnung setzt ein 3-jähriges Bachelorstudium mit anschließendem 2-jährigen Masterstudium gemäß der neuen Approbationsordnung voraus (Gesetz über den Beruf der Psychotherapeutin und des Psychotherapeuten (siehe hierzu auch Psychotherapeutengesetz-PsychThG, Ausfertigungsdatum: 15.11.2019). Dazu ist es nicht zwingend erforderlich Psychologie und/oder Psychotherapie zu studieren, aber die

Studieninhalte müssen der neuen Approbationsordnung genügen. Die Approbation wird von den zuständigen Landesbehörden erteilt. Um in niedergelassener Praxis psychotherapeutisch eigenverantwortlich zu Lasten der gesetzlichen Krankenkassen tätig sein zu dürfen, bedarf es einer mehrjährigen Fachweiterbildung. Hierbei werden drei psychotherapeutische Gebiete unterschieden: Gebiet »Psychotherapie für Kinder und Jugendliche«, Gebiet »Psychotherapie für Erwachsene«, Gebiet »Neuropsychologische Psychotherapie«. Die Berufsbezeichnungen sind Fachpsychotherapeut*in für Kinder und Jugendliche, Fachpsychotherapeut*in für Erwachsene und Fachpsychotherapeut*in für Neuropsychologische Psychotherapie. Nach Abschluss der fachpsychotherapeutischen Weiterbildung ist die Eintragung in das Arztregister mit Fachkunde möglich.
Anmerkung: Kinder- und Jugendlichenpsychotherapeuten nach dem Psychotherapeutengesetz von 1999 sind teilweise auch Angehörige anderer Berufsgruppen, beispielsweise Sozialpädagogen oder Diplom-Pädagogen.
Betonen Sie, dass es bei der Suche nach einem Psychotherapieplatz wichtig ist, dass eine Approbation vorliegt.

Ergänzende Therapien

[→ Folien: Ergänzende Therapien]

Neben den Psychotherapien werden in den Kliniken und außerklinischen Versorgungs- und Behandlungseinrichtungen noch weitere, sogenannte ergänzende Therapien angeboten. Sie werden im Gesamtbehandlungskonzept von den behandelnden Ärzten oder Psychologen verordnet und von speziell für diese Verfahren ausgebildeten Therapeutinnen und Therapeuten durchgeführt. Diese haben in der Regel auf ihrem Gebiet eine Fachschulausbildung absolviert. Die ergänzenden Therapien wie die übrigen Behandlungsformen in der Psychiatrie stellen spezielle Angebote dar, um die Gesundung der Patientinnen und Patienten zu fördern. Ergänzende Therapien werden häufig in der Gruppe angeboten, sind aber auch im Einzelsetting möglich.
Besprechen Sie kurz die einzelnen auf der Folie genannten Therapien und fragen Sie, ob die Teilnehmenden noch weitere kennen.

Ergotherapie

Ergotherapie ist eine die persönlichen Fähigkeiten und Fertigkeiten des Patienten fördernde Therapie und nutzt als Grundlage deren individuell vorhandenen Ressourcen. Sie richtet sich an Menschen, die in ihrer Handlungsfähigkeit eingeschränkt oder von Einschränkungen bedroht sind. Sie wird stationär, teilstationär und ambulant angeboten. In der Ergotherapie liegt der Fokus auf der Durchführung von Alltagsaktivitäten im individuellen Alltag der Patienten. So haben psychisch Erkrankte die Möglichkeit, mittels handwerklicher und kreativer Techniken sowie lebenspraktischer Aktivitäten, z. B. in einer Kochgruppe oder Werkgruppe, ihr seelisches Befinden und ihre Handlungsfähigkeit zu verbessern. Dabei steht die Förderung oder Etablierung dessen, was für den Patienten im Alltag bedeutsam ist, im Vordergrund, wie u. a. Arbeit, Lernen, Kindererziehung, Freizeit, Selbstfürsorge oder/ und Erholung. Menschen sollen dazu befähigt werden, das tun zu können, was sie tun möchten, aber auch was sie tun müssen. Es geht um sinnvolle und bedeutsame Betätigung. Also darum auch Alltagsaufgaben (wieder) übernehmen zu können, auch wenn diese manchmal wenig oder sogar keine Freude bereiten, wie beispielsweise Arbeiten oder zur Schule gehen, Haushaltsaufgaben zu übernehmen etc. »Pflichtaufgaben« und »Freudeaufgaben« sowie »Energiespender« und »Energieräuber« sollten dabei in einer guten Balance stehen. Diese Aktivitäten gezielt zu kombinieren und zur Routine zu machen, erleichtert den Patienten die langfristige Durchführung. Das zu fördern und den Zugang dazu (wieder)zu finden, stellt ein zentraler Inhalt der ergotherapeutischen Behandlung dar. Die Patientin, der Patient wird dabei soweit möglich an den Entscheidungen zur Gestaltung des Prozesses beteiligt.

Ergotherapie ist immer *handlungsorientiert* und insbesondere auf die Durchführung von Alltagsaktivitäten ausgerichtet. Die aktive Auseinandersetzung mit verschiedenen Materialien, u. a. Ton, Holz, Metall, Textilien, und jeweils gefundene Einsatz- und Umsetzungsmöglichkeiten können dabei das Selbstvertrauen der Betroffenen stärken und helfen, alltägliches Leben besser zu meistern. Durch das Erarbeiten einer individuellen Alltagsroutine mit konkreten Aufgabenstellungen und voraus geplanten Handlungsabläufen wird den Patienten ein Weg geboten, zur inneren Struktur zurückzufinden. Außerdem wird durch die Auseinandersetzung mit der eigenen Arbeits- und Vorgehensweise eine realistische Einschätzung der eigenen Kompetenzen ermöglicht.

Im Mittelpunkt der *berufs- und arbeitsbezogenen Ergotherapie* steht der gezielte Aufbau oder Wiederherstellung von Arbeits- und/oder Berufsfähigkeit.

Ergotherapie ist eine Therapie, die von den gesetzlichen Krankenkassen anerkannt ist und somit auch im ambulanten Bereich, in ergotheraputische Praxen, Gemeindepsychiatrischen Zentren und Wohneinrichtungen in Anspruch genommen werden kann.
Vom Arzt oder Psychotherapeuten verordnet werden die Kosten von der Krankenkasse getragen.

Kreativtherapien

Während die Ergotherapie sich auf den Erwerb und den Erhalt von Alltagsfertigkeiten konzentriert, fördern Kreativtherapie vor allem den kreativen Ausdruck und den Zugang zu Gefühlen.
Kunsttherapie: Mittels schöpferischer Aktivitäten wie Zeichnen, Malen, Collagieren und plastischem Gestalten sollen die Differenzierungs- und Integrationsfähigkeiten der Patientinnen und Patienten gefördert und somit ihre Selbstheilungskräfte aktiviert werden. Patienten können unter therapeutischer Begleitung innere Bilder in äußeren Darstellungen ausdrücken, ihre kreativen Fähigkeiten entwickeln und ihre sinnliche Wahrnehmung aktivieren. Insbesondere das Malen ist eine geeignete Ausdrucksform, innere Befindlichkeiten darzustellen und sich über sich selbst und die eigenen Gefühle klarer zu werden. Damit entsteht in der Kunsttherapie die Möglichkeit zur symbolischen Darstellung und Bearbeitung von Konflikten, unverarbeiteten Erfahrungen, Gedanken, Wünschen und Zielen.
Bewegungstherapie: Die Bewegungstherapie fördert die Wahrnehmung des eigenen Körpers, die Wahrnehmung der Bewegungen anderer Personen und der Gestaltung von Kontakten zu anderen. Ein wichtiges Hilfsmittel ist oft die Musik. Sie motiviert zur Bewegung und gibt der Gruppe einen gemeinsamen Rhythmus. Der Verlauf einer Bewegungstherapiegruppe wird häufig nicht im Vorhinein geplant. Die Stimmungen, Bedürfnisse und die Fähigkeiten der Patientinnen und Patienten werden vom Therapeuten spontan aufgegriffen und thematisch umgesetzt und das Vorgehen überschneidet sich hier, wenn Musik eingesetzt wird, stark mit der Musiktherapie, auf die wir unten noch genauer eingehen.
Die Freude an der funktionsunabhängigen, freien Bewegung und am Miteinander in der Gruppe steht im Vordergrund. Bewegungs- und Denkmuster können wahrgenommen werden, Gefühle bekommen Raum, Ausdruck und Wertschätzung. Eigene Lebensthemen können in der Bewegung zum Ausdruck gebracht werden, wodurch sich Verspannungen und Blockaden lösen lassen. Über eine Vergrößerung des eigenen Bewegungsrepertoires erweitert

sich auch das Spektrum des Patienten, sich im Alltag zu verhalten. Mit zunehmendem Körperbewusstsein können das Selbstvertrauen und die Fähigkeit wachsen, mit sich und seiner Umwelt in eine Balance zu kommen.

Musiktherapie: Im Rahmen des psychiatrischen Behandlungskonzeptes bietet die Musiktherapie eine weitere kreative Möglichkeit, Erlebtes und Gefühltes außerhalb der verbalen Mitteilungsgewohnheit, nämlich musikalisch, einzuordnen und auszudrücken. In der *rezeptiven Musiktherapie* steht das Hören und emotionale Aufnehmen von ausgesuchten Stücken, z. B. klassischen Musikwerken, musikalischen Fantasiereisen oder biografisch bedeutsamer Musik, im Vordergrund. Dadurch werden die Konzentration, die Aufmerksamkeit für Außenreize und die Wahrnehmung und Einordnung eigener Erfahrungen und Gefühle gefördert.

Der anschließende Austausch fördert das Miteinander in der Gruppe und die Kommunikationsfertigkeiten der einzelnen Teilnehmerinnen und Teilnehmer. In der *aktiven Musiktherapie* musiziert die Patientin oder der Patient am Instrument oder mit der Stimme. Musikalische Improvisationen und Tanz tragen zur Belebung der Kreativität und zu sozialen und emotionalen Erfahrungen bei. Für psychotisch erkrankte Patienten bietet die Musiktherapie durch eine klare musikalische Aufgabenstellung eine geeignete Strukturierung.

⇒ Folie: Aufgabe zur nächsten Sitzung, Arbeitsblatt 2.2

5. Aufgabe zur nächsten Sitzung ⇐

Lesen Sie die Aufgabe, die auf dem Arbeitsblatt 2.2 steht, vor. Die Patienten sollen sich bis zur nächsten Sitzung damit auseinandersetzen, auf welcher psychologischen oder körperlichen Ebene sie ihre Erkrankung hauptsächlich wahrnehmen, und die Auswirkungen auf den vorgegebenen Erlebensebenen beschreiben. Fragen Sie, ob die Aufgabe verstanden wurde. Geben Sie das Arbeitsblatt 2.2 aus.

⇒ Folie: Abschluss

6. Abschluss ⇐

Zusammenfassung, offene Fragen, Abschlussrunde und Verabschiedung

Fassen Sie kurz das Wichtigste der Sitzung zusammen und erkundigen Sie sich, ob es noch offene Fragen oder thematische Wünsche für die nächste Sitzung gibt. Wenn die Fragen kurz beantwortet werden können und Sie ausreichend Zeit haben, tun Sie es an dieser Stelle, ansonsten nehmen Sie sie in den Themenspeicher auf und beantworten sie zu Beginn der nächsten Sitzung. Falls es eine Frage zu einem Thema einer späteren Sitzung ist, verweisen Sie auf die entsprechende Sitzung und gehen Sie erst dann ausführlich darauf ein.

In der Abschlussrunde sollen die Teilnehmenden ihre momentane Befindlichkeit in Form eines Blitzlichtes, ohne Kommentare durch andere, mitteilen.

Geben Sie das Handout aus, verabschieden Sie die Teilnehmenden und bedanken Sie sich für ihr Mitwirken.

Sitzung 3: Entstehung, Aufrechterhaltung und Bewältigung psychischer Krisen und Erkrankungen

Schwerpunkt der Sitzung 3: In der dritten Sitzung sollen Verständnismodelle zu den Ursachen psychischer Krisen und Erkrankungen erarbeitet und das Selbsthilfepotenzial der Gruppenteilnehmenden (wieder) geweckt und gestärkt werden. Dazu wird zunächst ein Modell zur Vulnerabilität und darauf aufbauend ein Modell zur Entstehung psychischer Krisen vorgestellt. Um zu verdeutlichen, wie Belastungen und individuelle Erkrankungsbereitschaft zu Krisen oder Erkrankungen führen können, werden dazu im Weiteren das Vulnerabilitäts-Stress-Modell und das Anspannungs-Stress-Modell präsentiert. Ein weiteres Handlungsmodell dient der Darstellung und dem Verständnis psychologischer und medikamentöser Behandlungsoptionen. Im Rahmen einer Kleingruppenarbeit werden abschließend Ideen zum Senken der Erkrankungsanfälligkeit und zur Anspannungsregulation erarbeitet.
Planen Sie eine Pause von ca. zehn Minuten ein, wenn die Sitzung länger als sechzig Minuten dauern soll.

Benötigte Materialien

- Teilnehmerliste
- Arbeitsblätter 2.2, 3.1 und 3.2
- Handout zur Sitzung 3
- Computer mit Beamer oder großem Bildschirm
- Präsentationsfolien zu den Sitzungen 2 und 3
- Whiteboard oder Flipchart
- Metaplankarten und Metaplanwand
- Moderationskoffer oder Moderationsmaterialien
- Kugelschreiber

Ablauf & Inhalte

1. Begrüßung, Vorstellen der thematischen Inhalte der Sitzung 3 und Anfangsrunde
2. Kurze Wiederholung von Sitzung 2
3. Besprechen der Aufgabe aus Sitzung 2
4. Neues Thema: Entstehung, Aufrechterhaltung und Bewältigung psychischer Krisen und Erkrankungen
   - Entstehungsmodell zur Vulnerabilität
   - Entstehungsmodell psychischer Krisen
   - Vulnerabilitäts-Stress-Modell
   - Anspannungs-Stress-Modell
   - Handlungsmodell
   - Erste Bewältigungsideen gemäß den vorgestellten Modellen
   - Kleingruppenarbeit: Erkrankungsanfälligkeit senken, Anspannung regulieren
5. Aufgabe zur nächsten Sitzung
6. Abschluss

Durchführung

1. Begrüßung, Vorstellen der thematischen Inhalte der Sitzung 3, Anfangsrunde ⇠

⇢ Folie: Sitzung 3

Heißen Sie die Teilnehmerinnen und Teilnehmer zur Sitzung 3 willkommen und geben Sie die Teilnehmerliste aus. Bitten Sie darum, sich einzutragen. Stellen Sie anschließend den geplanten Ablauf und die vorgesehenen thematischen Inhalte der 3. Sitzung vor. Zeigen Sie dazu die Präsentationsfolie »Ablauf & Inhalte der 3. Sitzung«. ⇠

⇢ Folie: Ablauf & Inhalte der 3. Sitzung

Bitten Sie dann die Patientinnen und Patienten, in Form eines Blitzlichtes mitzuteilen, wie es ihnen im Moment geht, und fragen Sie, ob es noch weitere Themenwünsche oder etwas anderes mitzuteilen gibt, das für die heutige Gruppenarbeit relevant sein könnte. Nehmen Sie die genannten Vorschläge auf, wenn sie zum Thema der Sitzung passen, ansonsten schreiben Sie sie in den Themenspeicher, um sie an gegebener Stelle zu bearbeiten.

Folie: Kurze Wiederholung der letzten Sitzung

2. Kurze Wiederholung von Sitzung 2

Die thematischen Inhalte der letzten Sitzung werden kurz mithilfe der Notizen am Whiteboard/Flipchart oder der Präsentationsfolien der letzten Sitzung oder auch der Stichpunkte auf der Folie »Kurze Wiederholung der letzten Sitzung« mit den Teilnehmenden interaktiv wiederholt (somatische, psychosomatische, neurologische und psychische Erkrankungen und deren Auswirkungen auf unser Erleben und wer helfen kann: Begriffsklärung; Psychologischer Erlebenskreislauf; Einzelarbeit: Psychologischer Erlebenskreislauf; Wer helfen kann; Was ist Psychotherapie?; Psychotherapeutische Verfahren und Anwendungsformen; Welche ambulanten Psychotherapien zahlt die Krankenkasse?; Wer darf Psychotherapie durchführen?; Ergänzende Therapien). Erkundigen Sie sich, ob es noch Fragen zum letzten Treffen gibt. Gehen Sie, wenn es thematisch wichtig ist, kurz darauf ein. Bei Fragen, die in einer späteren Sitzung vertieft behandelt werden, verweisen Sie auf die entsprechende Sitzung oder nehmen sie im Themenspeicher auf. Falls sehr persönliche oder therapiebezogene Fragen geäußert werden, die den Rahmen der Gruppe überschreiten, verweisen Sie höflich an den behandelnden Psychotherapeuten oder die behandelnde Ärztin.

Folie: Aufgabe aus der letzten Sitzung, Arbeitsblatt 2.2

3. Besprechen der Aufgabe aus Sitzung 2

Lesen Sie die Aufgabe des Arbeitsblatts 2.2 vor. Lassen Sie sich die Ergebnisse der Teilnehmenden schildern und gehen Sie auf Schwierigkeiten ein.

☞ Würdigen Sie jedes Bemühen der Teilnehmenden, sich mit dem Thema auseinanderzusetzen. Wird ihr Bemühen nicht genügend gesehen, sinkt die Motivation zur aktiven Mitarbeit und die Betroffenen können nicht so gut von dem Seminar profitieren, wie es ihnen bei aktiver Mitarbeit möglich wäre.

Folie: Neues Thema

4. Neues Thema: Entstehung, Aufrechterhaltung und Bewältigung psychischer Krisen und Erkrankungen

Entstehungsmodell zur Vulnerabilität

Bereits 1977 formulierten Zubin und Spring im Wesentlichen das heute gängige Verständnis für die Auslösung von psychischen Erkrankungen. Unter dem Begriff »Vulnerabilität« wird die Anfälligkeit für bestimmte Erkrankungen verstanden. Diese wird zum einen durch biologische und zum anderen durch psychosoziale Faktoren bestimmt.

Zu den angeborenen biologischen Bedingungsfaktoren zählen die genetischen Anlagen und vor der Geburt erworbene biologische Veränderungen. Diese beeinflussen das innere Milieu und die neurophysiologische Verarbeitung. Zu den erworbenen biologischen Faktoren gehören z. B. der Einfluss von körperlichen Traumata, eine bedarfsunangemessene Ernährung, spezifische Erkrankungen oder auch Geburtskomplikationen.

Zu den psychosozialen Bedingungsfaktoren der Vulnerabilität zählen z. B. frühe Bindungserfahrungen mit wichtigen Bezugspersonen, Geschwisterkonstellationen, Kohorteneffekte einer ganzen Generation oder Gruppe von Menschen wie beispielsweise historische Traumata (Krieg und Verfolgung), Erfahrungen in der Familie und mit anderen Menschen und darüber hinaus prägende Lebensereignisse wie Hochzeit, Scheidung, Geburt eines Kindes, berufliche Veränderungen, psychische Traumata. Jeder von uns hat demnach in Abhängigkeit von seiner genetischen Ausstattung sowie seiner biologischen und lebensgeschichtlichen Entwicklung eine gewisse Anfälligkeit für dysfunktionale psychische Reaktionen und Erkrankungen, wobei die Art und das Ausmaß der Erkrankungsbereitschaft von Mensch zu Mensch verschieden sind. Ein Betroffener neigt beispielsweise zu Depressionen, ein anderer zu Ängsten oder Zwängen und wieder ein anderer zu einer schizophrenen Psychose, zu Manie oder zu Persönlichkeitsstörungen. Manche Menschen erkranken bei gleichen äußeren oder inneren Belastungen schwer, manche leicht und manche gar nicht. Dieses Modell wurde zunächst für die Erklärung der Erkrankungsbereitschaft von Menschen mit Schizophrenien formuliert (vgl. Zubin und Spring 1977; Nuechterlein und Dawson 1984; Stark 1992). Wegen ihrer Plausibilität wird diese multikausale Erklärungsweise inzwischen auch für die Entstehung anderer psychischer Erkrankungen zugrunde gelegt.

Vorgehen: Fragen Sie die Patientinnen und Patienten nach ihren Vorstellungen darüber, welche Faktoren aufeinandertreffen müssen, damit eine Erkrankungsanfälligkeit (Vulnerabilität) entsteht. Sammeln Sie die Vorschläge am Whiteboard/Flipchart und gruppieren Sie sie in angeborene und erworbene biologische Faktoren auf der einen sowie psychosoziale Entwicklungsbedingungen (Lebensgeschichte) auf der anderen Seite. Machen Sie darauf auf-

merksam, dass sich eine Erkrankungsanfälligkeit entwickeln kann, wenn diese Faktoren ungünstig zusammenkommen. Erklären Sie, dass Vulnerabilität ein in der Psychiatrie gängiger Fachausdruck ist, der die Verletzbarkeit, Erkrankungsanfälligkeit oder auch Erkrankungsbereitschaft einer Person beschreiben soll.
Zur Verdeutlichung können Sie die Folie »Entstehungsmodell zur Vulnerabilität« zeigen. ⇠

⇢ Folie: Entstehungsmodell zur Vulnerabilität

⇢ Folie: Entstehungsmodell psychischer Krisen

Entstehungsmodell psychischer Krisen ⇠

Aufbauend auf dem Entstehungsmodell zur Vulnerabilität können Sie am Entstehungsmodell psychischer Krisen zeigen, dass es bei belastenden, stressauslösenden Lebensereignissen zu ersten Krisenanzeichen, den sogenannten Frühwarnzeichen oder Frühsymptomen, kommen kann. Belastungen können dabei privater oder beruflicher Natur oder auch krankheitsbedingt sein. Auch erwünschte Lebensereignisse wie eine Beförderung, die Geburt eines Kindes oder eine sinnvolle Trennung können als belastend erlebt und bewertet werden, und die Umstellung auf die ungewohnte Situation kann so starken Stress auslösen, dass es zu ersten Krisenanzeichen kommt.
Wenn keine Schutzfaktoren oder angemessenen Bewältigungsfertigkeiten zur Abwendung einer psychischen Krise vorhanden sind, kann es – vor dem Hintergrund der Vulnerabilität – zu einer pathogenen Beeinträchtigung der psychischen Verarbeitung kommen, das heißt zu einer größeren Reizoffenheit, zu interaktionellen Schwierigkeiten und anderen Problemen, und eine akute psychische Krise kann die Folge dieses »Aufschaukelungsprozesses« sein. Sind jedoch angemessene Schutzfaktoren und Bewältigungsfertigkeiten vorhanden, können sich die Krisenanzeichen unter weiterer Anwendung von Bewältigungsfertigkeiten wieder abschwächen.
Anmerkung: Die Vorboten einer Krise werden oft Frühwarnzeichen oder Frühsymptome genannt, wobei diese Begriffe meist synonym verwendet werden. Hier im Manual unterscheiden wir die beiden Begriffe wie folgt: Als Frühwarnzeichen betrachten wir die ersten grundsätzlichen Anzeichen einer psychischen Überlastung, als Frühsymptome dagegen die ersten störungsspezifischen Symptome einer Erkrankung. Frühwarnzeichen einer psychischen Krise sind von Mensch zu Mensch verschieden und diagnosenunspezifisch. Beispiele für allgemeine Frühwarnzeichen sind innere Unruhe, Reizbarkeit, Fahrigkeit, sozialer Rückzug, Grübeln, Stim-

mungsabfall, Schlafstörungen und anderes mehr. Dagegen werden als störungsspezifische Frühsymptome beispielsweise einer schizophrenen Psychose von Betroffenen oft kurz andauernde akustische Halluzinationen beschrieben, Sich-kontrolliert-Wähnen und/ oder das Entwickeln von Misstrauen. In der Fachliteratur finden sich noch weitere Synonyme für erste Krisenanzeichen, nämlich »Warnsignale« oder »Frühwarnsymptome« (vgl. Literaturliste zur störungsspezifischen Psychoedukation). Wenn Sie die hier vorgeschlagenen Begrifflichkeiten übernehmen und den Patienten vermitteln möchten, nutzen Sie dazu die Folie »Frühwarnzeichen/ Frühsymptome«. ↵

→ Folie: Frühwarnzeichen/ Frühsymptome

Vulnerabilitäts-Stress-Modell ↵

→ Folie: Entstehungsmodell psychischer Krisen

Um zu verdeutlichen, wo Sie sich im Prozess der Entstehung psychischer Krisen befinden, können Sie an dieser Stelle noch einmal kurz die Folie »Entstehungsmodell psychischer Krisen« zeigen. Mit den roten Markierungen sind die Punkte »Vulnerabilität: Verletzbarkeit, Erkrankungsanfälligkeit, Erkrankungsbereitschaft« und »Belastungen (Stress): privat, beruflich, Krankheit« gekennzeichnet. So können die Patienten Ihnen gut folgen. Gehen Sie dann über zur Präsentationsfolie »Vulnerabilitäts-Stress-Modell«. ↵

→ Folie:Vulnerabilitäts-Stress-Modell

Ein häufig in der Psychoedukation verwendetes Modell ist das Vulnerabilitäts-Stress-Modell, das ursprünglich von Zubin und Spring (1977) beschrieben wurde und in unterschiedlichen schematischen Darstellungen immer wieder aufgegriffen worden ist. Wir haben uns für die Darstellung in Anlehnung an Modelle von Falloon u. a. (1984) entschieden.

Das Vulnerabilitäts-Stress-Modell geht davon aus, dass bei einer geringen Erkrankungsanfälligkeit oder -bereitschaft (Vulnerabilität) der Stressor relativ groß sein muss oder aus vielen einzelnen, eventuell auch kleinen sich addierenden Stressoren bestehen muss, damit es zur Auslösung einer psychischen Erkrankung kommt (Zubin und Spring 1977; vgl. auch Nuechterlein und Dawson 1984; Fiedler 1998, S. 140 ff.; Modelldarstellung in Anlehnung an Falloon u. a. 1984, S. 52 ff.; Margraf und Schneider 1990, S. 199). Ist die Erkrankungsbereitschaft jedoch sehr hoch, so genügt ein relativ kleiner Stressor oder wenige geringe Belastungsfaktoren, um eine Erkrankung auszulösen.

Zur Erklärung der Folie können Sie Folgendes sagen:

» In der Grafik sehen Sie die Ausprägung der Vulnerabilität auf der y-Achse (vertikale, senkrechte Koordinate). Eine niedrige Ausprägung bedeutet geringe Erkrankungsanfälligkeit bzw. Erkrankungsbereitschaft oder Vulnerabilität, eine hohe Ausprägung ist gleichbedeutend mit einer hohen Vulnerabilität. Die x-Achse (horizontale, waagerechte Koordinate) steht für den zeitlichen Verlauf. Die gestrichelte horizontale Linie stellt die Auslöseschwelle für eine Erkrankung dar – hier für eine psychische Erkrankung. In manchen Phasen unseres Lebens ist unsere Erkrankungsbereitschaft höher, in manchen niedriger. Es gibt aber auch Unterschiede zwischen den Menschen. Menschen mit einer generell hohen Erkrankungsbereitschaft erkranken bereits bei weniger Stress oder Belastung als Menschen mit einer geringen Erkrankungsbereitschaft. Die Vulnerabilität eines Menschen ist trotzdem relativ zeitstabil, das heißt, sie ist veränderbar, aber schwankt nicht von Augenblick zu Augenblick. «

→ Folie: Anspannungs-Stress-Modell

Anspannungs-Stress-Modell

Zur Präsentationsfolie (Modelldarstellung nach FALLOON u.a. 1984, S. 52 ff.; MARGRAF und SCHNEIDER 1990, S. 199) können Sie sagen:

» Ob wir erkranken, ist von vielen Variablen abhängig, neben biologischen Faktoren und der Lebensgeschichte, die zu einer erhöhten Vulnerabilität führen können, auch von der momentanen Befindlichkeit. So sind wir wesentlich anfälliger für psychische Krisen, wenn unser Anspannungs- und Erregungsniveau hoch ist, als wenn wir ruhig und entspannt sind. Dies können wir anhand des Anspannungs-Stress-Modells nachvollziehen. Das Modell geht davon aus, dass es bei einem niedrigen Anspannungs- oder Erregungsniveau eines relativ großen Stressors oder eventuell auch mehrerer kleiner, sich addierender Stressoren bedarf, damit es zum Auslösen von Krankheitssymptomen kommt. Ist jedoch das Anspannungs- oder Erregungsniveau hoch, ist die Stressresistenz geschwächt und es kommt bereits bei einem kleinen Stressor zur Auslösung von Symptomen. In der Grafik ist die Ausprägung der Erregung bzw. Anspannung auf der y-Achse (vertikale, senkrechte Koordinate) aufgetragen. Die x-Achse (horizontale, waagerechte Koordinate) steht für den zeitlichen Verlauf. Die gestrichelte horizontale Linie stellt die Auslöseschwelle für Krankheitssymptome dar. Das eigene Erregungs- und Anspannungsniveau wird sowohl von der inneren Befindlichkeit als auch von äußeren Umständen beeinflusst. «

Fragen Sie die Patientinnen und Patienten nach eigenen Beispielen:
» Welche Stressoren kennen Sie? Kennen Sie Zeiten in Ihrem Leben, in denen Sie schlechter als in anderen mit Belastungen umgehen konnten? Woran merken Sie es, wenn Sie angespannter oder nervöser sind? Gibt es Menschen in Ihrem Umfeld, die Sie darauf aufmerksam machen könnten? «
Wenn Sie Patienten mit Angst- oder Zwangsstörungen in der Gruppe haben, können Sie mit ihnen auch anhand dieses Modells exemplarisch erarbeiten, wie eine Panikattacke oder eine Zwangshandlung ausgelöst werden kann.
Zur Bedeutung »äußerer« Anspannungs- und Erregungsverhältnisse sei an dieser Stelle auf die »High Expressed and Low Expressed Emotions«-Studien hingewiesen, welche u.a. belegen, dass bei schizophrenen Patienten die Gesundungswahrscheinlichkeit durch ein ausgeglichenes Familienklima erhöht wird. Ablehnendes, überkritisches, uninteressiertes, aber auch überfürsorgliches Verhalten von Angehörigen wirkt sich demnach ungünstig auf den Gesundungsprozess aus (FALLOON u.a. 1984).
Fragen Sie die Patientinnen und Patienten danach, welches soziale Klima sie sich zur Unterstützung ihrer Gesundheit wünschen. Wo können sie Beistand, Ruhe und Erholung finden? Lassen Sie die Teilnehmenden kurz diskutieren.
Fassen Sie das Gesagte zusammen und gehen Sie zur weiteren Veranschaulichung zum nächsten Modell über.

Handlungsmodell

→ Folie: Handlungsmodell

Zur Verdeutlichung der Möglichkeiten wirksamer Kriseninterventionen können Sie das Handlungsmodell nutzen (STARK 1992, 2005; JENSEN und SADRE CHIRAZI-STARK 2008). Auf der x-Achse ist die Robustheit oder Empfindlichkeit gegenüber Belastungen aufgetragen, auf der y-Achse das Ausmaß an Belastungen, denen wir ausgesetzt sind. So wird verständlich, dass ein empfindliches System weniger Belastungen ertragen kann als ein robustes.
Dieses Modell zeigt, dass psychosoziale Stressfaktoren, wie das Fehlen von Problemlösefertigkeiten, familiäre Spannungen oder auch fehlende Arbeit, bei verschiedenartiger Belastungsempfindlichkeit unterschiedlich schnell zur Auslösung von Frühwarnzeichen bzw. Frühsymptomen führen können. Eine schwerere Krise mit Akutsymptomatik kann die Folge sein.
Anhand dieses Modells können Sie außerdem darstellen, dass

durch psychotherapeutische Behandlung der Umgang mit psychosozialen Stressfaktoren erleichtert wird und sich Problembereiche schneller bewältigen lassen. Dadurch kann die Gefahr zu erkranken reduziert werden. Auch medikamentöse Behandlungsstrategien lassen sich gut darstellen: Durch optimale medikamentöse Behandlung kann die Empfindlichkeit gegenüber Stressfaktoren vermindert und – beispielsweise bei Psychosen – neue Krankheitsepisoden verhindert werden.
In der 7. Sitzung wird noch genauer auf den Zusammenhang von Frühwarnzeichen/Frühsymptomen und der möglichen Abwendung psychischer Störungen eingegangen. Sie können jedoch bereits an dieser Stelle darauf hinweisen, wie bedeutsam es für die Betroffenen und ihre Angehörigen ist, schon die ersten Anzeichen einer drohenden Krise zu erkennen, um rechtzeitig reagieren und gegensteuern zu können. So muss der psychische Zusammenbruch nicht vorprogrammiert sein. Reaktionsmöglichkeiten sind aus der Grafik leicht ableitbar: Stress reduzieren, z. B. durch kurzzeitige Krankschreibung oder medikamentöse Behandlung. Aber auch langfristige Präventionsmaßnahmen lassen sich leicht ableiten, wie etwa auf genügend Erholung und ausreichende Bewegung zu achten und einen gesunden Lebensrhythmus einzuhalten. Zur Verdeutlichung können Sie die Folie »Erste Bewältigungsideen gemäß den vorgestellten Modellen könnten sein …« zeigen und kurz besprechen. ⇠ Sie können die Präsentationsfolie jedoch auch zur Ergänzung im Anschluss an die Auswertung der Kleingruppenarbeit zeigen oder nur ins Handout aufnehmen. Dann kann sie den Patientinnen und Patienten als Gedächtnisstütze dienen.

⇢ Folie: Erste Bewältigungsideen gemäß den vorgestellten Modellen könnten sein …

Kleingruppenarbeit: Erkrankungsanfälligkeit senken, Anspannung regulieren ⇠

⇢ Folie: Kleingruppenarbeit, Arbeitsblatt 3.1

Zur Vertiefung des bislang Erarbeiteten schlagen wir eine Kleingruppenarbeit vor. Es hat sich bewährt, Kleingruppen mit drei bis vier Teilnehmenden zu bilden. So kann jeder aktiv mitarbeiten, sich aber auch zurückhalten. Planen Sie hierfür 10–15 Minuten ein. Lesen Sie dazu das Arbeitsblatt 3.1 vor und geben Sie es an die Teilnehmenden aus. Zeigen Sie die Präsentationsfolie.
Die Patienten sollen sich erste Gedanken machen, wie sie ihre Vulnerabilität senken und ihr Anspannungsniveau regulieren können. Ihre Ergebnisse sollen sie auf Metaplankarten festhalten.

Falls Teilnehmende nicht verstehen, was sie tun sollen, können Sie nochmals zur Verdeutlichung die Folie zur Entstehung psychischer Krisen zeigen ⇽ und betonen, dass es darum geht, zum einen die generelle Erkrankungsbereitschaft (Vulnerabilität) und zum anderen die momentane, durch Anspannung und Stress verstärkte Anfälligkeit zu unterscheiden und jeweils Beispiele zu sammeln, wie sie sich kurz (Anspannung senken)- und langfristig (Vulnerabilität abmildern) stärken können.

⇾ Folie: Entstehungsmodell psychischer Krisen

Auswertung der Kleingruppenarbeit: ⇽ Bereiten Sie (vor der Sitzung oder während der Kleingruppenarbeit) eine Metaplanwand vor. Bilden Sie zwei Spalten und schreiben Sie auf eine gelbe Metaplankarte »Erkrankungsanfälligkeit« und auf eine grüne »Anspannungsregulierung« und heften Sie sie über die entsprechenden Spalten.

⇾ Folie: Auswertung der Kleingruppenarbeit

Wenn die Patientinnen und Patienten so weit sind, lassen Sie sie jeweils ihre eigenen Metaplankarten anheften und kurz kommentieren. Würdigen Sie die Ergebnisse im Anschluss. Wenn Sie ausreichend Zeit haben, können Sie auch noch ein Gespräch dazu anleiten.

5. Aufgabe zur nächsten Sitzung ⇽

⇾ Folie: Aufgabe zur nächsten Sitzung, Arbeitsblatt 3.2

Um das Handlungsmodell mit den dort aufgezeigten Belastungsfaktoren zu vertiefen, schlagen wir die Aufgabe des Arbeitsblattes 3.2 vor. Lesen Sie dazu den Patienten die Aufgabe auf dem Arbeitsblatt vor. Die Patienten sollen sich bis zur nächsten Sitzung etwas Zeit nehmen und überlegen, welche privaten und/oder beruflichen Belastungsfaktoren dazu beigetragen haben könnten, dass sie in eine psychische Krise geraten sind, und was sie beim Wiederauftreten einer solchen Belastung tun könnten, um ihre Bewältigungs- bzw. Belastungsfähigkeit zu stärken.

Fragen Sie, ob die Aufgabe verstanden wurde oder ob es noch Fragen dazu gibt. Geben Sie das Arbeitsblatt 3.2 aus.

6. Abschluss ⇽

⇾ Folie: Abschluss

Zusammenfassung, offene Fragen, Abschlussrunde und Verabschiedung

Fassen Sie kurz das Wichtigste der Sitzung zusammen und erkundigen Sie sich, ob es noch offene Fragen oder thematische Wünsche für die nächste Sitzung gibt. Falls die Fragen kurz beantwortet werden können und Sie ausreichend Zeit haben, tun Sie es an dieser Stelle, ansonsten nehmen Sie sie in den Themenspeicher auf und beantworten sie zu Beginn der nächsten Sitzung. Falls es eine Frage zu einem Thema einer späteren Sitzung ist, verweisen Sie auf die entsprechende Sitzung und gehen Sie dann erst darauf ein.

In der Abschlussrunde sollen die Teilnehmenden ihre momentane Befindlichkeit in Form eines Blitzlichtes, ohne Kommentare durch andere, mitteilen.

Geben Sie das Handout aus, verabschieden Sie die Teilnehmenden und bedanken Sie sich für ihr Mitwirken.

Sitzung 4: Diagnosen: Wie Diagnosen gestellt werden und was sie bedeuten

Schwerpunkt der Sitzung 4: Die vierte Sitzung soll dazu dienen, Diagnosen und deren Vergabekriterien nachvollziehbar zu erklären, eine kritische Auseinandersetzung zu ermöglichen und den Gruppenteilnehmenden die Gelegenheit zu geben, Fragen zu ihren eigenen Diagnosen zu stellen.
Planen Sie eine Pause von ca. zehn Minuten ein, wenn die Sitzung länger als sechzig Minuten dauern soll.

Benötigte Materialien

- Teilnehmerliste
- Arbeitsblätter 3.2, 4.1 und 4.2
- Handout zur Sitzung 4
- Internationale Klassifikation psychischer Störungen (ICD-10-GM bzw. ICD-11). Wenn möglich mehrere Exemplare bereitstellen!
- Eventuell Diagnostisches und Statistisches Manual Psychischer Störungen, Textrevision (DSM-IV-TR oder DSM-5)
- Computer mit Beamer oder großem Bildschirm
- Präsentationsfolien zu den Sitzungen 3 und 4
- Whiteboard oder Flipchart
- Metaplankarten und Metaplanwand
- Moderationskoffer oder Moderationsmaterialien
- Kugelschreiber

Ablauf & Inhalte

1. Begrüßung, Vorstellen der thematischen Inhalte der Sitzung 4 und Anfangsrunde
2. Kurze Wiederholung von Sitzung 3
3. Besprechen der Aufgabe aus Sitzung 3

4. Neues Thema: Diagnosen: Wie sie gestellt werden und was sie bedeuten
   - Was der Begriff »Diagnose« bedeutet
   - Wie Diagnosen gestellt werden
   - Kriterien der Diagnosenstellung
   - Kleingruppenarbeit: Diagnosen
   - Wozu dienen Diagnosen und wer darf sie stellen?
   - Die diagnostischen Hauptgruppen der ICD-10-GM
   - Psychische Störungen erklärt am psychologischen Erlebenskreislauf
   - Optional: Hauptgruppen und deren Untergruppen, zwei Beispiele
5. Aufgabe zur nächsten Sitzung
6. Abschluss

Durchführung

⇨ Folie: Sitzung 4

1. Begrüßung, Vorstellen der thematischen Inhalte der Sitzung 4, Anfangsrunde ⇦

⇨ Folie: Ablauf & Inhalte der 4. Sitzung

Heißen Sie die Teilnehmerinnen und Teilnehmer zur Sitzung 4 willkommen und geben Sie die Teilnehmerliste aus. Bitten Sie darum, sich einzutragen. Stellen Sie den geplanten Ablauf und die vorgesehenen thematischen Inhalte der 4. Sitzung vor. Zeigen Sie dazu die Folie »Ablauf & Inhalte der 4. Sitzung«. ⇦
Bitten Sie anschließend die Patientinnen und Patienten, in Form eines Blitzlichtes mitzuteilen, wie es ihnen im Moment geht, und fragen Sie, ob es noch weitere Themenwünsche oder etwas Wichtiges mitzuteilen gibt, das für die heutige Gruppenarbeit relevant sein könnte. Nehmen Sie die genannten Vorschläge, wenn sie zum Thema »Diagnosen« passen, auf, ansonsten schreiben Sie sie in den Themenspeicher, um sie an gegebener Stelle zu bearbeiten.

⇨ Folie: Kurze Wiederholung der letzten Sitzung

2. Kurze Wiederholung von Sitzung 3 ⇦

Die thematischen Inhalte der letzten Sitzung werden kurz mithilfe der Notizen am Whiteboard/Flipchart oder der Präsentationsfolien der letzten Sitzung oder der Stichpunkte auf der Folie »Kurze Wiederholung der letzten Sitzung« mit den Teilnehmenden interaktiv wiederholt (Entstehung, Aufrechterhaltung und Bewältigung psychischer Krisen und Erkrankungen: Entstehungsmodell zur

Vulnerabilität; Entstehungsmodell psychischer Krisen; Vulnerabilitäts-Stress-Modell; Anspannungs-Stress-Modell; Handlungsmodell; Erste Bewältigungsideen gemäß den vorgestellten Modellen; Kleingruppenarbeit: »Erkrankungsanfälligkeit senken, Anspannung regulieren«). Erkundigen Sie sich, ob es noch Fragen zum letzten Treffen gibt. Gehen Sie, wenn es thematisch wichtig ist, kurz darauf ein. Wenn Fragen gestellt werden, die in einer späteren Sitzung vertieft behandelt werden, verweisen Sie auf die entsprechende Sitzung oder nehmen Sie die Fragen im Themenspeicher auf.

Falls sehr persönliche oder therapiebezogene Fragen geäußert werden, die den Rahmen der Gruppe überschreiten, verweisen Sie höflich an den behandelnden Psychotherapeuten oder die behandelnde Ärztin.

3. Besprechen der Aufgabe aus Sitzung 3

Folie: Aufgabe aus der letzten Sitzung, Arbeitsblatt 3.2

Die Patienten sollten sich Gedanken darüber machen, welche privaten und/oder beruflichen Belastungsfaktoren dazu beigetragen haben könnten, dass sie in eine psychische Krise geraten sind, und wie sie beim Wiederauftreten einer solchen Belastung ihre Bewältigungs- bzw. Belastungsfähigkeit stärken könnten. Lesen Sie dazu das Arbeitsblatt 3.2 vor.

Fragen Sie nach den Überlegungen der Teilnehmenden. Haben sie Auslöser gefunden und hatten sie Ideen, wie sie ihre Bewältigungsfähigkeit und Belastbarkeit stärken könnten? Haben einzelne Teilnehmende keine Ideen, wenden Sie sich an die gesamte Gruppe und fragen Sie, ob den anderen etwas einfällt. Lassen Sie den Patientinnen und Patienten dazu ein bisschen Zeit, es fällt ihnen fast immer etwas ein.

Würdigen Sie jedes Bemühen der Teilnehmenden, sich mit dem Thema auseinanderzusetzen. Wird das Bemühen der Teilnehmenden nicht genügend gesehen, sinkt ihre Motivation zur aktiven Mitarbeit und die Betroffenen können nicht so gut von dem Seminar profitieren, wie es bei aktiver Mitarbeit möglich wäre.

4. Neues Thema: Diagnosen – Wie sie gestellt werden und was sie bedeuten

Folie: Neues Thema

Patientinnen und Patienten reagieren unserer Erfahrung nach ganz unterschiedlich auf die eigene Diagnose: Manche sind erleichtert, dass ihr Leiden nun »einen Namen« hat und dass es außer ihnen offenbar noch andere Menschen gibt, die solche Beschwerden kennen und sie somit nicht allein mit diesen Problemen sind. Sie nehmen ihre Diagnose als »Validierung« (Bestätigung/Anerkennung ihrer Erkrankung) wahr, sehen sich mit ihrem Anliegen ernst genommen oder finden jedenfalls keinen Grund zur Beanstandung. Andere Patienten sind jedoch verunsichert, wie und warum überhaupt Diagnosen vergeben werden. Sie erleben das Erhalten einer Diagnose als Reduzierung ihrer Person auf eine Krankheit, als »Etikettierung«, mit der sie sich nicht identifizieren wollen, und haben – je nach Diagnose nicht ganz zu Unrecht – auch Angst vor Stigmatisierung oder Benachteiligung. Oftmals sehen sie auch, dass sich ihre Diagnose(n) im Lauf ihrer Erkrankung oder nach einem Behandler- bzw. Settingwechsel ändern. Sie befürchten, von inkompetenten Ärzten oder Therapeuten falsch diagnostiziert oder behandelt worden zu sein.

Um den Patienten einen Zugang zu dieser Thematik zu ermöglichen, geben Sie in dieser Sitzung die Diagnosensysteme aus (ICD-10-GM, gegebenenfalls die ICD-11 und falls vorhanden auch das DSM-IV-TR oder DSM-5). Dadurch schaffen Sie Transparenz und Vertrauen. Insbesondere die skeptischen unter Ihren Patienten sind in der Regel erleichtert zu erfahren, dass es nicht nach dem »Gusto« des Behandlers geht, welche Diagnose ein Patient bekommt. Machen Sie auch darauf aufmerksam, dass die Bedeutungen der Diagnosen im Internet inzwischen einsehbar sind.

Obwohl die ICD-11 am 1. Januar 2022 in Kraft getreten ist und danach diagnostiziert werden darf, lag zum Zeitpunkt der Überarbeitung dieses Manuals das ICD-11 in deutscher Sprache noch nicht vor sowie noch keine Information über den konkreten Zeitpunkt über deren Einführung in Deutschland. Deshalb ist zum Zeitpunkt der Überarbeitung weiterhin die ICD-10-GM die gültige amtliche Klassifikation für Deutschland.

Sofern die ICD -11 verfügbar ist und für die Schulung der Patienten verwendet werden soll, müssen die PowerPoint- Folien entsprechend von den Moderatoren und Moderatorinnen geändert werden und die Informationen entsprechend angepasst werden.

→ Folie: Was der Begriff »Diagnose« bedeutet

Was der Begriff »Diagnose« bedeutet ←

Sie können so beginnen:

» Heute soll es um das Thema Diagnosen gehen. Dazu haben wir

Ihnen die Diagnosensysteme mitgebracht, nach denen heute Diagnosen gestellt werden. Zunächst einmal jedoch zur Bedeutung des Wortes ›Diagnose‹: Das Wort Diagnose leitet sich aus dem Griechischen ab und bedeutet ›Entscheidung‹. Gesundheitliche Störungen, Symptome, also Krankheitszeichen und Beschwerden des Patienten, werden vom Arzt oder Psychologen erhoben, befundet und einem Krankheitsbegriff zugeordnet. Eine Diagnose ist eine Arbeitshilfe für Behandelnde, Erkrankte und Angehörige, die sich damit besser über die Behandlung verständigen können. «

Wie Diagnosen gestellt werden

Folie: Wie Diagnosen gestellt werden

Dazu können Sie Folgendes sagen:

» Diagnosen werden heute nach Kriterien gestellt, die in der ICD-10-GM bzw. ICD-11 festgelegt sind. Das zurzeit gültige Klassifikationssystem für die ambulante und stationäre Behandlung in Deutschland – die ICD-10 – wird von der Weltgesundheitsorganisation herausgegeben und ist das Ergebnis einer langjährigen internationalen Gemeinschaftsarbeit. Die heute gültige ICD-10 berücksichtigt die Änderungen der ICD-10-GM (https://www.dimdi.de/static/de/klassifikationen/icd/icd-10-gm/kode-suche/htmlgm2022/, aufgerufen 25.01.2022). ICD-10-GM bedeutet: International Classification of Diseases – Internationale Klassifikation der Krankheiten und verwandter Gesundheitsprobleme, wobei die 10 für 10. Revision (Überarbeitung) und GM für German Modification steht. Die ICD-10 beschreibt in 22 Krankheitskapiteln sämtliche psychische und somatische Erkrankungen und Verletzungen, die im Gesundheitswesen verschlüsselt werden, also auch Krankheiten des Ohres, der Haut, des Verdauungssystems und so weiter. Die hier mitgebrachten ICD-10-Exemplare enthalten ausschließlich das Kapitel V mit den für uns in diesem Kontext relevanten F-Diagnosen: Psychische und Verhaltensstörungen. Das Kapitel V ist in zehn Kategorien von F00 bis F99 unterteilt.
In seltenen Fällen werden Diagnosen auch nach dem DSM-IV-TR oder DSM-5 gestellt. Das DSM wird von der American Psychiatric Association herausgegeben und bedeutet: Diagnostic and Statistical Manual of Mental Disorders – Diagnostisches und Statistisches Manual Psychischer Störungen. Im DSM werden die Kriterien insgesamt differenzierter als in der ICD beschrieben. Es enthält noch weitere Informationen, z. B. die sogenannte »Prävalenz« der jeweiligen Störung, also Krankheitshäufigkeit in der Bevölkerung. «

Sie können die Teilnehmenden fragen:

» Was schätzen Sie, wie hoch ist die Wahrscheinlichkeit in der Normalbevölkerung, im Laufe des Lebens an einer Depression zu erkranken? «

Anmerkung: Lebenszeitprävalenz der im DSM-IV-TR als Major Depression und in der ICD-10 als unipolar und rezidivierend bezeichneten Depression für Frauen 10–25 %, für Männer 5–12 %; Punktprävalenz für Frauen 5–9 % und für Männer 2–3 % (Saß u.a. 2003, S. 422).

ICD-10-GM und DSM-IV-TR bzw. DSM-5 stimmen weitgehend überein. Die in den Entlassungsbriefen der Krankenhäuser sowie in psychiatrischen und psychotherapeutischen Praxen angegebenen Diagnosen werden in Deutschland in der Regel nicht nach dem DSM-IV-TR oder DSM-5, sondern nach der ICD-10-GM gestellt und kodiert.

☞ Einige Begriffe wurden in der 10. Revision der ICD dem Stand der Forschung entsprechend aufgegeben, sind jedoch in der »Alltagssprache« noch immer gebräuchlich, z. B. der Begriff »psychosomatisch«. Störungen, die in früheren Klassifikationssystemen als psychosomatisch bezeichnet wurden, finden sich heute in den Abschnitten F45 (somatoforme Störungen), F50 (Essstörungen), F52 (sexuelle Funktionsstörungen) und F54 (psychische und Verhaltensstörungen bei andernorts klassifizierten Störungen und Krankheit) (Dilling u.a. 2014, S. 26 f.). Informieren Sie die Teilnehmenden hierüber nur bei Nachfragen, da sie in diesem Rahmen mit den vielen Begrifflichkeiten überfordert sein könnten.

⇨ Folie: Kriterien der Diagnosenstellung

Kriterien der Diagnosenstellung ⇦

Psychische Erkrankungen und Störungen mit Krankheitswert werden gemäß ICD-10 nach Symptom-, Zeit- und Verlaufskriterien diagnostiziert (Stieglitz und Freyberger 2019, S. 35 ff.).

Das bedeutet, eine Störung wird nach den Krankheitszeichen (Symptomen) genau beschrieben, und es wird erfasst, wie lange die Störung bereits besteht (Zeitkriterium). Unter den Verlaufskriterien wird beispielsweise kategorisiert, ob es sich um die erste Episode handelt oder ob die Störung bereits vorher aufgetreten ist, ob sie phasenweise/rezidivierend (wiederkehrend) oder durchgehend vorhanden ist, ob die Störung zwischen zwei Phasen vollständig oder nur teilweise remittiert (zurückgegangen) ist.

Unter dem Punkt »Diagnostische Leitlinien« findet man Hinweise, welche Krankheitskriterien erfüllt sein müssen, um eine bestimmte Diagnose stellen zu dürfen, und unter dem Punkt »Differentialdiagnose« wird auf Erkrankungen mit ähnlichen Symptomen hingewiesen, die ebenfalls abgeklärt werden sollten.

Kleingruppenarbeit: Diagnosen ⇽

⇾ Folie: Kleingruppenarbeit, Arbeitsblatt 4.1

Damit die Teilnehmenden sich kritisch mit ihren Fragen rund um das Thema »Diagnosen« auseinandersetzen können, schlagen wir eine Kleingruppenarbeit vor. Planen Sie hierfür 10–15 Minuten ein. Richten Sie sich in Ihrem Vorgehen und der Zeitvorgabe nach den Bedürfnissen der Teilnehmenden.
Die Patienten sollen sich in der Kleingruppe zu dem Thema austauschen und ihre Ideen stichwortartig auf Metaplankarten festhalten. Lesen Sie dazu das Arbeitsblatt 4.1 vor und geben Sie dieses sowie Metaplankarten an die Teilnehmenden aus. Falls Fragen zu der Aufgabe bestehen, beantworten Sie sie.

⇾ Folie: Auswertung der Kleingruppenarbeit

Auswertung der Kleingruppenarbeit: ⇽ Bereiten Sie (vor der Sitzung oder während der Kleingruppenarbeit) eine Metaplanwand vor: Unterteilen Sie drei Spalten und beschriften Sie diese gemäß dem Arbeitsblatt.
Lassen Sie die Teilnehmenden (oder je einen Vertreter aus den Kleingruppen) ihre Metaplankarten den entsprechenden Kategorien zuordnen (ankleben oder feststecken) und die Ergebnisse aus der Kleingruppe vorstellen. Lassen Sie nicht zu lange im Plenum diskutieren, da es ansonsten mit der Zeit knapp werden kann!

Wozu dienen Diagnosen und wer darf sie stellen? ⇽

⇾ Folie: Wozu dienen Diagnosen und wer darf sie stellen?

Fassen Sie kurz die Punkte auf der Folie zusammen und weisen Sie auf weitere wichtige Aspekte hin, die von den Vertretern der Kleingruppe noch nicht genannt wurden (beispielsweise: »Diesen Punkt haben Sie bereits in Ihrer Kleingruppenarbeit als wichtig erachtet«) und ergänzen Sie die fehlenden Punkte, falls Sie es für angebracht halten. Sie können die Folie aber auch weglassen und lediglich im Handout mit ausgeben.
Vorschlag: Sie können in beiden Fällen die Kleingruppenarbeit wie folgt ergänzen:

» Um für jede Erkrankung eine jeweils möglichst maßgeschneiderte Behandlung zu finden, ist es wichtig, dass psychische Auffällig-

keiten und Krankheitszeichen (Symptome) geordnet und allgemein verbindliche Bezeichnungen dafür verwendet werden. Mit diesen Klassifizierungen können einzelne Erkrankungen voneinander abgegrenzt werden (zum Beispiel eine Schizophrenie von einer Depression), und oft enthalten die Diagnosen auch Informationen zu Herkunft, Ursache und Verlauf der Erkrankung, zur Wahrscheinlichkeit des Wiederauftretens einer Krise und anderes mehr. Dies erleichtert die Verständigung zwischen Arzt und Patient, sofern der Patient über seine Erkrankung aufgeklärt ist. Insbesondere wird die Kommunikation unter den Behandelnden vereinfacht, da häufig aus der Diagnose bereits das Behandlungsvorgehen abzuleiten ist. Für Nachbehandelnde im ambulanten Bereich etwa wird anhand der Diagnose die vorherige Behandlung, beispielsweise des Krankenhauses, besser nachvollziehbar. Behandlungserfolg und Behandlungsmethoden können systematisch erfasst werden. Diagnosen dienen außerdem als Grundlage für die Forschung. Aufgrund der Krankenhausstatistiken, die jährlich ihre Behandlungsfälle gemäß der Diagnosenverteilung erfassen, kann eine genauere Bedarfsplanung erfolgen, um gezieltere Behandlungsangebote bereitstellen zu können. Außerdem erfolgt die Abrechnung mit den Kostenträgern, beispielsweise den Krankenkassen, über die Diagnosenschlüssel – die Diagnose ist eine unabdingbare Voraussetzung dafür, dass die Behandlungsleistung gegenüber den Kostenträgern der Solidargemeinschaft als sinnvoll und notwendig begründet und abgerechnet werden kann. «
Fragen Sie die Teilnehmenden, ob sie wissen, wer Diagnosen vergibt, und weisen Sie darauf hin, dass nur Ärzte und Psychologische Psychotherapeuten bzw. Psychotherapeuten verbindliche psychiatrische Diagnosen vergeben dürfen.

☞ Zur Vertiefung: Hiller 2020, S. 125 ff.

Die diagnostischen Hauptgruppen der ICD-10-GM

An dieser Stelle kann es mit der restlichen Zeit eng werden, besonders wenn Sie eine Kleingruppenarbeit durchgeführt haben. In so einem Fall empfehlen wir Ihnen, sich im weiteren Vorgehen für unseren ersten Vorschlag zu entscheiden.

→ 1. Vorschlag zum Vorgehen

Stellen Sie nur kurz die Hauptgruppen gemäß der Präsentationsfolie vor. ⇠ Fragen Sie die Teilnehmenden, ob sie die Diagnose(n) ih-

⇒ Folie: Die diagnostischen Hauptgruppen der ICD-10-GM

rer Erkrankung kennen und ob sie diese einordnen können. Helfen Sie aktiv dabei! Die Patienten sind in der Regel dankbar, wenn eine für sie plausible Einordnung gelingt. Wenn es sich nicht um Ihre eigenen Patienten handelt, machen Sie darauf aufmerksam, dass Sie über die Zuordnung lediglich aufgrund der Informationen, die Sie in dieser Sitzung erhalten haben, entscheiden. Ob das wirklich so zutrifft, sollten die Teilnehmenden mit ihrem Arzt oder Psychotherapeuten besprechen.

→ 2. Vorschlag zum Vorgehen

Lassen Sie sich Diagnosen nennen und sammeln Sie sie am Whiteboard oder Flipchart. Gruppieren Sie die genannten Diagnosen anhand der ICD-10-Hauptgruppen und schreiben Sie diese erst später darüber.

Fragen Sie die Teilnehmenden, ob sie die Diagnose für ihre Erkrankung kennen, und bitten sie diejenigen, die sie äußern mögen, diese in die Hauptgruppen einzuordnen. Patientinnen und Patienten finden das in der Regel ganz spannend und interessant.

Gehen Sie anschließend die Hauptgruppen anhand der Präsentationsfolie mit den Patientinnen und Patienten durch. Erklären Sie die Hauptgruppen nicht zu ausführlich, da einige Teilnehmende sich dann möglicherweise langweilen und das Interesse am Zuhören verlieren. Besser nur auf die für diese Gruppe wichtigen Hauptdiagnosen eingehen. Wir möchten an dieser Stelle ausdrücklich auf die ICD-10, Kapitel V verweisen. Dort finden Sie die korrekte Beschreibung, wie diagnostiziert werden soll. Hier nur eine kleine Zusammenfassung:

F0: Organische, einschließlich symptomatischer psychischer Störungen

Diese Kategorie beinhaltet psychische Krankheiten, die nachweisbar ihre Ursache in einer Erkrankung des Gehirns haben, einer Hirnverletzung oder einer anderen Schädigung, die zu einer Hirnfunktionsstörung geführt hat.

Beispiel: Demenz (zum Beispiel Demenz bei Alzheimerkrankheit: F00; bei HIV: F02.4)

F1: Psychische und Verhaltensstörungen durch psychotrope Substanzen

Kategorisiert werden hier psychische und Verhaltensstörungen, angefangen bei Intoxikation und schädlichem Gebrauch bis hin zu psychotischen Störungen, die auf dem Gebrauch einer oder mehrerer Substanzen beruhen. Die verursachende Substanz wird an dritter Stelle kodiert (z. B. Alkohol, Cannabis, Kokain), an vierter und fünfter Stelle steht das klinische Erscheinungsbild (beispielsweise

die akute Intoxikation, ein Abhängigkeitssyndrom, ohne oder mit Komplikationen).
Beispiel: Störungen durch Alkohol (F10), Abhängigkeitssyndrom (F10.2), gegenwärtig abstinent (F10.20).

F2: Schizophrenie, schizotype und wahnhafte Störungen

Hier werden Störungen erfasst, bei denen vor allem das Denken und die Wahrnehmungsverarbeitung durch die Erkrankung gestört sind.
Beispiele: Schizophrenie (F20), paranoide Schizophrenie (F20.0), paranoide Schizophrenie, vollständige Remission (F20.05)

F3: Affektive Störungen

Die Hauptsymptome bestehen in der Veränderung der Stimmung bzw. des Affektes.
Zu dieser Gruppe gehören die depressiven wie auch die manischen Erkrankungen. Beispiele: Depressive Episode (F32), rezidivierende depressive Störung (F33), bipolare affektive Störung (F31)
Schwankt die Stimmungslage zwischen den Stimmungspolen hin und her, ändert sich entsprechend das Aktivitätsniveau: Weicht die Stimmung in Richtung depressiver Symptomatik ab, kommt es in der Regel zu einer Reduzierung des Aktivitätsniveaus. Kommt es zu einer Veränderung in Richtung einer manischen Symptomatik, ist das Aktivitätsniveau stark erhöht.

F4: Neurotische, Belastungs- und somatoforme Störungen

In der ICD-10 wurde die klare Unterscheidung von Neurosen und Psychosen weitgehend aufgegeben, aber in dieser Kategorie in Einzelfällen noch benutzt. In diese Kategorie gehören die Angst- und Zwangsstörungen, Reaktionen auf schwere Belastungen und Anpassungsstörungen, dissoziative Störungen, somatoforme Störungen (gekennzeichnet durch das wiederholte Darbieten körperlicher Symptome, ohne dass ein ausreichend erklärender somatischer Befund bestünde) und die sonstigen neurotischen Störungen wie Neurasthenie und das Derealisations-/Depersonalisationssyndrom.
Beispiele: Phobische Störungen (F40) wie Agoraphobie (F40.0), Panikstörung (F41.0), Zwangsstörung (F42)

F5: Verhaltensauffälligkeiten mit körperlichen Störungen und Faktoren

Beispiele:

- Essstörungen: Anorexia nervosa (F50.0), Bulimia nervosa (F50.2)
- Nichtorganische Schlafstörungen (F51) (Schlafmangel, übermäßiges Schlafbedürfnis, Störungen des Schlaf-Wach-Rhythmus, Schlafwandeln)

- Nichtorganische sexuelle Funktionsstörungen (F52) (also Erkrankungen, die eine von den Betroffenen gewünschte sexuelle Beziehung verhindern)

F6: Persönlichkeits- und Verhaltensstörungen

Diese Störungen beinhalten eher lang anhaltende Zustandsbilder und Verhaltensmuster, die Ausdruck eines charakteristischen Lebensstils, des Verhältnisses zur eigenen Person und zu anderen Menschen sind. Dabei gibt es im Vergleich zu Menschen ohne Persönlichkeitsstörung deutliche Abweichungen im Bewerten und Fühlen bezüglich der eigenen Person, im Verhalten und in den Beziehungen zu anderen.

Beispiele:

- Spezifische Persönlichkeitsstörungen (paranoide, schizoide, dissoziale, emotional instabile und andere) (F60)
- Abnorme Gewohnheiten und Störungen der Impulskontrolle (pathologisches Glücksspiel: F63.0, Pyromanie: F63.1, Kleptomanie: F63.2)

F7: Intelligenzminderung

Beinhaltet eine unvollständige Entwicklung der geistigen Fähigkeiten; kann allein oder zusammen mit anderen Störungen auftreten. Beispiel: Leichte Intelligenzminderung (F70), mittelgradige Intelligenzminderung (F71)

F8: Entwicklungsstörungen

Entwicklungsstörungen beginnen im Kleinkindalter oder in der Kindheit. Es kommt zur Verzögerung oder Einschränkung der Entwicklung von Fähigkeiten, die eng mit der biologischen Reifung des zentralen Nervensystems verknüpft sind. Zumeist sind die Sprache, visuell-räumliche Fähigkeiten oder die Bewegungskoordination betroffen.

Beispiele:

- Lese-Rechtschreib-Störung (F81.0)
- frühkindlicher Autismus (F84.0)

F9: Verhaltens- und emotionale Störungen mit Beginn in der Kindheit und Jugend

Beispiele:

- hyperkinetische Störung/ADHS (F90.0)
- Störung des Sozialverhaltens (F91)

Psychische Störungen erklärt am psychologischen Erlebenskreislauf

→ Folie: Psychische Störungen erklärt am psychologischen Erlebenskreislauf

Nutzen Sie zum Abschluss die Grafik »Psychologischer Erlebenskreislauf« ←, um darzustellen, welche psychischen Erlebensbereiche bei welcher Erkrankung in erster Linie betroffen sind. Sie können hier sowohl die einzelnen Störungen einordnen als auch das therapeutische Vorgehen nachvollziehbar verdeutlichen.
Die Erkrankungen sind dabei den psychologischen Erlebensmodalitäten zugeordnet, die am stärksten beeinträchtigt sind: Bei der Schizophrenie ist vor allem die Wahrnehmungs- und Denkverarbeitung gestört, bei den Ängsten handelt es sich um eine Störung des Gefühls Angst, bei Zwangshandlungen sind insbesondere Denken und Verhalten betroffen und bei den Somatisierungsstörungen wird die seelische Störung vorwiegend auf der Körperebene wahrgenommen. Zur Vorbereitung der späteren Einheit über medikamentöse Behandlungsmöglichkeiten können Sie bereits an dieser Stelle erwähnen, dass psychiatrische Medikamente immer über den Körper, auf die Physiologie/Neurotransmitter und von dort aus auf die zu verbessernden psychologischen Erlebensmodalitäten wirken. Erklären Sie am Beispiel der Schizophrenie, wie die Gabe von Neuroleptika auf die Regulation des Dopaminhaushalts abzielt, wodurch das Wahrnehmen und das Denken normalisiert werden sollen. Bei der Depression soll die Gabe von Antidepressiva den Serotonin- und/oder den Noradrenalinstoffwechsel beeinflussen, um die Stimmung zu normalisieren und damit auch den Zugang zu positiven Gefühlen wieder zu ermöglichen.

→ Folien: Hauptgruppen und deren Untergruppen (I, II)

Optional: Hauptgruppen und deren Untergruppen ←

Wenn die Teilnehmenden etwas gesünder und konzentrationsfähig genug sind und Sie ausreichend Zeit haben, können Sie im Weiteren noch die Untergruppeneinteilung anhand der nächsten Folien bearbeiten. Für noch akut Erkrankte, aber auch für relativ gesunde Patientinnen und Patienten ist das meist zu viel an Information – dann besser nicht noch weiter in die Tiefe gehen, sondern die Folien »Hauptgruppen und deren Untergruppen« (I, II) weglassen.
☞ Zu Ihrer eigenen Vertiefung finden Sie gute Hinweise bei Stieglitz und Freyberger 2019, S. 35 ff.

5. Aufgabe zur nächsten Sitzung

→ Folie: Aufgabe zur nächsten Sitzung, Arbeitsblatt 4.2

Die Teilnehmenden werden gebeten, darüber nachzudenken, welche Diagnose(n) ihnen von den Behandelnden gegeben wurde(n) und ob sie diese bestimmten psychologischen Erlebensbereichen zuordnen können. Dabei entstehende Fragen sollen notiert werden. Da die nächsten zwei Sitzungen dazu dienen, Störungsbilder nach den Wünschen der Teilnehmenden zu besprechen, werden sie gebeten, zu überlegen, welche sie besprechen möchten.
Lesen Sie die Aufgabe, die auf dem Arbeitsblatt 4.2 steht, laut vor. Fragen Sie, ob die Aufgabe verstanden wurde und ob es noch Fragen dazu gibt. Geben Sie das Arbeitsblatt 4.2 aus.
Bitten Sie die Teilnehmenden, eigene Bücher zu psychischen Erkrankungen, die sie gelesen haben und anderen Betroffenen empfehlen möchten, zur nächsten Sitzung mitzubringen.

6. Abschluss

→ Folie: Abschluss

Zusammenfassung, offene Fragen, Abschlussrunde und Verabschiedung
Fassen Sie kurz das Wichtigste der Sitzung zusammen und erkundigen Sie sich, ob es noch offene Fragen gibt. Falls die Fragen kurz beantwortet werden können und Sie ausreichend Zeit haben, tun Sie es an dieser Stelle, ansonsten nehmen Sie sie in den Themenspeicher auf und beantworten sie zu Beginn der nächsten Sitzung. Falls es eine Frage zu einem Thema einer späteren Sitzung ist, verweisen Sie auf die entsprechende Sitzung und gehen Sie dann erst darauf ein.
In der Abschlussrunde sollen die Teilnehmenden in Form eines Blitzlichtes, ohne Kommentare durch andere, ihre momentane Befindlichkeit mitteilen.
Geben Sie das Handout aus, verabschieden Sie die Teilnehmerinnen und Teilnehmer und bedanken Sie sich für ihr Mitwirken.

Sitzung 5: Besprechen einzelner Störungsbilder nach den Wünschen der Teilnehmenden

Schwerpunkt der Sitzung 5: In der 5. und 6. Sitzung werden psychische Erkrankungen nach den Wünschen und Bedürfnissen der Teilnehmenden besprochen. Unserer Erfahrung nach ist es möglich, ein bis zwei Störungsbilder pro Sitzung zu besprechen.
Manchmal ist es sinnvoll, für das Besprechen der psychischen Störungen auch mehr als zwei Sitzungen aufzuwenden, dann ändern wir die weiteren Sitzungen und Folien je nach den Inhalten in 5 a, 5 b oder 6 a, 6 b entsprechend ab.
☞ Richten Sie sich in der Informationsweitergabe nach den Bedürfnissen und Möglichkeiten der Teilnehmenden. Die Folien, die wir Ihnen für diese Sitzungen zusammengestellt haben, enthalten die aus unserer Erfahrung wichtigsten und am häufigsten nachgefragten Informationen, müssen aber nicht alle gezeigt werden. Ziel ist es vor allem in diesen Sitzungen, mit den Patienten ins Gespräch zu kommen, ihr Verständnis für ihre Erkrankung und ihre Zuversicht zu fördern und ihnen Mut zu machen, sich auch eigenständig weiter zu informieren!
Planen Sie eine Pause von ca. zehn Minuten ein, wenn die Sitzung länger als sechzig Minuten dauern soll.

Benötigte Materialien

- Teilnehmerliste
- Arbeitsblätter 4.2, 5.1 und 5.2
- Handout zur Sitzung 5 (evtl. in der nächsten Sitzung nachreichen)
- Informationsblätter zu »Psychose oder Neurose?« und zu den zu besprechenden psychischen Störungen
- ICD-10-GM (ICD-11) und wenn möglich DSM-IV-TR oder DSM-5
- Bücher für Betroffene
- Computer mit Beamer oder großem Bildschirm
- Präsentationsfolien zu den Sitzungen 4 und 5

- Whiteboard oder Flipchart
- Moderationskoffer oder Moderationsmaterialien
- Kugelschreiber

Ablauf & Inhalte

1. Begrüßung, Vorstellen der thematischen Inhalte der Sitzung 5 und Anfangsrunde
2. Kurze Wiederholung von Sitzung 4
3. Besprechen der Aufgabe aus Sitzung 4
4. Neues Thema: Besprechen einzelner Störungsbilder nach den Wünschen der Teilnehmenden
   - Brainstorming
   - Psychosen, Neurosen
   - Schizophrene Psychosen
   - Einzelarbeit: psychische Erkrankung
   - Affektive Störungen
   - Einzelarbeit: psychische Erkrankung
   - Bücher für Betroffene vorstellen
5. Aufgabe zur nächsten Sitzung
6. Abschluss

Durchführung

Legen Sie schon vor der Sitzung einige Bücher zu unterschiedlichen psychischen Erkrankungen für Betroffene aus, damit die Patientinnen und Patienten, die früher kommen, sie bereits einsehen können.

1. Begrüßung, Vorstellen der thematischen Inhalte der Sitzung 5 und Anfangsrunde

→ Folie: Sitzung 5

Heißen Sie die Teilnehmenden zur Sitzung 5 willkommen und geben Sie die Teilnehmerliste aus. Bitten Sie darum, sich einzutragen. Stellen Sie den geplanten Ablauf und die vorgesehenen thematischen Inhalte der 5. Sitzung vor. Zeigen Sie dazu die Präsentationsfolie »Ablauf und Inhalte der 5. Sitzung«. Da es in dieser Sitzung um die Wünsche der Teilnehmenden gehen soll, weisen

→ Folie: Ablauf & Inhalte der 5. Sitzung

Sie darauf hin, dass der inhaltliche Schwerpunkt auf Wunsch geändert wird und dass Sie erst einmal die Themen Psychose, Neurose, Schizophrenie und affektive Störungen aufgenommen haben, da diese erfahrungsgemäß oft nachgefragt werden.
Wenn Sie nicht auf die Begriffe »Psychose« und »Neurose« eingehen möchten, entfernen Sie die Folien und die entsprechenden Stichpunkte aus Ihrem Foliensatz! Falls keine Patienten mit Psychosen aus dem schizophrenen Formenkreis oder affektiven Erkrankungen an Ihrer Gruppe teilnehmen, ändern Sie die Präsentationsfolien entsprechend Ihren Gegebenheiten bereits vor der Sitzung ab. Unsere Strukturierung kann Ihnen dann als Leitfaden dienen.
Bitten Sie anschließend die Patienten, in Form eines Blitzlichtes mitzuteilen, wie es ihnen im Moment geht, und fragen Sie, ob es noch weitere Themenwünsche, z. B. andere Störungsbilder, die besprochen werden sollten, oder etwas Wichtiges mitzuteilen gibt, das für die heutige Gruppenarbeit relevant sein könnte.
Bitten Sie die Teilnehmenden, ihre mitgebrachten Bücher zu den ausgelegten zu legen. Machen Sie vor der Pause noch einmal auf die Bücher aufmerksam.

⇨ Folie: Kurze Wiederholung der letzten Sitzung

2. Kurze Wiederholung von Sitzung 4 ⇦

Die thematischen Inhalte der letzten Sitzung werden mithilfe der Notizen am Whiteboard/Flipchart oder der Präsentationsfolien der letzten Sitzung oder der Stichpunkte auf dieser Folie kurz mit den Teilnehmenden interaktiv wiederholt (Diagnosen: Wie Diagnosen gestellt werden und was sie bedeuten: Was der Begriff »Diagnose« bedeutet; Wie Diagnosen gestellt werden; Kriterien der Diagnosenstellung; Kleingruppenarbeit; Wozu dienen Diagnosen und wer darf sie stellen?; Die diagnostischen Hauptgruppen der ICD-10-GM; Psychische Störungen erklärt am psychologischen Erlebenskreislauf). Fragen Sie, ob es noch Anmerkungen oder Fragen zum letzten Treffen gibt. Wenn Fragen aufkommen, die in einer späteren Sitzung vertieft behandelt werden, verweisen Sie auf die entsprechende Sitzung oder nehmen Sie die Fragen im Themenspeicher auf. Gehen Sie, wenn es thematisch wichtig ist, kurz darauf ein. Falls sehr persönliche oder therapiebezogene Fragen geäußert werden, die den Rahmen der Gruppe überschreiten, verweisen Sie höflich an den behandelnden Psychotherapeuten oder die Ärztin.

3. Besprechen der Aufgabe aus Sitzung 4

Folie: Aufgabe aus der letzten Sitzung

Die Teilnehmenden sollten überlegen, welche Diagnose(n) ihnen von den Behandelnden gegeben wurde(n) und ob sie diese bestimmten psychologischen Erlebensbereichen zuordnen können. Dabei aufkommende Fragen sollten notiert werden. Des Weiteren sollten die Teilnehmenden überlegen, welche Störungsbilder sie in den nächsten zwei Sitzungen besprechen möchten und gegebenenfalls Selbsthilfebücher mitbringen. Lesen Sie dazu den Text des Arbeitsblattes 4.2 vor.

Fragen Sie, wer seine Diagnose kennt und vorstellen möchte. Zeigen Sie den psychologischen Erlebenskreislauf und ordnen Sie mit den Patientinnen und Patienten die genannten Diagnosen den jeweiligen Begriffen zu. In welchem Bereich (Wahrnehmung, Denken, Fühlen, Stimmung, Körper, Verhalten) macht sich die Störung besonders bemerkbar, welcher Erlebensmodalität wird die Diagnose zugeordnet? Erkundigen Sie sich, ob es noch Fragen zu den vergebenen Diagnosen gibt. Wenn Sie die Fragen nicht beantworten können, weil Sie die Beschreibungen keiner Diagnose zuordnen können (Patienten nennen manchmal Symptome statt Diagnosen), verweisen Sie an den behandelnden Psychotherapeuten oder Arzt. Die Folie »Psychische Störungen erklärt am psychologischen Erlebenskreislauf« können Sie bei Bedarf zeigen, sie ist den Teilnehmenden bereits aus der letzten Sitzung bekannt. Die Vorarbeit in der Aufgabe zu dieser Sitzung, welche psychischen Störungen die Patienten bearbeiten möchten, stellen Sie noch zurück bis zur Bearbeitung des neuen Themas.

Folie: Psychologischer Erlebenskreislauf

Folie: Psychische Störungen erklärt am psychologischen Erlebenskreislauf

Würdigen Sie jedes Bemühen der Teilnehmenden, sich mit dem Thema auseinanderzusetzen. Wird das Bemühen der Teilnehmenden nicht genügend gesehen, sinkt ihre Motivation zur aktiven Mitarbeit und die Betroffenen können nicht so gut von dem Seminar profitieren, wie es ihnen bei aktiver Mitarbeit möglich wäre.

4. Neues Thema: Besprechen einzelner Störungsbilder nach den Wünschen der Teilnehmenden

Folie: Neues Thema

Das Gruppenkonzept der diagnosenübergreifenden Psychoedukation richtet sich insbesondere an Patientinnen und Patienten der allgemeinen Psychiatrie, deshalb haben wir uns in unserem Manual entschieden, in den Sitzungen 5 und 6 Störungen aus den Bereichen Schizophrenie, affektive Störungen, neurotische, Belastungs- und somatoforme Störungen (und hier vertiefend Angst- und Zwangserkrankungen) sowie die spezifischen Persönlichkeitsstörungen zu besprechen und die Suchterkrankungen außen vor zu lassen. Auch zu vielen anderen psychischen Erkrankungen haben wir keine Folien vorbereitet, unter anderem zu dissoziativen oder somatoformen Störungen oder zu sogenannten psychosomatischen Erkrankungen, etwa Migräne oder Hypertonie. Falls dennoch Fragen zu solchen oder ähnlichen Erkrankungen kommen, die wir selten oder gar nicht behandeln, machen wir in unseren Gruppen darauf aufmerksam, dass wir keine Experten für diese Störungen sind. Wir arbeiten dann ohne Präsentationsfolien. Auch in diesen Fällen beziehen wir uns jedoch ebenfalls auf ein biopsychosoziales Ursachen- und Bewältigungsmodell (siehe auch Entstehungsmodell psychischer Krisen, 3. Sitzung) und geben unser Wissen nach unseren Möglichkeiten wider. Patienten haben in der Regel Verständnis dafür, dass es auch gut informierten Gruppenmoderatoren nicht möglich ist, alle Bereiche des psychischen Erlebens gleich gut zu kennen. Unabdingbar ist es jedoch, in jeder Sitzung ein Exemplar der ICD-10 oder DSM-IV-TR oder DSM-5 zum Nachschlagen bereitzuhalten! Besonders aus dem DSM-IV-TR bzw. DSM-5 kann man schnell einige Informationen und Angaben zu Richtwerten einzelner Störungen (Prävalenzen, Verläufe u. a.) entnehmen und so dem Informationsbedürfnis der Patienten nachkommen. Dadurch, dass die Patienten so gleich miterleben, wie wir Fachleute Informationen akquirieren, lernen sie, wie auch sie sich jederzeit Informationen beschaffen können und welche Quellen wir für verlässlich halten (Lernen am Modell). Außerdem lassen wir – wie auch in allen anderen Sitzungen – die Erfahrungen der Patienten mit einfließen. Falls Sie im Bereich der Psychosomatik tätig sind und mit Patienten arbeiten, deren Erkrankungen wir nicht ausgeführt haben, können Sie sich die Präsentationsfolien entsprechend den Diagnosen Ihrer Teilnehmenden erstellen.

☞ Richten Sie sich – wie angekündigt – nach den Wünschen der Teilnehmerinnen und Teilnehmer und entscheiden Sie dementsprechend, was Sie auswählen und welche Präsentationsfolien Sie zeigen. Weniger ist oft mehr. Unser Vorgehen wird hier lediglich exemplarisch vorgestellt. Achten Sie darauf, dass die Teilnehmenden ihre Fragen zu ihren Erkrankungen stellen können, greifen Sie auf die Erfahrungen anderer Teilnehmender zurück, lassen Sie die Beiträge diskutieren und ergänzen Sie nur, falls die Gruppenbeiträge nicht ausreichend sind.

Zum Einstieg in das neue Thema können Sie ein gemeinsames Brainstorming anregen: »Welche Störungen möchten Sie näher besprechen? Was möchten Sie dazu wissen?« Falls sich der thematische Schwerpunkt ändert, formulieren Sie ihn neu, halten ihn auf dem Whiteboard/Flipchart fest und stellen Ihr Vorgehen entsprechend um. ⇦

⇨ Folie: Brainstorming

Wenn Sie unserem Vorschlag folgen, können Sie als Nächstes auf die Begriffe Psychose und Neurose eingehen, wie im Folgenden dargestellt, oder auch direkt mit der Erarbeitung von Störungsbildern beginnen.

Optional: Psychosen und Neurosen

In den gültigen Diagnosesystemen (ICD-10-GM und DSM-IV-TR oder DSM-5) wird – um dem rein wissenschaftlich-deskriptiven (beschreibenden) Anspruch heutiger Klassifikationssysteme gerecht zu werden – der Begriff »Neurose« nicht mehr als eigene Erkrankungsgruppe der »Psychose« gegenübergestellt, sondern nur noch in der charakterisierenden Adjektivform genutzt (Beispiele für die heutige Verwendung der Begriffe Psychose und Neurose in der ICD-10-GM, 2022, https://www.dimdi.de/static/de/klassifikationen/icd/icd-10-gm/kode-suche/htmlgm2022/, aufgerufen 14.11.2022: F29 nicht näher bezeichnete nichtorganische *Psychose*; F4 *Neurotische*, Belastungs- und somatoforme Störungen). Im Folgenden versuchen wir, Sie in einer Weise an das Thema heranzuführen, die sowohl dem besseren Verständnis dient als auch dem aktuellen Stand gerecht wird.

Was ist eine Psychose? ⇦

⇨ Folie: Psychosen (I)

Mit dem Begriff »Psychose« wird eine Gruppe schwerer psychischer Störungen bezeichnet. Während einer akuten psychotischen Phase sind sowohl Wahrnehmung, Denken, Fühlen, Wollen als auch das Erleben der eigenen Person stark verändert. Der Bezug zur inneren und äußeren Wirklichkeit ist erheblich gestört. Dieser Zustand ist nicht vergleichbar mit irgendeinem anderen, den die meisten Menschen kennen, und geht häufig mit starken Ängsten für die Betroffenen einher.

Sogenannte »psychotische Symptome« wie Halluzinationen und Wahnvorstellungen können durch innerpsychische Prozesse, durch organische Erkrankungen oder auch durch den Missbrauch sogenannter psychedelischer Drogen hervorgerufen werden. Unter einer Halluzination wird die Wahrnehmung eines Sinneseindrucks (Hören, Sehen, Riechen, Schmecken, Tasten) verstanden, ohne dass eine Reizgrundlage vorliegt. Der Betroffene hört, sieht, riecht oder spürt dann etwas, obwohl es in der Realität nicht vorhanden ist. Bei den organisch bedingten Psychosen ist eine körperliche Ursache der Störung nachweisbar. So können Vergiftungen, Hirntumore, Entzündungen des Gehirns, Hormonstörungen oder auch Mangelernährung eine Psychose verursachen. Wird die organische Grunderkrankung behandelt, verschwinden häufig auch die psychotischen Symptome. Die organisch bedingten Psychosen werden nach der ICD-10 unter F06 diagnostiziert.

Lassen sich für die psychische Störung mit Symptomen wie beispielsweise Halluzinationen und Wahnvorstellungen keine organischen Ursachen finden, spricht man von einer Schizophrenie oder schizophrenen psychotischen Störung. Sind vor allem die Stimmung und der Antrieb stark verändert, handelt es sich um eine affektive Störung. Sind sowohl das Denken, die Wahrnehmung als auch die Stimmung und der Antrieb stark verändert, spricht man von einer schizoaffektiven Störung.

Sowohl in der ICD-10 als auch im DSM-IV-TR bzw. DSM-5 ist festgelegt, welche Krankheitszeichen vorhanden sein und wie lange sie andauern müssen, damit die Diagnose einer bestimmten

⇒ Folie: Psychosen (II)

Form der Psychose gestellt werden darf. ⇐

Erklären Sie hierzu die Präsentationsfolien. Erläutern Sie, dass bei Psychosen vor allem die Wahrnehmung, das Denken und/oder die kognitive Informationsverarbeitung gestört sind und dass es dem Erkrankten in der akuten Erkrankungsphase schwerfällt, Realitäts- und Vorstellungswelt auseinanderzuhalten. Einige Patienten empfinden die Diagnose »Psychose« weniger stigmatisierend als »Schizophrenie«, jedoch ist die synonyme Verwendung dieser beiden Begriffe streng genommen nicht korrekt, denn die »nicht organischen Psychosen« umfassen noch weitere Gruppen seelischer Erkrankungen als die Schizophrenie.

I. Zu den schizophrenen Psychosen und zu den nichtorganischen psychotischen Störungen zählen wir laut ICD-10-GM (2022):

1. F20 Schizophrenie
- paranoide Schizophrenie
- hebephrene Schizophrenie
- katatone Schizophrenie
- Schizophrenia simplex u. a.

2. F21 schizotype Störung
3. F22 anhaltende wahnhafte Störungen
4. F23 akute vorübergehende psychotische Störungen
5. F24 induzierte wahnhafte Störung
6. F28 sonstige nichtorganische psychotische Störungen
7. F29 nicht näher bezeichnete nichtorganische Psychose

II. Erläutern Sie im Weiteren kurz das Wesentliche der affektiven Störungen (Psychosen). Bei den affektiven Störungen kommt es zu Auslenkungen in der Stimmung, entweder zur Hochstimmung oder zum depressiven Pol, und die Kognitionen korrelieren mit dem Stimmungsniveau und der inneren Befindlichkeit.
Früher wurden alle Störungen aus dem F3-Bereich zu den Psychosen gezählt. Heute werden nur diejenigen Erkrankungen aus diesem Bereich einbezogen, die eindeutig auch schizophren-psychotische Symptome wie Wahn, Halluzination, Stupor u.a. aufweisen. Alle anderen werden nicht als Psychosen bezeichnet.
Zu den Affektiven Störungen (Psychosen) zählen beispielsweise:

1. F30.2 Manie mit psychotischen Symptomen
2. F31.2 bipolare affektive Störung, gegenwärtig manische Episode mit psychotischen Symptomen
3. F31.5 bipolare affektive Psychose, gegenwärtig schwere depressive Episode mit psychotischen Symptomen
4. F31.6 bipolare affektive Psychose, gegenwärtig gemischte Episode
5. F31.7 bipolare affektive Psychose, gegenwärtig remittiert
6. F32.3 schwere depressive Episode mit psychotischen Symptomen
7. F33.3 rezidivierende depressive Störung, gegenwärtig schwere Episode mit psychotischen Symptomen

Erläutern Sie dann die Mischform zwischen der Schizophrenie und der affektiven Störung (Psychose).

III. Zu den Mischformen der affektiven und schizophrenen Störungen (Psychosen) gehören:

1. F25 schizoaffektive Störungen
   - F25.0 schizoaffektive Störung, gegenwärtig manisch
   - F25.1 schizoaffektive Störung, gegenwärtig depressiv
   - F25.2 gemischte schizoaffektive Störung u.a.

Was ist eine Neurose?

Folie: Neurosen (I)

Der Begriff »Neurose« (griechisch: »Nervenkrankheit«) wurde im 18. Jahrhundert vom schottischen Mediziner William Cullen in Abgrenzung zu Psychosen für nicht organisch bedingte, funktionelle

Störungen geprägt, bei denen der Realitätsbezug erhalten bleibt, das heißt keine wahnhaften und halluzinatorischen Symptome erlebt werden. Im Gegensatz zum Wahn, zu den meisten Persönlichkeitsstörungen und zu den schwereren Psychosen sind Neurosen »ich-dyston«, das heißt, ihr Zustand wird von den Betroffenen als nicht zu ihnen gehörend erlebt, sie sagen: »Normalerweise bin ich anders, ich bin wohl erkrankt, ich will die Störung wieder loswerden.« Hauptsymptome neurotischer Störungen sind Ängste, Phobien, Zwänge und früher sogenannte »reaktive« Depressionen. Seit Freud wird ein neurotisches Symptom als Ausdruck eines inneren unbewussten Konflikts verstanden. Dadurch, dass dieser Konflikt aufgedeckt und bearbeitet wird, kann sich das Symptom zurückbilden. Nach verhaltenstherapeutischen Konzepten handelt es sich bei neurotischen Störungen um Denk- und Verhaltensmuster, die in der Lebensgeschichte erlernt und »habituiert«, also gewohnheitsmäßig verfestigt, »verinnerlicht« wurden und zum aktuellen Zeitpunkt ihren früheren Nutzen und Anpassungsvorteil verloren haben; von den Betroffenen werden sie als störend empfunden. In der Behandlung wird angestrebt, das mittlerweile fehlangepasste Verhalten vor dem Hintergrund der eigenen Biografie zu verstehen und zu lernen, es durch sinnvolles Denken und zielführendes Verhalten zu ersetzen.

⇨ Folie: Neurosen (II)

Zu den neurotischen, Belastungs- und somatoformen Störungen ⇦ nach ICD-10-GM (2022) gehören u. a.:

1. F40 Phobische Störungen
   - F40.0 Agoraphobie
   - F40.1 soziale Phobien
   - F40.2 spezifische (isolierte) Phobien
   - F40.8 sonstige phobische Störungen
   - u. a.
2. F41 andere Angststörungen
   - F41.0 Panikstörung (episodisch paroxysmale Angst)
   - F41.1 generalisierte Angststörung
   - F41.2 Angst und depressive Störung, gemischt
   - u. a.
3. F42 Zwangsstörung
   - F42.0 vorwiegend Zwangsgedanken oder Grübelzwang
   - F42.1 vorwiegend Zwangshandlungen (Zwangsrituale)
   - F42.2 Zwangsgedanken und -handlungen, gemischt
   - u. a.

4. F43 Reaktionen auf schwere Belastungen und Anpassungsstörungen
- F43.0 akute Belastungsreaktion
- F43.1 posttraumatische Belastungsstörung
- F43.2 Anpassungsstörungen
- F43.8 sonstige Reaktionen auf schwere Belastung u. a.

5. F44 dissoziative Störungen[1] (Konversionsstörungen[2])
- F44.0 dissoziative Amnesie
- F44.1 dissoziative Fugue
- F44.2 dissoziativer Stupor[3]
- F44.3 Trance-[4] und Besessenheitszustände
- F44.4–F44.7 dissoziative Störungen der Bewegung und der Sinnesempfindung
- u. a.

6. F45 somatoforme Störungen[5]
- F45.0 Somatisierungsstörung[6]
- F45.1 undifferenzierte Somatisierungsstörung
- F45.2 hypochondrische Störung[7]
- F45.3 somatoforme autonome Funktionsstörung
  - F45.30 Herz- und Kreislaufsystem
  - F45.31 oberes Verdauungssystem
  - F45.32 unteres Verdauungssystem
  - F45.33 Atmungssystem
  - F45.34 Urogenitalsystem
  - F45.37–F45.39 sonstige und nicht näher bezeichnete Organe oder Systeme

1 Dissoziation: Abspaltung, Trennung vom Bewusstsein.

2 Konversion: Abwehrreaktion mit auffälligen körperlichen Symptomen ohne neurologische Ursache (Blindheit, Taubheit, Lähmung oder ähnliche).

3 Stupor: Bezeichnung für einen Zustand ohne jegliche erkennbare psychische und körperliche Aktivität.

4 Trance: (wach-)schlafähnlicher oder tief auf einen Reiz bzw. eine Thematik konzentrierter Bewusstseinszustand.

5 Somatoforme Störungen: Charakteristisch sind wiederholte Darbietungen verschiedener körperlicher Beschwerden, meist Schmerzsymptome, die nicht bzw. nicht ausreichend organisch bedingt sind, in Verbindung mit hartnäckigen Forderungen nach medizinischer Untersuchung trotz wiederholter negativer Befunde und Versicherung der Ärzte, dass keine körperliche Erkrankung vorliegt.

6 Somatisierungsstörung: Unterform der Gruppe der somatoformen Störungen: Multiple, wiederholt auftretende und häufig wechselnde körperliche Symptome, die meist bereits seit einigen Jahren bestanden haben, bevor der Patient zum Psychiater überwiesen wird.

7 Hypochondrische Störung: weitere Unterform aus der Gruppe der somatoformen Störungen – der Schwerpunkt liegt hier auf der beharrlichen Überzeugung, an einer oder mehreren körperlichen Erkrankungen zu leiden, ohne körperlichen Befund und ohne Manifestation in den entsprechenden körperlichen Symptomen.

- F45.4 anhaltende somatoforme Schmerzstörung
- F45.8 sonstige somatoforme Störungen u. a.

7. F48 andere neurotische Störungen
   - F48.0 Neurasthenie[8]
   - F48.1 Depersonalisations- und Derealisationssyndrom[9]
   - F48.8–F48.9 sonstige und nicht näher bezeichnete neurotische Störungen

Welche Störung daran anschließend näher beleuchtet werden soll, richtet sich nach dem Schwerpunkt, den Sie aus den Wünschen der Patienten abgeleitet haben. Wir erläutern Ihnen zunächst, wie wir im Falle der Erkrankung der schizophrenen Psychose fortfahren:

⇥ Folie: Schizophrene Psychosen

Schizophrene Psychosen ⇤

Auf die Schilderung der einzelnen Subtypen der Schizophrenie verzichten wir in der Gruppe, da die Informationsflut die Patienten überlasten würde. Wenn Fragen dazu kommen, informieren wir gemäß der ICD-10 oder des DSM-IV-TR bzw. DSM-5.

→ 1. Vorschlag zum weiteren Vorgehen

⇥ Folie: Einzelarbeit, Arbeitsblatt 5.1, 1. Seite

Zum Einstieg hat sich das Anbieten einer Einzelarbeit gemäß der Präsentationsfolie bewährt. ⇤ So können die Patienten sich zunächst auf sich selbst, ihr eigenes Wissen und ihre dabei entstehenden Fragen konzentrieren. Falls Patienten sich überfordert sehen, können Sie sie trotzdem ermutigen und es ihnen aber auch freistellen, das Arbeitsblatt nicht zu bearbeiten.

Möchten Sie wie in unserem Fall das Störungsbild der Schizophrenie bearbeiten, dann bitten Sie die Patienten, sich Gedanken gemäß den Fragen auf dem Arbeitsblatt 5.1 (1. Seite) bzw. der Präsentationsfolie zu machen. Lesen Sie dazu den Arbeitsauftrag vor und fragen Sie, ob die Aufgabe verstanden wurde.

Die Patientinnen und Patienten sollen sich mit der Frage auseinandersetzen, in welchen psychologischen Erlebensbereichen die zu besprechende Störung hauptsächlich ihren Ausdruck findet und wie die Veränderungen sich zeigen. Ferner sollen sie sich Gedanken machen, was sie über die entsprechende Erkrankung noch erfahren möchten. Falls eine zweite Störung in der Sitzung bearbeitet werden soll, können Sie, nachdem Sie die erste Erkrankung

8 Neurasthenien: Erschöpfung, schnelle Ermüdbarkeit nach geistigen Anstrengungen.

9 Depersonalisations- und Derealisationssyndrom: Die geistige Aktivität, der eigene Körper oder die Umgebung erscheinen fern und unwirklich (wie in einem Film).

abschließend besprochen haben, die zweite Seite des Arbeitsblattes ausgeben und die Einzelarbeit wiederholen.

Auswertung der Einzelarbeit: ⇠ Geben Sie nun denjenigen Patientinnen und Patienten Raum, die ihre Einzelarbeit in der Gruppe vorstellen möchten, ermutigen Sie die anderen Gruppenmitglieder zu Ergänzungen und notieren Sie Stichpunkte zu den Beiträgen am Flipchart oder Whiteboard.

→ Folie: Auswertung der Einzelarbeit

Durch die Auswertung dieser Einzelarbeit in der Großgruppe können Sie sich gezielt auf die Wünsche der Teilnehmenden einstellen, Diskussionen anregen und entsprechende Präsentationsfolien zeigen, wenn es den Bedürfnissen der Teilnehmenden entspricht. Wenn Sie keine Präsentationsfolien zeigen wollen, können Sie diese dennoch als Anregungen nehmen, z. B. wenn Sie etwas am Flipchart oder Whiteboard verdeutlichen wollen. Die darauf festgehaltenen Informationen können außerdem im Handout als Ergänzung oder als Gedächtnisstütze dienen.

Als Unterstützung der Auswertung können Sie auch die nächste Präsentationsfolie »Psychische Störungen erklärt am psychologischen Erlebenskreislauf« ⇠ zeigen. Hier lässt sich nachvollziehbar verdeutlichen, dass bei schizophrenen Erkrankungen hauptsächlich die Wahrnehmung und das Denken betroffen sind.

→ Folie: Psychische Störungen erklärt am psychologischen Erlebenskreislauf

Nach der Auswertung können Sie Informationen zur Schizophrenie, die unter dem 2. Vorgehen dargestellt sind, ergänzen.

→ 2. Vorschlag zum weiteren Vorgehen

Arbeiten Sie nur in der Großgruppe und geben Sie folgende Informationen: Ca. 1 % aller Menschen erkranken im Laufe ihres Lebens an einer Psychose aus dem schizophrenen Formenkreis. Sie gehört zu den häufigsten psychischen Erkrankungen, die in der Psychiatrie behandelt werden. Zeigen Sie noch einmal die Präsentationsfolie »Psychische Störungen erklärt am psychologischen Erlebenskreislauf« ⇠. Weisen Sie darauf hin, dass bei schizophrenen Erkrankungen insbesondere die Wahrnehmung und das Denken gestört sind, sich aber auch in anderen Bereichen Besonderheiten zeigen, nämlich in der Aufmerksamkeit, dem motorischen Verhalten, den Gefühlen und der Stimmung, im Gefühlsausdruck, in den zwischenmenschlichen Kontakten, in der beruflichen und der Alltagsbelastbarkeit.

→ Folie: Psychische Störungen erklärt am psychologischen Erlebenskreislauf

Fragen Sie die Teilnehmerinnen und Teilnehmer nach den Krankheitszeichen (Symptomen) dieser Erkrankung und schreiben Sie sie am Whiteboard/Flipchart mit. Ordnen Sie die Nennungen dabei in zwei Spalten nach »Plus-Symptomen« und »Minus-Symptomen« und schreiben Sie nach Beendigung der Sammlung den jeweiligen Oberbegriff darüber.

Plus-Symptome, auch als Positiv- oder Produktiv-Symptome bezeichnet, sind durch ein Mehr an Erleben gekennzeichnet, z. B. in Form von Halluzinationen, Wahnphänomenen oder Beziehungsideen. Es treten Verzerrungen der Wahrnehmung oder des schlussfolgernden Denkens auf, Sprache und Verhalten können desorganisiert und bizarr wirken.

Minus-Symptome, auch Negativ-Symptome genannt, zeichnen sich durch ein Weniger an Erleben, Wahrnehmen und Äußern aus. Der Gefühlsausdruck ist vermindert, Denken und Sprechen sind verlangsamt. Zielgerichtetes Handeln fällt schwer, was nicht selten zur Vernachlässigung der äußeren Erscheinung führt. Insgesamt fällt alles schwerer oder erscheint egal. Betroffene neigen dazu, sich von anderen Menschen zurückzuziehen, weil die soziale Interaktion und das Gestalten von Beziehungen besondere Mühe erfordert. Es entsteht manchmal der Eindruck, der Betroffene »wolle« nicht, tatsächlich aber »kann« er nicht.

Nicht bei jedem treten die gleichen Plus- und Minus-Symptome auf. Wie sich die Krankheit äußert, ist von Person zu Person verschieden.

Im Anschluss können Sie die Folien zu Plus- und Minus-Symptomen zeigen. Erklären Sie, dass es verschiedene Krankheitsphasen gibt: In den akuten Phasen überwiegen meist die Plus-Symptome, in den Phasen danach bei einigen Betroffenen die Minus-Symptome. ⇦

⇨ Folien: Symptome: Schizophrenie (I, II)

Gehen Sie weiter zur nächsten Präsentationsfolie. ⇦

⇨ Folie: Erkrankungsverlauf

» Schizophrene Erkrankungen und deren Verläufe sind sehr unterschiedlich. Der Beginn erscheint mitunter plötzlich, ohne Vorankündigung – in den meisten Fällen wirkt der Betroffene jedoch bereits längere Zeit vorher irgendwie eigenartig (nervös, unkonzentriert, unruhig, grüblerisch, zeitweise gereizt und aggressiv, ohne Interessen, sich von anderen Menschen zurückziehend, die äußere Erscheinung vernachlässigend). Diese Phase wird Prodromalphase genannt. Können Sie sich noch erinnern, wie das bei Ihnen war? «

Fragen Sie, ob jemand darüber berichten möchte. Da es sich hier jedoch um eine diagnosenübergreifende Gruppe handelt und an einer Schizophrenie erkrankt zu sein, ein sehr sensibles Thema ist, sollten Sie nicht insistieren. Wenn sich kein Betroffener findet, der darüber sprechen möchte, lassen Sie es dabei bewenden und fahren mit Ihren Erklärungen fort, zum Beispiel so:

» Irgendwann treten dann zunehmend erste Krankheitszeichen auf, die sogenannten Frühwarnzeichen oder Frühsymptome. Als Frühwarnzeichen bezeichnet man die ersten Anzeichen einer Krise. Solche allgemeinen Frühwarnzeichen müssen nicht zwangsläufig auf eine bevorstehende Krise im Rahmen einer schizophrenen Psychose hinweisen, sie treten auch zu Beginn anderer psychischer Störungen auf, beispielsweise einer Depression. Frühsymptome nennt man demgegenüber die ersten Vorboten, die für eine bestimmte Erkrankung typisch sind – in unserem Fall einer schizophrenen Psychose etwa Stimmenhören von kurzer Dauer oder kurzzeitig anhaltende Wahnideen. Verstärkt sich die Erkrankung, treten die vorhin besprochenen produktiven bzw. Plus-Symptome der schizophrenen Psychose in den Vordergrund. Nach Abklingen der akuten Phase verschwinden die Plus-Symptome meistens oder werden zumindest abgeschwächt. Auf akute Phasen können längere Perioden relativer Gesundheit folgen. 25 % aller Schizophrenieerkrankten erleben keine zweite psychotische Episode. Häufig folgt jedoch auf eine akute Krankheitsspitze zunächst eine »Talphase« mit Minus-Symptomatik: Alles fällt schwer, selbst einfache Handhabungen wie Geschirr spülen, sich waschen, sich mit Freunden treffen oder Hobbys nachgehen. Es erfordert sehr viel Geduld und Übung, diese Zeit gut durchzustehen.
Meist folgt darauf eine (relativ) gesunde Phase. Wenn es jedoch zu einer erneuten Krankheitsphase kommt, kündigt sich diese wieder zunächst durch Frühwarnzeichen und später durch Frühsymptome an. Auf das Erkennen von solchen ersten Krisenanzeichen und entsprechende Handlungsmöglichkeiten werden wir in der 7. Stunde genauer eingehen. «

Prävalenz und Ersterkrankungsalter ⇠

⇢ Folie: Lebenszeitprävalenz und Ersterkrankungsalter

» Ca. 1 % der Bevölkerung erkrankt mindestens einmal im Leben an einer Psychose aus dem schizophrenen Formenkreis. Ging man noch bislang von einer ungefähren Gleichverteilung der Prävalenz bei Frauen und Männern, so geht man inzwischen aufgrund der jetzigen Studienlage davon aus, dass Männer etwas häufiger betroffen sind als Frauen (1,4 : 1). Männer erkranken im Mittel etwa fünf Jahre früher als Frauen. Das Ersterkrankungsalter liegt für Männer zwischen etwa 15 und 25 Jahren und für Frauen zwischen 25 und 35 Jahren. «

Siehe dazu auch: HAHLWEG 2000, S. 309–336; LEUCHT u. a. 2019, S. 301–362; HÄFNER u. a. 1991. ☜

⇨ Folie: Langzeitverlauf

Langzeitverlauf ⇦

» Studien belegen, dass ca. 20–25 % der Erkrankten wieder vollständig gesund werden. Das heißt, es bleibt bei einer Episode und die Betroffenen können wie vor der Erkrankung ihre Lebensziele verfolgen und sind nicht weiter durch Plus- oder Minus-Symptome eingeschränkt. Bei 50 % kommt es zu mehrfachen Episoden, wobei die Betroffenen in der Regel dennoch eigenständig leben, also für sich sorgen und am sozialen Leben teilnehmen können. Nur bei etwa 25 % der Patienten kommt es zu schwereren Einschränkungen durch die Erkrankung. «

☞ Siehe hierzu Hahlweg 2000, S. 309–336; Leucht u.a. 2019, S. 301–362.

Weisen Sie ausdrücklich darauf hin, dass der Krankheitsverlauf sehr davon abhängig ist, inwieweit der Betroffene schnelle und geeignete Hilfen bekommt und ob er oder sie aktiv an der Gesundung mitwirken kann.

Optional: Erkrankungsrisiko

Manche Patientinnen und Patienten mit einer schizophrenen Erkrankung fragen sich, ob sie Kinder bekommen sollten, deshalb wurde die folgende Folie mit aufgenommen. ⇦

⇨ Folie: Erkrankungsrisiko

(Daten der Folie: Gottesman und Shields 1982, S. 83 ff.; siehe dazu auch: Gottesman und Shields 1976; Hahlweg 2000, S. 309–336; Behrendt 2009, (a) S. 55; Leucht u.a. 2019, S. 301–362) Die Daten zeigen eindeutig, dass über 50 % der Kinder von Schizophrenie-Erkrankten in ihrem Leben nie an einer Schizophrenie erkranken werden, selbst wenn beide Eltern betroffen sind. Ist ein Elternteil erkrankt, so steigt das Risiko von 1 % in der Bevölkerung auf knapp 13 %, das heißt, 87 % der Kinder eines erkrankten Elternteils werden selbst nicht an einer Schizophrenie erkranken.

Doppelt so viele Kinder haben erkrankte Mütter als erkrankte Väter, was jedoch nicht missverstanden werden sollte. Es gibt keine Evidenz, dass es ein höheres Vererbungsrisiko für Frauen gibt. Die Ursache wird stattdessen im späteren Erkrankungsalter von Frauen und dem früheren Heiraten und Kinderbekommen gesehen. Das spätere Erkrankungsalter erhöht die Wahrscheinlichkeit, dass die Frauen zum Zeitpunkt der Erstepisode bereits Mütter sind (vgl. Gottesman und Shields 1982, S. 83 ff.). Männer werden aufgrund des früheren Ersterkrankungsalters nicht so häufig zum Partner gewählt und werden entsprechend seltener Väter.

Affektive Störungen ⇠

⇢ Folie: Affektive Störungen

» Unter dem Begriff ›affektive Störungen‹ werden Störungen zusammengefasst, bei denen die Stimmung über längere Zeit erheblich verändert ist. Dazu zählen die depressive Episode, die manische Episode, die bipolare affektive Störung, die rezidivierenden (wiederkehrenden) depressiven Störungen und die anhaltenden affektiven Störungen wie Zyklothymia und Dysthymia. «

→ 1. Vorschlag zum Vorgehen: depressive Symptome

Falls Sie in dieser Sitzung die affektiven Störungen zusätzlich besprechen wollen, können Sie die zweite Seite des Arbeitsblattes 5.1 ⇠, wie bereits oben vorgeschlagen, ausgeben und die Einzelarbeit wiederholen, nachdem Sie die erste Erkrankung abschließend vorgestellt haben. Beziehen Sie sich dabei zunächst auf die depressiven Erkrankungen oder depressiven Episoden im Rahmen bipolarer Störungen.

⇢ Folie: Einzelarbeit, Arbeitsblatt 5.1, 2. Seite

Auswertung der Einzelarbeit: ⇠ Gestalten Sie die Auswertung wie bei der zuerst bearbeiteten Erkrankung. Zeigen Sie dazu erneut die Folie »Psychische Störungen erklärt am psychologischen Erlebenskreislauflauf«. ⇠ In diesem Fall ist die Stimmung hervorgehoben. Wenn Sie im Anschluss die Präsentationsfolien »Symptome: Depression (I–III)« ⇠ zeigen, machen Sie bitte auf den Bereich der psychologischen und physiologischen Grundleistungsstörungen aufmerksam. Insgesamt wurden wichtige Symptome der depressiven Erkrankungen zusammengestellt; nicht alle Symptome treten bei jedem auf. Vielleicht nennen Ihre Patienten auch noch andere Symptome, die hier nicht erwähnt sind.

⇢ Folie: Auswertung der Einzelarbeit

⇢ Folie: Psychische Störungen erklärt am psychologischen Erlebenskreislauf

⇢ Folien: Symptome: Depression (I – III)

→ 2. Vorschlag zum Vorgehen: depressive Symptome

Falls Sie in der Großgruppe weiterarbeiten wollen, fragen Sie die Teilnehmenden nach den Krankheitszeichen einer Depression und sammeln Sie diese am Whiteboard oder Flipchart. Wenn Sie ausreichend Platz zum Schreiben haben, können Sie die Symptome bereits bei ihrer Nennung nach den Kriterien Denken, Gefühle/Stimmung, Körper, Verhalten, psychologische und physiologische Grundleistungsfunktionen sowie Wahrnehmung einordnen und anschließend die Oberbegriffe über die Symptome setzen, ansonsten schreiben Sie die beschriebenen Krankheitszeichen einfach in der Reihenfolge der Beiträge mit. Unterscheiden Sie von Anfang an zwischen »Gefühl« und »Stimmung« (siehe unten).

Erläutern Sie, dass es Kriterien dafür gibt, welche Symptome für die Dauer von mindestens 14 Tagen vorhanden sein müssen, um von einer Depression zu sprechen, da Niedergestimmtheit zum »normalen« Erleben des Menschen dazugehört.

Im Anschluss können Sie die drei Präsentationsfolien »Symptome: Depression« zeigen und besprechen. ⇐

⇒ Folien: Symptome: Depression (I–III)

Vorgehen: manische Symptome

Im nächsten Schritt können Sie Symptome einer Manie erfragen und dabei das Vorgehen wie bei der Depression wählen. Hier wiederum eine Einzelarbeit anzubieten, ist eventuell zu viel; die anderen Patienten beginnen dann schnell, sich zu langweilen. Sollten Sie keine Teilnehmenden mit Erfahrungen einer Manie in Ihrer Gruppe haben, können Sie gleich die drei Folien »Symptome: Manie« ⇐ zeigen und nur kurz darauf eingehen oder sie auch ganz weglassen.

⇒ Folien: Symptome: Manie (I–III)

Um die unterschiedlichen Auslenkungen der Stimmung darzustellen, wurden die nun folgenden Präsentationsfolien erarbeitet. ⇐ Diese bilden eine wichtige Grundlage für das Verständnis affektiver Erkrankungen und können in späteren Sitzungen immer wieder verwendet werden. Dazu können sie bei Bedarf an das Flipchart oder Whiteboard gezeichnet werden. Sie können z. B. auch in der 8. Sitzung bei der Erklärung der beabsichtigten psychologischen Wirkungsweise von Psychopharmaka hilfreich sein.

⇒ Folien: Stimmungskurve bei Gesunden, bei Dysthymia, bei unipolarer depressiver Störung, bei Zyklothymia, bei manisch-depressiver Störung

Stimmungskurve bei Gesunden: ⇐ Sie können Folgendes sagen:

⇒ Folie: Stimmungskurve bei Gesunden

» Auch bei nicht affektiv Erkrankten schwankt die Stimmung. Die Schwankungen befinden sich jedoch im ›Normalbereich‹. Jeder von uns kennt das: Manchmal ist man froh gestimmt, manchmal ist man niedergestimmt. Manche Menschen merken deutliche Unterschiede während des Tages, andere im Verlauf einer Woche (»Montagsblues«), wieder andere saisonal bedingte Stimmungstiefs in den dunkleren Jahreszeiten. Wenn unsere Stimmung gut ist, haben wir guten Zugang zu unseren positiven Gefühlen. Wir freuen uns über Kleinigkeiten und sind leichter zufriedenzustellen. Sind wir aber schlechter Stimmung, sind wir auch bei kleineren Auslösern schneller unzufrieden und ärgern uns leichter über andere, jammern und nörgeln häufiger.

Genau wie die Stimmung werden auch Gefühle wie Freude, Angst oder Wut von unseren Gedanken und Bewertungen beeinflusst. Im Unterschied zur Stimmung sind Gefühle aber eher von kurzer Dauer und wir können uns den jeweiligen Auslöser besser bewusst machen, zum Beispiel das unerwartete Wiedertreffen eines geliebten Menschen (Freude), das Bemerken des gestohlenen Portemonnaies (Enttäuschung und Ärger). Gefühle sind wie kurze Fäden, aus denen ein ›Stimmungs-Tau‹ gedreht wird. Unsere Stimmung begleitet uns ständig. Haben wir viel Ärger im ›Stimmungs-Tau‹, etwa weil wir in einem ungeeigneten Tätigkeitsfeld arbeiten und ständig Misserfolge erleben, so ist unsere Stimmung negativ-ärgerlich gefärbt. Haben wir häufig Angst, beispielsweise in einer Prüfungsphase, so wird unsere Stimmung angespannt, nervös und ängstlich sein. Haben wir viele glückliche Momente erlebt, zum Beispiel auf einer Urlaubsreise, so wird unsere Stimmung positiv-glücklich gefärbt sein. Gute Gefühle helfen also, die Stimmung zu heben, und negative lassen sie abfallen. «

Im Folgenden werden die wesentlichen Störungen der Stimmung dargestellt.

Stimmungskurve bei Dysthymia: ⇐ Bei dieser Störung handelt es sich um eine mehrere Jahre (mindestens zwei Jahre) anhaltende leichte depressive Verstimmung. Betroffene zeigen die typischen Symptome einer depressiven Störung wie verminderten Antrieb, Schlafstörungen, verminderte sexuelle Lust, wenig Vertrauen in die eigenen Fähigkeiten; sie klagen über Konzentrationsstörungen, sind durchweg pessimistisch und ziehen sich von anderen Menschen zurück. In der Regel können sie aber trotz Schwierigkeiten den Anforderungen des Alltags nachkommen.

⇒ Folie: Stimmungskurve bei Dysthymia

Stimmungskurve bei unipolarer depressiver Störung: ⇐ Unipolar bedeutet, dass die Stimmung nur zu einem Pol von der normalen Stimmungskurve auslenkt. Bei der unipolaren Depression ist die Stimmungskurve zum depressiven Pol hin verschoben; depressive Episoden treten ein- oder mehrmals auf. Die Stimmungskurve ist im Ganzen stark abgefallen, sodass man als Betroffener bei depressiver Stimmungslage kaum noch oder – bei schwerer depressiver Stimmung – gar keinen Zugang mehr zu positiven Gedanken und Gefühlen hat und die negativen Gefühle verstärkt ausgelöst werden.

⇒ Folie: Stimmungskurve bei unipolarer depressiver Störung

Da positive Gefühle die Stimmungskurve heben und negative Gefühle die Stimmung abfallen lassen, kann an diesem Modell gut erklärt werden, dass es aufgrund der vorherrschenden negativen Gefühle bei der Depression nicht oder nur schwer zu einer Erholung der Stimmung kommen kann. Die gesamte Sichtweise ist negativ gefärbt und selbst solche Inhalte, die im gesunden Zustand positive Gefühle ausgelöst haben, können in der depressiven Stimmungslage als belastend oder negativ bewertet werden, Gefühle wie Niedergeschlagenheit und Hoffnungslosigkeit auslösen und die Stimmungskurve weiter zum depressiven Pol hin auslenken.

⇒ Folie: Stimmungskurve bei Zyklothymia

Stimmungskurve bei Zyklothymia: ⇐ Die Zyklothymia ist wie die Dysthymia ebenfalls eine länger anhaltende affektive Störung. Dabei kommt es im Laufe der Zeit immer wieder zu »hypomanischen« (mäßig euphorischen) und leichten depressiven Episoden. Die gesamte Stimmungskurve ist also nach oben und nach unten in jeweils leichter Ausprägung ausgedehnt. Das Besondere bei den Stimmungsschwankungen ist der weitgehende Wegfall äußerer Anlässe als Auslöser für einen Stimmungsabfall oder -anstieg.

⇒ Folie: Stimmungskurve bei manisch-depressiver Störung

Stimmungskurve bei manisch-depressiver Störung: ⇐ Bei der manisch-depressiven Störung ist die gesamte Stimmungskurve stark nach oben und nach unten ausgeweitet. In der manischen Phase ist die Stimmung meistens euphorisch hochgestimmt und der Zugang zu positiven Gefühlen extrem erhöht. Manchmal ist die Stimmung in manischen Episoden jedoch eher gereizt und misstrauisch als gehoben. In der depressiven Phase ist die Stimmung extrem niedergestimmt und der Zugang zu negativen Gefühlen überwiegt deutlich. In der höchsten Ausprägung der Manie beobachten wir eine übermäßige Angetriebenheit und mitunter eine aggressive Reizbarkeit gepaart mit Selbstüberschätzung und einer frustrationsintoleranten Forderungshaltung, die bei Irritationen nicht selten auch extreme Wut auslösen kann. Dabei fällt es häufig schwer, diesem Zustand ein Gefühl oder eine Stimmung zuzuordnen. Vergleichbares, nur in umgekehrter Weise, lässt sich in einer schweren Depression beobachten. Der Antrieb ist stark vermindert und die Patienten berichten von einer Art »innerer Leere« und völliger Wert- und Wehrlosigkeit. Gefragt nach ihren Gefühlen, können sie keine benennen.

⇒ Folie: Lebenszeitprävalenz und Ersterkrankungsalter: Depressive Störungen

Lebenszeitprävalenz und Ersterkrankungsalter bei depressiven Störungen: ⇐ Ca. ein Fünftel der Bevölkerung erkrankt im Laufe des Lebens an einer Depression (16–26 % Major Depression und ca. 5 % chronische Depression; Berger u. a. 2019, S. 365–370). Dabei erkranken Frauen doppelt so häufig wie Männer. 50 % der Betroffenen erkranken erstmals vor dem 30. Lebensjahr. Ersterkrankungen im fortgeschrittenen Lebensalter kommen mit 10 % der Patienten eher selten vor (Berger u. a. 2019, S. 365–370).

⇒ Folie: Langzeitverlauf bei Depressionen

Langzeitverlauf bei Depressionen: ⇐ Depressionen beginnen in der Regel schleichend über einige Tage bis Wochen mit leichten depressiven Symptomen wie Schlafstörungen, leichter Niedergestimmtheit, Appetitverlust und erhöhter Ängstlichkeit. Die Erkrankung verläuft häufig in mehreren Krankheitsphasen. Eine Phasenlänge kann dabei Wochen bis Monate dauern. Ist die akute

Krankheitsphase abgeklungen, bleiben meistens keine krankheitsbedingten Resteinschränkungen zurück. Das heißt, der Betroffene erreicht sein vorheriges Leistungsniveau und ist im vollen Umfang wieder freude- und genussfähig. Bei manchen der Betroffenen können jedoch noch über Jahre Restsymptome der Depression bestehen bleiben, die einen erheblichen Leidensdruck erzeugen und die Leistungsfähigkeit einschränken (siehe hierzu Saß u.a. 2003, S. 404; Berger u.a. 2019, S 365–370). Wie schwer eine Episode ist, wie lange sie anhält und ob eine erneute Erkrankungsphase erfolgt, ist stark abhängig von der therapeutischen, der familiären und sozialen Unterstützung, die der Erkrankte erhält, sowie von seiner Fähigkeit, seine dysfunktionalen Denkmuster zu erkennen und zu verändern.

Komorbidität: Depressionen kommen häufig im Zusammenhang mit anderen psychischen Störungen vor: Angsterkrankungen, Zwangsstörungen, Persönlichkeitsstörungen, Essstörungen und Suchtmittelstörungen. Bei Schizophrenien treten depressive Stimmungszustände häufig nach Abklingen der Plus-Symptome in Erscheinung.

→ Folie: Depressionen und andere Erkrankungen

Lebenszeitprävalenz und Ersterkrankungsalter bei manisch-depressiven Erkrankungen: Manisch-depressive Erkrankungen werden in Bipolar-I- und -II-Störungen unterteilt, wobei die Bipolar-I-Störung ausgeprägte manische Episoden aufweist, die Bipolar-II-Störung dagegen nur dezente manische Phasen. Nach Berger u.a. erkranken 1–2 % der Bevölkerung im Laufe des Lebens an einer Bipolaren Störung. Dabei sind Frauen und Männer gleich häufig betroffen. Bei der Erstmanifestation der Erkrankung sind Betroffene ca. 18 Jahre (Bipolar-I-Störung) bzw. Mitte 20 (Bipolar-II-Störung (DSM-5, S. 176 bzw. 185).

→ Folie: Lebenszeitprävalenz und Ersterkrankungsalter: Manisch-depressive Erkrankungen

Optional: Vorstellen von Büchern für Betroffene

→ Folie: Hilfreiche Bücher

Wenn Sie und/oder die Teilnehmenden Bücher mitgebracht haben, können diese hier vorgestellt werden. Regen Sie dazu einen Austausch an.

5. Aufgabe zur nächsten Sitzung

→ Folie: Aufgabe zur nächsten Sitzung, Arbeitsblatt 5.2

Geben Sie das Arbeitsblatt 5.2 aus und lesen es vor. Die Teilnehmenden sollen überlegen, was sie in dieser Stunde Neues über ihre Erkrankung erfahren haben und ob es noch Fragen gibt. Bitten

Sie auch darum, zum nächsten Mal wieder Selbsthilfebücher und Ratgeber mitzubringen, welche die Teilnehmenden anderen Gruppenmitgliedern empfehlen möchten.

⇨ Folie: Abschluss

6. Abschluss ⇦

Zusammenfassung, offene Fragen, Abschlussrunde und Verabschiedung
Fassen Sie kurz das Wichtigste der Sitzung zusammen und erkundigen Sie sich, ob es noch offene Fragen oder thematische Wünsche für die nächste Sitzung gibt. Wenn die Fragen kurz beantwortet werden können und Sie ausreichend Zeit haben, tun Sie es an dieser Stelle, ansonsten nehmen Sie sie in den Themenspeicher auf und beantworten sie zu Beginn der nächsten Sitzung. Falls es eine Frage zu einem Thema einer späteren Sitzung ist, verweisen Sie auf die entsprechende Sitzung und gehen Sie dann erst darauf ein. Falls Ihre Klinik, Einrichtung oder Praxis eine störungsspezifische Gruppe zu den bearbeiteten Erkrankungen anbietet, können Sie diese hier ankündigen.

In der Abschlussrunde sollen die Teilnehmenden in Form eines Blitzlichtes, ohne Kommentare durch andere, ihre momentane Befindlichkeit mitteilen.

Geben Sie das Handout und die Informationsblätter zu den bearbeiteten Störungsbildern aus (eventuell nachreichen, falls Sie andere Störungsbilder als geplant bearbeitet haben und Ihr vorbereitetes Handout nicht passen sollte), verabschieden Sie die Teilnehmenden und bedanken Sie sich für ihr Mitwirken.

Sitzung 6: Besprechen einzelner Störungsbilder nach den Wünschen der Teilnehmenden (Fortsetzung)

Schwerpunkt der Sitzung 6: Wie in der 5. soll es auch in der 6. Sitzung um das Erarbeiten einzelner Störungsbilder gehen. Dabei sollten sich auch in dieser Sitzung die Inhalte an den Bedürfnissen der Teilnehmenden ausrichten. Unserer Erfahrung nach ist es möglich, ein bis zwei Störungsbilder pro Sitzung zu besprechen. Überlegen Sie vor Beginn der 6. Sitzung, ob Sie noch weitere störungsspezifische Sitzungen innerhalb dieser diagnosenübergreifenden Psychoedukationsgruppe anbieten können und wollen. Falls Sie Anregungen zum weiteren Vorgehen oder Literaturhinweise benötigen, beachten Sie bitte in diesem Zusammenhang unsere Vorschläge am Ende der Sitzungsdarstellung.
Planen Sie eine Pause von ca. zehn Minuten ein, wenn die Sitzung länger als sechzig Minuten dauern soll.

Benötigte Materialien

- Teilnehmerliste
- Arbeitsblätter 5.2, 6.1, 6.2 und 6.3
- Handout zur Sitzung 6 (evtl. in der nächsten Sitzung nachreichen)
- Informationsblätter zu den zu besprechenden psychischen Störungen
- ICD-10-GM (ICD-11) und wenn möglich DSM-IV-TR oder DSM-5
- Bücher und Literaturliste (»Empfehlungen zur Patientenlektüre«) für Betroffene
- Computer mit Beamer oder großem Bildschirm
- Präsentationsfolien zu den Sitzungen 5 und 6
- Whiteboard oder Flipchart
- Metaplankarten und Metaplanwand
- Moderationskoffer oder Moderationsmaterialien
- Kugelschreiber

Ablauf & Inhalte

1. Begrüßung, Vorstellen der thematischen Inhalte der Sitzung 6 und Anfangsrunde
2. Kurze Wiederholung von Sitzung 5
3. Besprechen der Aufgabe aus Sitzung 5
4. Neues Thema: Besprechen einzelner Störungsbilder nach den Wünschen der Teilnehmenden (Fortsetzung)
   - Angststörungen
   - Zwangsstörungen
   - Persönlichkeitsstörungen
   - Fragen und Antworten
   - Bücher für Betroffene vorstellen
5. Aufgabe zur nächsten Sitzung
6. Abschluss

Durchführung

☞ Legen Sie wie in Sitzung 5 vor dem Beginn einige Bücher für Betroffene aus, damit die früher eintreffenden Patientinnen und Patienten sie bereits einsehen können.

⇨ Folie: Sitzung 6

1. Begrüßung, Vorstellen der thematischen Inhalte der Sitzung 6 und Anfangsrunde ⇦

⇨ Folie: Ablauf & Inhalte der 6. Sitzung

Heißen Sie die Teilnehmenden zur Sitzung 6 willkommen und geben Sie die Teilnehmerliste aus. Bitten Sie darum, sich einzutragen. Stellen Sie den geplanten Ablauf und die vorgesehenen thematischen Inhalte der 6. Sitzung vor. Zeigen Sie dazu die Folie »Inhalte & Ablauf der 6. Sitzung«. ⇦ Machen Sie darauf aufmerksam, dass der Inhalt auf Wunsch der Patienten geändert werden kann, da es auch in dieser Sitzung um die Wünsche der Teilnehmenden gehen soll. Die Ergebnisse des Brainstormings der letzten sowie dieser Sitzung werden den inhaltlichen Schwerpunkt bestimmen. (Falls Sie bereits in der 5. Sitzung den inhaltlichen Schwerpunkt gemeinsam mit den Patienten festgelegt haben, können Sie die Präsentationsfolien bereits vor der Sitzung abändern. Unsere Folien können Ihnen dann als Leitfaden dienen.)
Bitten Sie anschließend die Patienten, in Form eines Blitzlichtes

mitzuteilen, wie es ihnen im Moment geht. Erkundigen Sie sich, ob es etwas Wichtiges mitzuteilen gibt, das für die heutige Gruppenarbeit relevant sein könnte.
Bitten Sie die Teilnehmenden, ihre mitgebrachten Bücher zu den ausgelegten hinzuzufügen. Machen Sie vor der Pause noch einmal auf die Bücher aufmerksam.

2. Kurze Wiederholung von Sitzung 5

Folie: Kurze Wiederholung der letzten Sitzung

Die thematischen Inhalte der letzten Sitzung werden mithilfe der Notizen am Whiteboard/Flipchart, der Präsentationsfolien der letzten Sitzung oder der Stichpunkte auf dieser Folie kurz mit den Teilnehmenden interaktiv wiederholt (Störungsbilder nach den Wünschen der Teilnehmenden, ggf. schizophrene Psychosen und affektive Störungen). Fragen Sie, ob es noch Anmerkungen oder Fragen zum letzten Treffen gibt. Gehen Sie, wenn es thematisch wichtig ist, kurz darauf ein. Wenn Fragen gestellt werden, die Sie in einer späteren Sitzung vertieft behandeln wollen, verweisen Sie auf die entsprechende Sitzung oder nehmen Sie die Fragen im Themenspeicher auf. Falls sehr persönliche oder therapiebezogene Fragen geäußert werden, die den Rahmen der Gruppe überschreiten, verweisen Sie höflich an den behandelnden Psychotherapeuten oder die Ärztin.

3. Besprechen der Aufgabe aus Sitzung 5

Folie: Aufgabe aus der letzten Sitzung, Arbeitsblatt 5.2

Die Teilnehmerinnen und Teilnehmer sollten überlegen, was sie in der letzten Sitzung Neues über ihre Erkrankung erfahren haben und ob sich daraus Fragen ergeben. Lesen Sie das Arbeitsblatt 5.2 dazu nochmals vor, fragen Sie die Teilnehmenden nach ihren Ergebnissen und ob noch Fragen zu den in der letzten Woche besprochenen psychischen Erkrankungen aufgekommen sind, die an dieser Stelle beantwortet werden können. Gehen Sie auf die Ergebnisse und Fragen ein.

4. Neues Thema: Besprechen einzelner Störungsbilder nach den Wünschen der Teilnehmenden (Fortsetzung)

Folien: Thema (Fortsetzung der letzten Sitzung), Brainstorming

Sie können an dieser Stelle wie in der letzten Sitzung kurz ein Brainstorming anregen, falls Sie mit einer offenen Gruppe arbeiten. Ansonsten gehen Sie auf die Ergebnisse des Brainstormings

der letzten Sitzung ein, fragen, ob es noch weitere oder andere Wünsche gibt, und besprechen die Störungsbilder, die die Teilnehmenden wünschen.
Hier werden exemplarisch Angst-, Zwangs- und Persönlichkeitsstörungen vorgestellt. Da nach unserer Erfahrung nur ein bis zwei Störungsbilder in einer Sitzung besprochen werden können, müssen Sie eine Auswahl treffen oder, falls möglich, noch eine oder mehrere weitere störungsspezifische Sitzungen aufnehmen. Denken Sie aber daran, dass weniger meist mehr ist! Achten Sie bei Ihrem Vorgehen darauf, ob die Mehrheit der Teilnehmenden sich gern austauschen oder lieber viel Input haben möchte.

→ 1. Vorschlag zum weiteren Vorgehen

Wenn Sie sich mit den Teilnehmenden geeinigt haben, welche Erkrankung zunächst bearbeitet werden soll, können Sie wie in Sitzung 5 eine Einzelarbeit anregen, damit die Patienten sich auf ihr eigenes Wissen und ihre eigenen Fragen konzentrieren können.

⇥ Folie: Einzelarbeit, Arbeitsblatt 6.1

Geben Sie dazu zunächst die erste Seite des Arbeitsblatts 6.1 ⇤ aus und lesen Sie den Text vor. Falls Sie eine zweite oder dritte Störung bearbeiten wollen, können Sie die Einzelarbeit wiederholen und dazu die zweite Seite ausgeben, falls Sie Zeit dazu haben. Ansonsten verzichten Sie darauf.

⇥ Folie: Auswertung der Einzelarbeit

Auswertung der Einzelarbeit: ⇤ Gehen Sie mit den Patienten die Ergebnisse durch und schreiben Sie Stichpunkte an das Flipchart oder Whiteboard.
Nach der Auswertung können Sie mit den folgenden Informationen zu Angststörungen, die unter dem 2. Vorgehen dargestellt sind, beginnen.

→ 2. Vorschlag zum weiteren Vorgehen

Siehe im Folgenden am Beispiel Angststörungen (ohne Einzelarbeit oder im Anschluss an das erste vorgeschlagene Vorgehen):

⇥ Folie: Angststörungen (I)

Angststörungen ⇤

Sie können so beginnen:

» Angst ist ein Gefühl, das jeder kennt. Sie ist überlebenswichtig, denn sie setzt bei Gefahr ein Programm in Gang, das uns in kürzester Zeit befähigt, den Kampf oder die Flucht anzutreten. Hormone wie Adrenalin und Noradrenalin – und später auch Cortisol – sorgen dann dafür, dass sich unsere Herz- und Atemfrequenz erhöht, die Muskeln mit Blut und das Blut mit Sauerstoff und Energie versorgt werden, damit wir die Kraft und Geschwindigkeit aufbringen, uns sofort aus der Gefahrensituation zu entfernen. Die Verdauungsorgane stellen ihre Arbeit ein (Magendruck, Mundtrockenheit, ›Kloß im Hals‹, ›Worte bleiben im Halse stecken‹), zur Kühlung wird Schweiß produziert; die akute Umverteilung des Blutes kann Schwindel auslösen. Eine Besonderheit wollen wir in dieser Sitzung besprechen: Den Alarm ohne Feuer. Denn genau wie einen Feuermelder können wir dieses Programm auch dann in Gang setzen, wenn es gar nicht ›brennt‹, das heißt, wir können diese Überlebensreaktion auch unbeabsichtigt durch gedankliche ›Alarmrufe‹ selbst auslösen, auch in Situationen, die an sich nicht gefährlich, uns jedoch vielleicht unbekannt sind oder eine größere Herausforderung bedeuten. Wenn wir den Mut aufbringen und die Situation bewältigen, überwinden wir unsere Angst, der Organismus schaltet um auf Entspannung, und wir werden mit der korrektiven Erfahrung ›Doch nicht gefährlich!‹, mit Freude und mit einem Zuwachs an Selbstsicherheit und Selbstvertrauen belohnt: ›Ich schaffe das. Ich kann das‹. So vergrößern wir nahezu täglich unseren Erfahrungsschatz und unsere Kompetenzen und passen uns dadurch unserer Umwelt mit ihren Anforderungen an.

Nun kennen die meisten von uns jedoch auch Zeiten, in denen es uns seelisch und körperlich nicht so gut geht wie sonst. Dafür kann es verschiedene Gründe geben – private oder auch berufliche. Wenn wir in so einer Zeit schneller erschöpft und überfordert sind und mehr Misserfolge erleben als sonst, kann das dazu führen, dass wir das alltäglich notwendige Überwinden unserer kleinen und größeren Abneigungen und Ängste immer mehr unterlassen, um neue Misserfolge zu vermeiden. Wir scheuen dann herausfordernde Situationen, weil wir dabei Körperreaktionen (Schwitzen, Anspannung) erleben, die zwar dazu gehören, die wir aber dann als übertrieben ›gefährlich‹ bewerten. Wir verhindern notwendige korrektive Erfahrungen, verlieren an Selbstvertrauen und werden immer unsicherer. Ohne es zu wollen, also ›unbewusst‹, lösen wir dann auch in harmlosen Situationen ›Alarm‹ aus. Ein Beispiel: Wir stehen im Supermarkt in einer Schlange an der Kasse. Dieses Warten zwischen anderen Kunden empfinden wir als einengend und lästig und denken: ›Hoffentlich geht das schnell, nicht dass mir schwindelig wird, hier zwischen all den Leuten …‹ Die ersten Körperreaktionen wie Schwitzen und leichter Schwindel machen sich bemerkbar. Wir werten das als Warnsignale vor einer Gefahr, sehen uns wie in einer Falle und denken: ›Hilfe, ich krieg kaum noch Luft. Was, wenn ich jetzt ohnmächtig werde oder einen Kreislaufzusammenbruch bekomme ... ich muss hier raus!‹ Wir können nun durch unsere besorgten Gedanken immer mehr Angstsymptome (erhöhter Puls, flacher Atem usw.) produzieren, diese als weitere Bestätigung für unsere Befürchtungen werten und uns so bis in eine Panik hineinsteigern und eventuell daraufhin den Markt fluchtartig verlassen. Für uns ist der Zusammenhang unserer Körperreaktionen mit unserer Bewertung nicht erkennbar, der Supermarkt ist nun mit dem Gefühl Angst verbunden (›konditioniert‹) und wir könnten den Supermarkt künftig meiden, weil wir nun auch ›Angst vor der Angst‹ haben. Wenn wir unsere Ängste nicht mehr kontrollieren und überwinden können, so sprechen wir von einer Angststörung. «

Es gibt unterschiedliche Angststörungen. Fragen Sie Ihre Teilnehmenden, welche Angststörungen sie kennen, und schreiben Sie die genannten Begriffe an das Whiteboard oder Flipchart. Wenn keine Vorschläge kommen, nennen Sie selbst ein Beispiel wie Agoraphobie oder Panikstörung. Erklären Sie anschließend die genannten Begriffe und erläutern Sie die Erkrankungen. Zur Ergänzung und Erläuterung können Sie die nächsten zwei Folien zu den Angststörungen zeigen. ⇽

⇾ Folien: Angststörungen (II, III)

» Unter den phobischen Störungen fasst man solche zusammen, in denen Menschen in generell ungefährlichen Situationen mit Angst reagieren und diese meiden. Patienten mit **Agoraphobie** bekommen Ängste außerhalb ihrer Wohnung oder ihres Hauses. Sie bewerten öffentliche Umgebungen als ›gefährlich‹ und haben daher Angst, ihre Wohnung oder das Haus zu verlassen. Solche typischen mit Angst verknüpften Orte sind öffentliche Verkehrsmittel, Fahrstühle, Tunnel, Autobahnen, Flugzeuge, Menschenmassen, Kaufhäuser, Kinos, Fußballstadien, Brücken und andere öffentliche Plätze. Im Laufe der Krankheitsentwicklung führen bereits die befürchteten Ängste dazu, solche Situationen zu meiden. Mancher Betroffene sucht die Situationen jedoch noch in Begleitung oder mit großem Unbehagen auf.

Das Hauptkriterium der **sozialen Phobie** ist ein ausgeprägtes Unwohlsein und Angst in sozialen und Leistungssituationen. Betroffene haben übertrieben starke Angst, ›sich zu blamieren‹, und versuchen, Situationen zu meiden, in denen sie oder ihre Leistung von anderen beobachtet und bewertet werden könnten.

Bei der **spezifischen phobischen Störung** handelt es sich um eine Angststörung, die auf eng umschriebene Situationen oder Objekte

beschränkt ist, etwa auf die Nähe von bestimmten Tieren (Hunde, Spinnen, Mäuse, Schlangen), Höhen, Donner, Dunkelheit, das Benutzen öffentlicher Toiletten, den Genuss von bestimmten Speisen, den Anblick von Blut und Verletzungen oder Zahnarztbesuche.
Bei einer **Panikstörung** reagieren Menschen plötzlich mit einer enormen Angstentwicklung, ›die sie wie aus heiterem Himmel trifft‹. Patienten mit Panikstörungen können ihre Angst nicht auf bestimmte Situationen zurückführen und beschreiben Befürchtungen, zu sterben oder verrückt zu werden. Bei einer Panikattacke wird eine Aktivierungsreaktion des Organismus mit den jeweiligen körperlichen Veränderungen von den Betroffenen selbst als Gefahr interpretiert und in einem ›psycho-somatischen‹ Aufschaukelungsprozess auf die Spitze getrieben. Dies führt zu einem starken körperlichen Unwohlsein, zu Schwitzen, Zittern, Übelkeit, Magen- und Darmbeschwerden, Herzklopfen und – wegen der hastigen Atmung / ›Hyperventilation‹ – zu Enge und Schmerzen im Brustkorb bis hin zu Erstickungsgefühlen und ›Todes‹-Angst. Die Panikstörung tritt oft in Kombination mit einer Agoraphobie auf.
Wesentliches Merkmal einer **generalisierten Angststörung** ist die sogenannte frei flottierende Angst. Der Begriff ›frei flottierend‹ ist vom englischen ›free floating‹ abgeleitet und beinhaltet die nicht auf bestimmte Situationen oder Objekte beschränkte, sondern permanente unangemessen starke Besorgnis der Betroffenen, dass ein Unglück geschehen könnte, sie selbst oder ein naher Angehöriger demnächst erkranken, einen Unfall erleiden, verletzt oder getötet werden könnte, weshalb die Störung eigentlich noch treffender ›Generalisierte Sorgenstörung‹ heißen sollte.
Ängste belasten die Stimmung so erheblich, dass häufig zusätzlich zur Angsterkrankung eine Depression entsteht. «
Nachdem Sie die unterschiedlichen Angsterkrankungen im Überblick erklärt haben, können Sie nun die typischen Symptome dieser Störungen besprechen. Entweder Sie sammeln die Vorschläge der Teilnehmenden am Whiteboard oder Flipchart nach Kategorien geordnet oder nach der Reihenfolge der Nennung. Die meisten Krankheitszeichen treten bei allen Angsterkrankungen auf, manche sind spezifisch für eine bestimmte Störung. Sollten spezifische Symptome genannt werden, erwähnen Sie kurz, bei welcher Störung sie vor allem auftreten.
Anschließend können Sie die drei Folien »Symptome: Angststörungen« zeigen. ⇽ Wir haben die sonstigen häufig genannten Begleitsymptome in die Kategorie »sonstige Symptome« eingeordnet.

⇾ Folien: Symptome: Angststörungen (I – III)

Folie: Psychologischer Erlebenskreislauf bei Angststörungen

Um zu verdeutlichen, dass auch bei einer Angsterkrankung alles miteinander zusammenhängt, können Sie anhand des psychologischen Erlebenskreislaufs darstellen, wie Ängste im persönlichen Erleben durch einen kognitiv-physiologischen Aufschaukelungsprozess (Sorge bzw. akute Befürchtung, Begleitphysiologie der Befürchtung, subjektive Bestätigung und Verstärkung der Befürchtung, Verstärkung der Begleitphysiologie usw.) sowohl situativ als auch über einen längeren Zeitraum (dann insbesondere durch beständiges Sorgen) immer stärker werden können:

» Ein weiteres Beispiel: Sie stehen im U-Bahnhof, sehen (Wahrnehmung) die ankommende U-Bahn (Reiz) und denken: ›Da muss ich gleich einsteigen, dann werde ich wieder Angst bekommen!‹ Dieser Gedanke löst das Gefühl Angst und die vorhin bereits beschriebene Alarmreaktion im Körper aus, mit Ausschüttung der Stresshormone Adrenalin und Noradrenalin, wodurch der Körper mobilisiert und angespannt wird, um eine Fluchtreaktion ausführen zu können. (**Anmerkung:** Noradrenalin ist ein Neurotransmitter, der sowohl im Hirnstoffwechsel als auch im Körper wirkt, dort aber als Hormon andere Aufgaben hat.) Sie nehmen wahr, dass Ihr Körper auf Flucht ausgerichtet ist und Sie Angst haben, bewerten deshalb die Situation tatsächlich als ›gefährlich‹ und der Kreislauf wird weiter angeregt. Sie ängstigen sich noch mehr, noch mehr Stresshormone werden ausgeschüttet (zusätzlich nun auch Cortisol), ihr Körper reagiert mit den (vorhin genannten) Symptomen und Ihr Impuls, zu fliehen, wird immer drängender, was wiederum Ihre Bewertung, dass Sie in Gefahr sind, bestärkt, und so weiter. Diesen Aufschaukelungsprozess können Sie bis hin zu einer Angstattacke fortsetzen. Sie können ihn aber auch unterbrechen, etwa weil Sie die Situation verlassen. Dann tritt eine kurzfristige Entlastung ein, Sie denken: ›Gott sei Dank, nun ist es vorbei! Ich habe die Gefahr abgewendet.‹ Dadurch beruhigen sich die Gefühle wieder, die Ausschüttung der Stresshormone wird heruntergefahren. Der Körper kann sich nun entspannen. Verhaltenstherapeuten nennen diesen Effekt ›negative Verstärkung‹ der Angst, denn durch das Nachlassen der Anspannung beim Entfernen aus der Situation ›lernen‹ Sie die Situation als ›tatsächlich gefährlich‹ einzuschätzen. Da Sie nie wieder solch eine Angst erleben möchten, versuchen Sie, diese und ähnliche Situationen zu meiden. Bei zunehmender Vermeidung reicht mitunter allein der Gedanke an eine angstauslösende Situation, um Angst zu provozieren (›Angst vor der Angst‹).

Der beschriebene Kreislauf kann auch durch die Überbewertung einer körperlichen Unpässlichkeit ausgelöst werden. Menschen erleben diese ähnlich wie ›die Angst aus heiterem Himmel‹ (Panikstörung). Auch bei vermeintlich körperlichen Auslösern sind es jedoch Gedanken, also die Interpretation der jeweiligen Körperempfindung als ›gefährlich‹, die den Aufschaukelungsprozess erst in Gang setzen. «

Wenn Sie Zeit haben, können Sie mit den Patientinnen und Patienten unterschiedliche Beispiele erarbeiten.

Konfrontationstherapie: Anhand dieser Präsentationsfolie können Sie das Vorgehen bei der Exposition erklären. Oftmals wissen Teilnehmende bereits etwas über dieses Vorgehen. Wenn Menschen mit Angststörungen eine mit Angst assoziierte Situation wegen ihrer Körperreaktionen (Anspannung, Herzklopfen, etc.) vorzeitig verlassen, kann diese sich, wie bereits beschrieben, als »gefährlich« einprägen, denn das Nachlassen der Angst wird dann nicht der Ungefährlichkeit der Situation, sondern deren Verlassen zugeschrieben. Wer sich schon gedankliche Umbewertungen erarbeitet und gelernt hat, sich selbst zu beruhigen, macht in der Exposition die Erfahrung, dass er seine Körperreaktionen selbst beeinflussen kann und dass die Angst nachlässt, obwohl er in der Situation geblieben ist. Außerdem ist die akute Panikreaktion dem Körper nicht unendlich lange möglich, irgendwann lässt sie schon aus Erschöpfung nach und der Gegenspieler des Aktivators Sympathikus, der Parasympathikus, übernimmt die Führung und bewirkt Beruhigung. Der Betroffene hat so die Möglichkeit, die Situation am Ende ohne Angst zu erleben und als ungefährlich abzuspeichern. Dieser Vorgang wird Habituation genannt und bedeutet so viel wie Anpassung/Gewöhnung an die Situation.

→ Folie: Konfrontationstherapie

Früher (in klassischen, »orthodox behavioristischen« Verhaltenstherapien) wurden solche Konfrontationstherapien noch ohne vorherige Erarbeitung einer neuen Bewertung durchgeführt, denn Gedanken wurden als nicht beobachtbare Inhalte der sogenannten »Black Box« von der Behandlung ausgeklammert. Dies entspricht nicht dem aktuellen Forschungsstand und wird nicht mehr empfohlen, denn dieses Vorgehen kann dazu führen, dass der Konfrontierte sein »Überleben« als Zufall, »noch mal Glück gehabt«, dem Übungscharakter der Situation oder anderen Effekten zuschreibt oder sogar noch stärker als vorher sensibilisiert ist, je nachdem, wie er das Erlebte eingeordnet hat. Denn wie oben beschrieben, sind ja nicht die jeweiligen Situationen das Problem, sondern die situationsbezogenen Bewertungs- und Aufschaukelungsprozesse, und auf diese konzentrieren sich moderne, »kognitive« Verhaltenstherapien. Konfrontationsübungen dienen hier dem Verinnerlichen, also dem »Glaubenlernen«, der vorher in der Therapie erarbeiteten realistischen, neuen Bewertungen der Situation, des sogenannten »B neu« (Stavemann 2014). Eine Konfrontation mit der Situation, wenn der Patient noch gar nicht verstanden hat, was bewirkt werden soll, sich noch kein »B neu« erarbeitet und eingeprägt hat, d.h. noch gar nicht weiß, wie er sich in der Situation selbst beruhigt, kann zu einem Abbruch der Übung und somit zu einer vermeintlichen Bestätigung und Verstärkung der Angst sowie in der Folge zu noch mehr Vermeidungsverhalten führen. Es muss vorher klar sein, dass der Patient die Situation dafür nutzt, die realistischen Gedanken wiederholen und festigen zu lernen, und die Situation nicht vor dem Nachlassen der Angst verlässt. Es sollte gemeinsam ein gestuftes Vorgehen besprochen werden. Je häufiger der Betroffene seine realistischen Einschätzungen wiederholt und sich deren Zutreffen in sensu (in der Vorstellung) oder in vivo (in der realen Situation) vergegenwärtigt, desto vertrauter werden sie ihm und desto wirksamer schützen sie ihn vor Ängsten (sprich: unnötigen körperlichen Angstreaktionen). Die Erfahrung, sich in einer Angstsituation selbst beruhigen zu können, schafft Kontrollerleben und stärkt zudem das Selbstbewusstsein und -vertrauen der Betroffenen.

⇥ Folie: Lebenszeitprävalenz von Angststörungen

Lebenszeitprävalenz von Angststörungen: Anhand dieser Folie können Sie die Häufigkeit der einzelnen Störungen gut erläutern. ⇤ Die Wahrscheinlichkeit, mindestens einmal im Leben an einer Angststörung zu erkranken, liegt bei ca. 13–15 %. Damit stellen Angststörungen eine der häufigsten psychischen Erkrankungen dar.

Nach einer Studie des Max-Planck-Instituts in München erkranken 5,7 % der Allgemeinbevölkerung irgendwann im Leben an einer Agoraphobie, 2,4 % an einer Panikstörung, 8 % an einer spezifischen Phobie und 2,5 % an einer sozialen Phobie. Die generalisierte Angststörung wurde in dieser Studie nicht erfasst (Perkonigg und Wittchen 1995, S. 137–156; Wittchen u.a. 1992).

Das Auftreten einer generalisierten Angststörung wird in verschiedenen Studien mit ca. 5 % angegeben (siehe Saß u.a. 2003, S. 526). Frauen sind von Angststörungen ungefähr doppelt so häufig betroffen wie Männer.

Das durchschnittliche Ersterkrankungsalter bei den Angsterkrankungen ist unterschiedlich: Spezifische Phobien entstehen in der

Regel bereits in der Kindheit, soziale Phobien in der Jugend. Panikstörungen und Agoraphobie treten meistens zwischen dem 20. und 30. Lebensjahr auf. Generalisierte Angststörungen kommen sowohl in der Adoleszenz als auch um das 40. Lebensjahr herum vermehrt vor (ANGENENDT u. a. 2019, S. 445–448).

Zwangsstörungen

Folie: Zwangsstörungen (I)

Erfahrungsgemäß besteht auch Interesse, über Zwangserkrankungen zu sprechen, da einige Patienten davon betroffen sind. Laut Statistischem Bundesamt stellten Zwangserkrankte 2019 0,3 % der Fälle der aus den Fachabteilungen für Psychiatrie und Psychotherapie entlassenen Patientinnen und Patienten dar (Sonderauswertung des Statistischen Bundesamtes 2021). Aber auch im Rahmen anderer psychischer Erkrankungen wie Depressionen, Ängsten, Essstörungen oder Persönlichkeitsstörungen werden Zwangsgedanken oder -handlungen beobachtet. Auch bei Patienten mit schizophrenen Psychosen werden Zwangsstörungen häufig beobachtet. Die Ursache hierfür wird kontrovers diskutiert. Eine Erklärung könnte sein, dass versucht wird, durch Zwangsgedanken und/oder -handlungen Kontrolle über ein innerpsychisch erlebtes Chaos zu bekommen bzw. einem Chaos vorzubeugen, und sehr wahrscheinlich ist das Ziel, Angst zu reduzieren, denn der wahrgenommene Kontrollverlust über das eigene Denken löst nachvollziehbare Besorgnis bei den Betroffenen aus. Die Symptome der Zwangsstörung sind in diesem Kontext manchmal vor der psychotischen Symptomatik zu beobachten, und manchmal entwickeln sie sich erst im Verlauf. Welche Rolle die Medikation dabei spielt, vermögen wir nicht zu beurteilen.

Sie können Ihre Erläuterung wie folgt beginnen:

» Jeder von uns kennt den plötzlich einschießenden Gedanken: Habe ich den Herd ausgestellt? Oder: Habe ich die Tür auch abgeschlossen? Jeder von uns kennt auch das Zurückgehen und Nachsehen. Dabei handelt es sich noch nicht um gestörtes Denken und Handeln. Erst wenn der Betroffene sich nicht mehr von aufdrängenden Gedanken oder Handlungen lösen kann und der Alltag dadurch erheblich erschwert wird, beginnt die Störung.

Hauptmerkmal der Zwangsstörung sind demnach wiederkehrende, sich aufdrängende Zwangsgedanken oder -handlungen. Der Zwangserkrankte kann einen Gedanken oder eine Handlung nicht abbrechen. Je länger ein Zwangsgedanke oder eine Zwangshandlung ausgeführt wird, desto quälender wird die Ungewissheit, bis der Zwang irgendwann, oft aus Erschöpfung, abgebrochen wird. Die Zwangserkrankung ist demnach – stark vereinfacht – die Erkrankung, bei der man nicht abbrechen kann. «

→ 1. Vorschlag zum Vorgehen: Großgruppenarbeit
Fragen Sie die Teilnehmenden, welche Zwänge sie kennen, und sammeln Sie sie am Whiteboard oder Flipchart. Ordnen Sie die Beiträge nach Zwangsgedanken und Zwangshandlungen.

→ 2. Vorschlag zum Vorgehen: Kleingruppenarbeit
Wenn die Gruppe fast ausschließlich aus Zwangserkrankten besteht, können Sie an dieser Stelle eine Kleingruppenarbeit anregen, um den Austausch zu fördern (eventuell vorher Einzelarbeit ⇐, Arbeitsblatt 6.1, ggf. gleich die 2. Seite, falls Sie bereits eine psychische Erkrankung bearbeitet haben und werten Sie es gemeinsam in der Gruppe aus.). ⇐ Bitten Sie die Patienten anschließend, sich zu dritt zusammenzutun und zu sammeln, welche Zwänge sie kennen, und diese z. B. auf Metaplankarten zu schreiben (kein Arbeitsblatt). ⇐ Meist ist die Patientengruppe der Zwangserkrankten in der diagnosenübergreifenden Psychoedukation allerdings zu klein, als dass es sinnvoll wäre, eine Kleingruppenarbeit anzubieten.

⇒ Folie: Einzelarbeit

⇒ Folie: Auswertung der Einzelarbeit

⇒ Folie: Kleingruppenarbeit

Auswertung der Kleingruppenarbeit: ⇐ Wenn Sie mit der Kleingruppe arbeiten, bereiten Sie während der Kleingruppenarbeit die Metaplanwand vor, indem Sie die Kategorien »Zwangsgedanken« und »Zwangshandlungen« auf zwei Metaplankarten schreiben und diese zur Strukturierung an der Metaplanwand anbringen. Anschließend lassen Sie die Patienten ihre Metaplankarten anheften und unterstützen sie dabei.

⇒ Folie: Auswertung der Kleingruppenarbeit

Unabhängig davon, ob Sie in Klein- oder Großgruppe gearbeitet haben, können Sie anschließend die zweite Präsentationsfolie zu Zwangsstörungen zeigen. Falls Sie sie nicht in der Gruppenarbeit einsetzen, können die Präsentationsfolien im Handout als Information und Gedächtnisstütze für die Patienten dienen. ⇐

⇒ Folie: Zwangsstörungen (II)

Erläutern Sie dazu, dass die sich aufdrängenden, »zwanghaften« Gedanken, Vorstellungen und Bilder von Erkrankten als nicht verhinderbar erlebt werden und daher nachvollziehbar massive Unruhe und Ängste bei ihnen auslösen. **Zwangsgedanken** haben zumeist vom Betroffenen als sehr unangenehm bewertete bedrohliche, aggressive, sexuelle oder religiöse Inhalte oder sie beziehen sich auf Ordnung, Sauberkeit oder auch auf die Sorge, er selbst

oder andere könnten durch seine Unachtsamkeit geschädigt werden. Der Zwangserkrankte erkennt im Gegensatz zum psychotisch Erkrankten, dass es Gedanken sind und nicht die Realität.
Bei **Zwangshandlungen** sieht die Person sich gedrängt, immer wieder die gleichen Handlungen (auch gedankliche wie etwa zählen) auszuüben, um Sicherheit zu gewinnen und Angst und Anspannung abzubauen.
Wasch- und Reinigungszwänge stellen dabei die häufigste Gruppe der Zwangshandlungen dar. Nach bestimmten Ritualen »muss« z. B. das Händewaschen oder Duschen vollzogen werden. Kommt es zu Störungen in den Ritualen, beginnt der Unterbrochene in der Regel von vorn.
Zu den zweithäufigsten Handlungszwängen gehören die **Kontrollzwänge**, wie das wiederholte, nicht enden wollende Kontrollieren, ob der Herd aus ist, der Wasserhahn zu ist, die Heizung abgestellt, die Türen geschlossen, alle Stecker gezogen sind etc.
Bei den **Vermeidungszwängen** achtet der Erkrankte übertrieben darauf, bestimmte Handlungen zu vermeiden, etwa die Plattenkanten auf dem Gehweg zu betreten oder rote Gegenstände zu berühren oder überhaupt anzusehen.
Manche Menschen leiden unter **Sammelzwängen**. Sie sind wie getrieben, alles oder Bestimmtes, das ihnen wichtig erscheint, zu sammeln, und können sich nicht davon trennen, da sie befürchten, etwas Wichtiges wegzuwerfen.
Bei den **Ordnungszwängen** bestehen die Betroffenen unverhältnismäßig stark darauf, eine bestimmte Ordnung einzuhalten, und verbringen täglich viel Zeit damit, eine spezifische Anordnung von Gegenständen herzustellen – die Wahrnehmung von Unordnung in ihrem System beunruhigt sie extrem.
Bei den **Wiederholungs- und Zählzwängen** führen Zwangserkrankte genau definierte Handlungen immer eine bestimmte Anzahl von Malen durch. Verzählen sie sich oder sind diesbezüglich unsicher, wiederholen sie das Ritual.
Bei der **zwanghaften Langsamkeit** werden alltägliche Handlungen übertrieben langsam und exakt ausgeführt.
Der Zwangserkrankte ist sich in der Regel der Unsinnigkeit seiner Gedanken und Handlungen bewusst (ich-dyston), sieht sich jedoch nicht in der Lage, sie zu stoppen und sich etwas anderem zuwenden. Er schafft es nicht, sich von seinen Zwangsgedanken zu lösen, und schätzt die Gefahr, sich beschmutzt, jemanden verletzt, etwas vergessen zu haben, und die jeweiligen Folgen deutlich zu

hoch ein. Zwangsgedanken und -handlungen werden von starken körperlichen und emotionalen Reaktionen wie Anspannung und Angst begleitet und durch diese aufrechterhalten.

Folie: Stufenmodell der Aufrechterhaltung von Zwängen

Gehen Sie zu der Präsentationsfolie »Stufenmodell der Aufrechterhaltung von Zwängen« (Modell leicht verändert nach: REINECKER 2017, S. 25) und erläutern Sie, zum Beispiel so:

» Zwangsgedanken sind zunächst ganz normale Gedanken, die jeder von uns kennt. Unser Gedächtnis ist ein assoziatives, das heißt, es hat sich evolutionsbiologisch (in der biologischen Entwicklungsgeschichte) bewährt, viele verschiedene Varianten zu durchdenken, um entsprechend vorbereitet zu sein, sollte ein bestimmter Fall eintreten. Diese assoziativen Gedanken betreffen nicht nur solche Dinge, die uns von außen passieren können, sondern auch unser eigenes Verhalten. Wenn wir zum Beispiel eine steile Serpentine entlangfahren und den tiefen Abgrund neben der Straße sehen, denken wir vielleicht: ›Jetzt bloß nicht das Lenkrad verreißen, sonst geht's bergab ...!‹ Normalerweise ziehen solche Gedanken von allein vorüber, wenn wir ihnen keine große Bedeutung beimessen. Manche solcher assoziativen Gedanken betreffen jedoch auch sexuelle oder gewalttätige Verhaltensmöglichkeiten, welche sehr stark unseren Moralvorstellungen und unserem Selbstbild widersprechen, sodass sie intensive Gefühle von Angst und Scham auslösen können. Wenn wir dann übermäßig stark versuchen, diese Vorstellungen von uns wegzudrängen oder sie zu unterdrücken, sie also *nicht* zu denken, können wir möglicherweise genau das Gegenteil bewirken. Probieren Sie es einmal selbst aus: Denken Sie jetzt *nicht* an einen rosaroten Elefanten, denken Sie *nicht* an seine großen rosa Ohren und seinen rosaroten Rüssel und denken Sie *auf gar keinen Fall* an das kleine grüne Fahrrad, auf dem der Elefant seine Runden dreht ... Sie merken, unser Gehirn wandelt Gedanken in Bilder um – auch ein evolutionsbiologisches Erbe –, es kann das ›nicht‹ nicht mitdenken, sondern es konstruiert das Bild eines rosaroten Elefanten auf einem grünen Fahrrad.

Wissen Sie noch, was Sie taten, als Sie vom Terroranschlag auf das World Trade Center am 11. September 2001 in New York erfuhren? Diese Bilder erregten intensive Gefühle und haben sich daher bei den meisten von uns besonders lebhaft im Gedächtnis abgespeichert – Erfahrungen, die mit starken Gefühlen einhergehen, bleiben im Gedächtnis besser haften. Emotionen sind sozusagen der Klebstoff, der die Bilder und Gedanken in unserem Gehirn festhält. Wenn Sie nun in einer angespannten Lebensphase bei hoher Vulnerabilität (Krankheitsanfälligkeit) einen mit intensiver Angst, Abscheu oder Scham verknüpften Gedanken zu unterdrücken versuchen, drängt er sich umso intensiver gegen Ihren Willen auf. Häufig gedachte und mit starken Emotionen einhergehende Vorstellungen materialisieren sich – genau wie gewohnte Verhaltensabläufe – in Form stärkerer Synapsenverbindungen im Gehirn. Zwangserkrankte sehen sich dementsprechend zunehmend weniger in der Lage, ihre verfestigten Zwangsgedanken auszublenden, und entwickeln dann verschiedene Verhaltensweisen und Rituale, die kurzfristig zu einer Entlastung führen, langfristig aber die Störung noch weiter verstärken und festigen. «

Sie können anhand der Folie »Stufenmodell der Aufrechterhaltung von Zwängen« ein vereinfachtes Beispiel schildern: ⇠

⇨ Folie: Stufenmodell der Aufrechterhaltung von Zwängen

» Die übernächtigte, gestresste Mutter eines schreienden Kindes ›ertappt‹ sich bei der Vorstellung, das Kind zu schütteln oder zu schlagen. Sie kann diesen Gedanken als abwegig und irrelevant und als ›spontane Fehlschaltung‹ infolge ihres Genervtseins bewerten und sich sagen: ›Oh je, ich muss heute Nacht wirklich mehr schlafen, ich hab ja schon vollkommen krude Gedanken!‹ Dann wird der Gedanke sie nicht weiter behelligen. Sie kann ihn aber auch überbewerten: ›Als Mutter darf ich so etwas nicht denken. Hoffentlich denke ich das nie wieder!‹ Sie kann sich einreden, dass alles, was sie denkt, eine tiefere Bedeutung habe und stets Ausdruck unbewusster Wünsche sei, und schlussfolgern, dass sie – wenn sie nicht aufpasse – vielleicht irgendwann im Stress die Kontrolle über sich verlieren und diese Handlung ausführen werde – hört man nicht in vielen Krimis vom ›Totschlag im Affekt‹? Diese irrationale Befürchtung wird zu einer starken emotionalen und physiologischen Unruhe führen. Wenn sie diese Unruhe nun als Bestätigung ihrer Befürchtung wertet, kann dies zu einem noch stärkeren Anspannungszustand führen (vgl. Aufschaukelungsprozess der Angst). Anders als bei agoraphobischen Ängsten kann sie einen Gedanken jedoch nicht – wie eine Situation – ›verlassen‹. Sie sucht nach einer Möglichkeit, die Anspannung zu reduzieren. Möglicherweise ist sie gerade dabei, die Küche zu putzen oder sich die Hände zu waschen, und verstärkt nun ihre Reinigungsrituale oder sie bringt einen speziellen Ablauf oder Rhythmus in bestimmte Handlungen, um sich abzulenken.

Eine Zwangshandlung ist also eine Handlung, die von starken Gefühlen wie z. B. Scham und Angst ablenken und sie abschwächen soll. In dem Zusammenhang hat sich der Begriff ›neutralisieren‹

etabliert. Die neutralisierende Zwangshandlung hilft also kurzfristig, den empfundenen Stress abzubauen und Entspannung zu erreichen. Die Abnahme der Unruhe durch eine Zwangshandlung erhöht jedoch langfristig deren Auftretenswahrscheinlichkeit und kann zu einem immer weiteren Ausbau von Zwangshandlungen führen. Nun verhält es sich mit der neutralisierenden Handlung wie mit dem oben beschriebenen Verlassen des Supermarktes oder U-Bahnhofs – es scheint die Gefährlichkeit des Vermiedenen zu bestätigen, denn die Angst und Anspannung lassen ja jetzt nach (›negative Verstärkung‹ der Angst durch Vermeidung). Diese ›Bestätigung‹ führt zu noch intensiveren Unterdrückungsversuchen, die wiederum bewirken, dass die aufdringlichen Gedanken zunehmen, wodurch wiederum die neutralisierenden Handlungen vermehrt ausgeführt werden und so fort. Zwangshandlungen sind meistens stereotyp, das heißt im immer gleichen Muster ablaufend. «

⇨ Folie: Konfrontationstherapie

Konfrontationstherapie – Angstkurve – Habituation: ⇦ Wie bereits bei den Angststörungen erarbeitet, können Sie auch bei der Zwangsstörung die Behandlungsmethode Umbewertung (durch Aufklärung über den Sinn assoziativer Gedanken) und – weil eine Zwangshandlung ein Vermeidungsverhalten ist – noch einmal die Reizkonfrontationstherapie mit Reaktionsverhinderung anhand dieser Präsentationsfolie beschreiben. Beachten Sie, dass es bei Katastrophengedanken schwerpunktmäßig um den Realitäts-Check und demgegenüber bei Zwangsgedanken noch mehr um das Trainieren von »Distanzierung« geht.

☞ Für das Distanzieren von dysfunktionalen Gedanken(ketten) hat Steven Hayes und Spencer Smith in der Akzeptanz- und Commitment-Therapie hilfreiche Techniken beschrieben, z.B. in: Hayes, S.C., Smith, S. (2009): In Abstand zur inneren Wortmaschine. Ein Selbsthilfe- und Therapiebegleitbuch auf der Grundlage der Akzeptanz- und Commitment-Therapie (ACT), 2., korrigierte Auflage, Tübingen: DGVT-Verlag.

⇨ Folie: Auftreten und Lebenszeitprävalenz von Zwangsstörungen

Häufigkeit von Zwangsstörungen: ⇦ Zwangsstörungen treten bei 1–2 % der Bevölkerung mindestens einmal im Leben auf (Wittchen u.a. 1992; Maina u.a. 1999; Reinecker 2017). Ambühl und Meier (2003) schlussfolgern aus größeren Studien dagegen ein Vorkommen von 2–3 %. Studien aus dem englischsprachigen Raum ermittelten ebenfalls Lebenszeitprävalenzen bis zu 3 % (Stein u.a. 1997; Bebbington 1998). Manche Studien lassen darauf schließen, dass Männer und Frauen gleich häufig Zwänge entwickeln, andere ergeben, dass Zwangserkrankungen bei Frauen

etwas häufiger vorkommen. Der Beginn der Störung liegt meist in der Jugend oder im jungen Erwachsenenalter. Frauen erkranken etwas später als Männer. Die Erkrankung verläuft häufig chronisch. Ausgeprägte Zwänge gehen wegen des hohen Zeit- und Energieaufwands in der Regel mit erheblichen Einschränkungen in der privaten und beruflichen Entwicklung einher.
Zwangsgedanken und -handlungen treten meistens gemeinsam auf. Nur bei etwa 25 % der Patientinnen und Patienten treten laut Reinecker rein gedankliche Zwänge auf (2017, S. 11 f.). Mehr als die Hälfte der Betroffenen leidet noch an weiteren psychischen Erkrankungen wie einer Depression, Angststörung, ADHS im Jugendalter oder einer Persönlichkeitsstörung.
Zwangsstörungen können nur psychotherapeutisch oder in Kombination mit Medikamenten behandelt werden. Als besonders hilfreich wird derzeit die Behandlung mit verhaltenstherapeutischen Methoden in Kombination mit hochdosierten Serotonin-Wiederaufnahmehemmern empfohlen.

Persönlichkeitsstörungen

Ca. 4 % der Patientinnen und Patienten in der stationären psychiatrischen Versorgung leiden an einer Persönlichkeitsstörung als Erstdiagnose (Stat. Bundesamt 2021 für das Jahr 2019), kommen jedoch auch häufig komorbid in Zusammenhang mit anderen psychischen Erkrankungen wie z. B. Angst- oder Zwangsstörungen oder Depressionen vor. Deshalb kann es sein, dass ein oder mehrere Teilnehmende in einer diagnoseübergreifenden Gruppe an einer Persönlichkeitsstörung leiden. Die meisten Patientinnen und Patienten können sich unter den vorher besprochenen Erkrankungen etwas vorstellen, unserer Erfahrung nach jedoch seltener unter einer Persönlichkeitsstörung.
Wenn Sie das Thema »Persönlichkeitsstörungen« behandeln, bedenken Sie, dass ein Verhalten sich verhältnismäßig leicht verändern lässt, identitätsstiftende Persönlichkeitseigenschaften jedoch viel schwerer (Lutz 2013). »Veränderung« sollte in diesem Kontext unserer Meinung nach »Entwicklung« bedeuten, damit die persönliche Identität nicht verloren geht, sondern der Mensch reifen und sich entwickeln kann. Wir sehen das Reifen und Sichentwickeln als wesentlich für den menschlichen Werdegang an, nicht nur für unsere Patientinnen und Patienten. Für Entwicklung bedarf es sowohl vonseiten der Betroffenen selbst als auch von

Bekannten, Freunden, der Familie und den Behandelnden sehr viel Verständnis und Geduld. Werden Veränderungen zu schnell oder zu fern der eigentlichen Persönlichkeitsstruktur angeregt und erwartet, ist die gesamte Identität des Betroffenen in Gefahr – ohne dass schon Alternativen in Aussicht stehen – und der Veränderungsprozess ist zum Scheitern verurteilt. Mag ein Verhalten basierend auf zugrunde liegenden Persönlichkeitsmerkmalen als noch so störend von dem Patienten und seiner Umwelt erlebt werden, es geht immer darum, das passende Maß von Assimilation und Akkomodation anzuregen.

☞ Da hier nicht alle Persönlichkeitsstörungen im Detail vorgestellt werden können, möchten wir zur Vertiefung auf empfehlenswerte Fachliteratur verweisen:

Persönlichkeitsstörungen:

DULZ, B.; HERPERTZ, S. C.; KERNBERG, O. F.; SACHSSE, U. (2011): Handbuch der Borderline-Störungen. 2., vollst. überarb. u. erw. Aufl., Stuttgart: Schattauer.

FIEDLER, P., HERPERTZ S. C. (2016): Persönlichkeitsstörungen, 7., vollst. überarb. Aufl., Weinheim, Basel: Beltz, PVU.

LINEHAN, M. M. (2008): Dialektisch-Behaviorale Therapie der Borderline-Persönlichkeitsstörung. Gießen: Psychosozial-Verlag.

SCHMITZ, B.; SCHUHLER, P.; HANDKE-RAUBACH, A.; JUNG, A. (2001): Kognitive Verhaltenstherapie bei Persönlichkeitsstörungen und unflexiblen Persönlichkeitsstilen. Ein psychoedukativ- und kompetenzorientiertes Therapieprogramm zur Förderung von Selbstakzeptanz, Menschenkenntnis und persönlicher Entwicklung. Lengerich: Pabst Science Publishers.

RENTROP, M.; REICHERZER, M.; BÄUML, J. (Hg.) (2007): Psychoedukation Borderline-Störung. Manual zur Leitung von Patienten- und Angehörigengruppen. München: Elsevier/Urban & Fischer.

RUDOLF, G. (2022): Strukturbezogene Psychotherapie. Leitfaden zur psychodynamischen Therapie struktureller Störungen. 2. Nachdruck der 4., aktual. u. erw. Aufl., Stuttgart: Schattauer.

Traumatisierung:

BOOS, A. (2019): Traumatische Ereignisse bewältigen. Hilfen für Verhaltenstherapeuten und ihre Patienten. 2., aktual. Aufl., Göttingen u. a.: Hogrefe.

BOOS, A. (2014): Kognitive Verhaltenstherapie nach chronischer Traumatisierung. Ein Therapiemanual. 2., überarb. und erw. Aufl., Göttingen u. a.: Hogrefe.

EHLERS, A. (1999): Posttraumatische Belastungsstörung. Reihe: Fortschritte der Psychotherapie. Manuale für die Praxis, Band 8. Göttingen u. a.: Hogrefe.
LIEDL, A.; SCHÄFER, U.; KNAEVELSRUD, C. (2013): Psychoedukation bei posttraumatischen Störungen. Manual für Einzel- und Gruppensetting. 2., überarb. Aufl., Stuttgart: Schattauer.
SCHMUCKER, M.; KÖSTER, R. (2021): Praxishandbuch IRRT: Imagery Rescripting & Reprocessing Therapy bei Traumafolgestörungen, Angst, Depression und Trauer. 5. Druckaufl., Stuttgart: Klett-Cotta.

→ 1. Vorschlag zum Vorgehen: Großgruppenarbeit

Zu Beginn können Sie die Teilnehmenden fragen, was ihrer Meinung nach die Persönlichkeit ⇦ eines Menschen ausmacht. Sammeln Sie die Vorschläge am Whiteboard oder Flipchart.

⇨ Folie: Persönlichkeitsstörungen

→ 2. Vorschlag zum Vorgehen: Kleingruppenarbeit

Persönlichkeit, Persönlichkeitsstörung. ⇦ Falls Sie Zeit haben, können Sie an dieser Stelle eine Kleingruppenarbeit anregen. Lesen Sie dazu das Arbeitsblatt 6.2 vor und fragen Sie, ob die Aufgabe verstanden wurde und ob es noch Fragen dazu gibt. Die Patienten sollen zunächst einzeln ein Brainstorming zu den Begriffen »Persönlichkeit« und »Persönlichkeitsstörung« durchführen. Anschließend sollen sie sich in der Kleingruppe austauschen und versuchen, eine Definition für »Persönlichkeit« zu formulieren, und sich Gedanken darüber machen, wann eine Persönlichkeitsstörung vorliegt.

⇨ Folie: Kleingruppenarbeit, Arbeitsblatt 6.2

Auswertung der Kleingruppenarbeit: ⇦ Lassen Sie sich von den Kleingruppen die Ergebnisse ihrer Diskussionen und die Definitionen, auf die sie sich geeinigt haben, vorstellen.

⇨ Folie: Auswertung der Kleingruppenarbeit

Unabhängig davon, ob Sie in der Großgruppe oder mit Kleingruppen gearbeitet haben, können Sie anschließend die Folie »Persönlichkeit« zeigen und erläutern. ⇦

⇨ Folie: Persönlichkeit

FIEDLER formulierte 1998 (S. 3): »*Persönlichkeit und Persönlichkeitseigenschaften eines Menschen sind Ausdruck der für ihn charakteristischen Verhaltensweisen und Interaktionsmuster, mit denen er gesellschaftlich-kulturellen Anforderungen und Erwartungen zu entsprechen und seine zwischenmenschlichen Beziehungen auf der Suche nach einer persönlichen Identität mit Sinn zu füllen versucht.*« Sie können dies weiter ausführen, etwa so:

» Persönlichkeitseigenschaften sind typische, charakteristische Eigenheiten einer Person und individuell, sie machen den Unterschied zwischen Menschen aus. Sie sind wie eine Handschrift. Wie wir leben, wie wir uns und die Welt erleben, fühlen und handeln, wie wir die eigenen und die Bedürfnisse anderer erkennen und auf sie eingehen und wie wir die Aufgaben des Lebens bewältigen, ist wesentlich bestimmt durch unsere Persönlichkeit. Sie entsteht im Rahmen unserer angeborenen Möglichkeiten, wird wesentlich geprägt durch unsere Bezugspersonen und entwickelt und festigt sich im Verlauf unseres Lebens. So verfügt jeder von uns über ein Bündel von Persönlichkeitseigenschaften, die uns von anderen Menschen unterscheiden. Manche von uns sind eher ängstlich, andere eher zwanghaft, wieder andere erleben sich selbst häufig als depressiv oder überangepasst, und wieder andere werden vor allem von ihren Mitmenschen als launisch oder unangepasst wahrgenommen. Das, was uns voneinander unterscheidet, gibt uns Profil und Charakter. ›Persönlichkeit‹ wird innerhalb bestimmter Grenzen nicht nur toleriert, sondern auch in einer aufgeklärten und freien Gesellschaft gewünscht und gefördert. Unser typisches Verhalten ist gekennzeichnet von unseren persönlichkeitsprägenden Einstellungen, Gewohnheiten und Gefühlen. Der Übergang vom ›Normalen‹ zum ›Gestörten‹ ist fließend. «

[→ Folie: Persönlichkeitsstörungen

Zur Folie »Persönlichkeitsstörungen« ⇐] können Sie sagen:

» Wenn unsere Eigenschaften und damit unser Verhalten für uns selbst oder für andere dauerhaft zum Problem werden und wir in der Gesellschaft nicht mehr ›funktionieren‹, das heißt, wenn wir ständig in ähnliche zwischenmenschliche Schwierigkeiten geraten, die den Verlust von Arbeitsplätzen oder Trennungen beziehungsweise permanente Konflikte mit Familie oder Freunden bedeuten und uns isolieren oder uns deutlich in unseren Handlungsspielräumen einengen, sprechen wir von Persönlichkeitsstörungen.

Da jeder seine Persönlichkeit erst einmal als ›normal‹ ansieht, ist es für Menschen mit Persönlichkeitsstörungen schwer zu erkennen, dass es sich um eine Störung handelt. Wie die nicht gestörten sind auch die gestörten Persönlichkeitszüge zeitstabil und tief verwurzelt. Der Betroffene zeigt in unterschiedlichen Situationen sein für ihn typisches Verhalten, das – wenn es von dem der Mehrheit seiner Mitmenschen derselben Kultur erheblich abweicht – von den anderen als ›schlecht angepasst‹ wahrgenommen wird. Menschen mit einer Persönlichkeitsstörung verhalten sich oft starr und unflexibel, besonders in zwischenmenschlichen Konfliktsituationen. Dies führt früher oder später zu Schwierigkeiten im privaten und beruflichen Miteinander und kann die persönliche Entfaltung und Leistungsfähigkeit langfristig erheblich beeinträchtigen. «

Patienten profitieren davon, die Entstehung von Persönlichkeitsstilen anhand eines plausiblen Modells besser nachvollziehen zu können. Wir legen auch hier ein biopsychosoziales Erklärungsmodell zugrunde. Um dies zu erklären, haben wir zwei Präsentationsfolien gestaltet. ⇠

⇢ Folien: Wie Persönlichkeitsstile entstehen (I, II)

Die erste der zwei Folien »Wie Persönlichkeitsstile entstehen« können Sie wie folgt kommentieren:

» Durch Erfahrungen in der Lebensgeschichte und hier vor allem durch prägende Erfahrungen in der Kindheit und Jugend bilden sich grundlegende Überzeugungen und Eigenschaften aus. Diese Eigenschaften und Überzeugungsstrukturen bilden sich vor dem Hintergrund unserer biologisch bedingten Möglichkeiten. Es entwickeln sich personentypische Weisen, wie eine Person über sich und andere denkt, fühlt und im Allgemeinen in bestimmten Situationen handelt. Durch diese typischen Erlebensweisen werden auch soziale Kontakte bestimmt sowie die Art der Introspektion (Selbstbeobachtung) und Reflexion über sich und die Welt. Hierzu ein Beispiel: Sie sind der Meinung: ›Zum Geburtstag bekommt man Geschenke.‹ Diese Überzeugung ist gesellschaftlich-kulturell geprägt. Unsere Grundüberzeugungen prägen unsere Erwartungen und Gefühle, etwa: ›Heute ist mein Geburtstag, da wird gefeiert und ich bekomme Geschenke. Da mein Geburtstag ist, ziehe ich mich festlich an. Ich freue mich! Bekomme ich keine Geschenke, bin ich traurig.‹ Es verfestigt sich so die Grundüberzeugung, dass mir zum Geburtstag Geschenke zustehen, dass ein Geburtstag feierlich begangen wird, ich mich auf meinen Geburtstag freue und mich entsprechend vorbereite, etwa Freunde oder Familie einlade, mich besonders kleide und vieles mehr. Wenn andere mir nahestehende Personen Geburtstag haben und ich eingeladen bin, mache ich auch ihnen Geschenke, da deren Geburtstag ebenfalls feierlich begangen werden soll und ich eine Vorstellung davon habe, was ich als Geburtstagsgast zu tun habe. Es prägt sich eine Überzeugung aus: ›Das gehört sich / Das gehört sich nicht.‹ Wird meine Erwartung von anderen erfüllt, verfestigt sich meine Überzeugung, und auch meine entsprechenden Verhaltensweisen verfestigen sich. Werden meine Geschenke von anderen positiv aufgenommen, kann sich dadurch eine großzügige Persönlichkeit entwickeln (positive Verstärkung). Werden Erwartungen, die an meine Grundüberzeugungen geknüpft sind, nicht erfüllt oder nicht mehr, reagiere ich je nach Flexibilität bzw. Frustrationstoleranz gelassen, irritiert, ängstlich oder ärgerlich. «

Hierzu können Sie eine verdeutlichende Situation erarbeiten:

» Hat jemand von Ihnen einmal versucht, mit Ihrer Familie, Ihrer Partnerin oder Ihrem Partner abzusprechen, dass es Weihnachten keine Geschenke geben soll? Was passierte? Hat jemand versucht, die Absprache abzumildern, etwa: ›nur noch ein 10-Euro-Geschenk, nur etwas Kleines‹? Wie haben Sie sich gefühlt, wie haben Sie reagiert? «

Meist bedarf es keiner weiteren Ausführungen. Hierdurch verstehen die Patientinnen und Patienten ihre kulturelle Prägung und auch ihre typischen Reaktionsweisen.

Gehen Sie zur Folie II weiter.

» Wenn ich also mit meinen grundlegenden Ideen von mir selbst und meinen Erwartungen, wie sich andere Menschen mir gegenüber verhalten – sagen wir ›freundlich und offen‹ –, auf einen anderen Menschen treffe (Situation), werden meine typischen Gedanken über diese Situation aktiviert und meine persönlichen Gefühle wachgerufen: Ich freue mich, mein Körper wird wacher und aktiver. Ich verhalte mich entsprechend meiner für diese Situation typischen Art und Weise. Weil ich mich so typisch verhalte, kommt es meistens auch zu den dazugehörigen typischen zwischenmenschlichen Begegnungen, wodurch meine grundlegende Überzeugung, nämlich in diesem Fall ›ein freundlicher Mensch‹ zu sein, verstärkt wird. Freundlichkeit wird somit ein fester Bestandteil meiner Persönlichkeit. «

⇒ Folie: Spezifische Persönlichkeitsstörungen

Anhand eines Patientenbeispiels können Sie das Vorgestellte noch vertiefen. Im Weiteren können die verschiedenen Persönlichkeitsstörungen vorgestellt werden. ⇐ Gehen Sie dabei auf die Wünsche der Teilnehmerinnen und Teilnehmer ein. Aus unserer Erfahrung können Sie in einer diagnosenübergreifenden Psychoedukationsgruppe nicht alle Persönlichkeitsstörungen detailliert besprechen. Für unsere Zwecke fanden wir bislang die dazugehörigen Erklärungen in der ICD-10 bzw. DSM-5 vollkommen ausreichend. Wir beschränken uns außerdem auf die spezifischen Persönlichkeitsstörungen, die sich dadurch auszeichnen, dass keine Hirnschädigung oder -krankheit vorliegt. Sie beginnen meist bereits in der Kindheit und bestehen über Adoleszenz und Erwachsenenalter weiter (Dilling u.a. 2014).

In den nachfolgenden Beschreibungen der spezifischen Persönlichkeitsstörungen zitieren wir die ICD-10-GM von 2022 (https://www.dimdi.de/static/de/klassifikationen/icd/icd-10-gm/kode-suche/htmlgm2022/block-f60-f69.htm) sodass Sie es zur Vorbereitung nicht selbst nachschlagen müssen. Beschreibungen zu den sonstigen spezifischen Persönlichkeitsstörungen, die bei DIMDI nicht näher beschrieben sind wie z.B. die passiv-aggressive Persönlichkeitsstörung, finden Sie u.a. bei Dilling u.a. 2014.

Paranoide Persönlichkeitsstörung: Diese Persönlichkeitsstörung ist durch übertriebene Empfindlichkeit gegenüber Zurückweisung, Nachtragen von Kränkungen, durch Misstrauen, sowie eine Neigung, Erlebtes zu verdrehen gekennzeichnet, indem neutrale oder freundliche Handlungen anderer als feindlich oder verächtlich missgedeutet werden, wiederkehrende unberechtigte Verdächtigungen hinsichtlich der sexuellen Treue des Ehegatten oder Sexualpartners, schließlich durch streitsüchtiges und beharrliches Bestehen auf eigenen Rechten. Diese Personen können zu überhöhtem Selbstwertgefühl und häufiger, übertriebener Selbstbezogenheit neigen.

Schizoide Persönlichkeitsstörung: Eine Persönlichkeitsstörung, die durch einen Rückzug von affektiven, sozialen und anderen Kontakten mit übermäßiger Vorliebe für Phantasie, einzelgängerisches Verhalten und in sich gekehrte Zurückhaltung gekennzeichnet ist. Es besteht nur ein begrenztes Vermögen, Gefühle auszudrücken und Freude zu erleben.

Dissoziale Persönlichkeitsstörung: Eine Persönlichkeitsstörung, die durch eine Missachtung sozialer Verpflichtungen und herzloses Unbeteiligtsein an Gefühlen für andere gekennzeichnet ist. Zwischen dem Verhalten und den herrschenden sozialen Normen besteht eine erhebliche Diskrepanz. Das Verhalten erscheint durch nachteilige Erlebnisse, einschließlich Bestrafung, nicht änderungsfähig. Es besteht eine geringe Frustrationstoleranz und eine niedrige Schwelle für aggressives, auch gewalttätiges Verhalten, eine Neigung, andere zu beschuldigen oder vordergründige Rationalisierungen für das Verhalten anzubieten, durch das der betreffende Patient in einen Konflikt mit der Gesellschaft geraten ist.

Emotional instabile Persönlichkeitsstörung: Eine Persönlichkeitsstörung mit deutlicher Tendenz, Impulse ohne Berücksichtigung von Konsequenzen auszuagieren, verbunden mit unvorhersehbarer und launenhafter Stimmung. Es besteht eine Neigung zu emotionalen Ausbrüchen und eine Unfähigkeit, impulshaftes Verhalten zu kontrollieren. Ferner besteht eine Tendenz zu streitsüchtigem Verhalten und zu Konflikten mit anderen, insbesondere wenn impulsive Handlungen durchkreuzt oder behindert werden. Zwei Erscheinungsformen können unterschieden werden: Ein impulsiver Typus, vorwiegend gekennzeichnet durch emotionale Instabilität und mangelnde Impulskontrolle; und ein Borderline-Typus, zusätzlich gekennzeichnet durch Störungen des Selbstbildes, der Ziele und der inneren Präferenzen, durch ein chronisches Gefühl von Leere, durch intensive, aber unbeständige Beziehungen und eine Neigung zu selbstdestruktivem Verhalten mit parasuizidalen Handlungen und Suizidversuchen.

Histrionische Persönlichkeitsstörung: Eine Persönlichkeitsstörung, die durch oberflächliche und labile Affektivität, Dramatisierung, einen theatralischen, übertriebenen Ausdruck von Gefühlen, durch Suggestibilität, Egozentrik, Genusssucht, Mangel an Rücksichtnahme, erhöhte Kränkbarkeit und ein dauerndes Verlangen nach Anerkennung, äußeren Reizen und Aufmerksamkeit gekennzeichnet ist.

Anankastische (zwanghafte) Persönlichkeitsstörung: Eine Persönlichkeitsstörung, die durch Gefühle von Zweifel, Perfektionismus, übertriebener Gewissenhaftigkeit, ständigen Kontrollen, Halsstarrigkeit, Vorsicht und Starrheit gekennzeichnet ist. Es können beharrliche und unerwünschte Gedanken oder Impulse auftreten, die nicht die Schwere einer Zwangsstörung erreichen.

Ängstliche (vermeidende) Persönlichkeitsstörung: Eine Persönlichkeitsstörung, die durch Gefühle von Anspannung und Besorgtheit, Unsicherheit und Minderwertigkeit gekennzeichnet ist. Es besteht eine andauernde Sehnsucht nach Zuneigung und Akzeptiertwerden, eine Überempfindlichkeit gegenüber Zurückweisung und Kritik mit eingeschränkter Beziehungsfähigkeit. Die betreffende Person neigt zur Überbetonung potentieller Gefahren oder Risiken alltäglicher Situationen bis zur Vermeidung bestimmter Aktivitäten.

Abhängige (asthenische) Persönlichkeitsstörung: Personen mit dieser Persönlichkeitsstörung verlassen sich bei kleineren oder größeren Lebensentscheidungen passiv auf andere Menschen. Die Störung ist ferner durch große Trennungsangst, Gefühle von Hilflosigkeit und Inkompetenz, durch eine Neigung, sich den Wünschen älterer und anderer unterzuordnen sowie durch ein Versagen gegenüber den Anforderungen des täglichen Lebens gekennzeichnet. Die Kraftlosigkeit kann sich im intellektuellen emotionalen Bereich zeigen; bei Schwierigkeiten besteht die Tendenz, die Verantwortung anderen zuzuschieben.

Passiv-aggressive (negativistische) Persönlichkeitsstörung (DILLING u.a. 2014): Personen mit dieser Persönlichkeitsstörung zeichnen sich dadurch aus, dass sie ihre Aggressivität nicht offen, sondern latent und bevorzugt durch passiv-aggressives Verhalten zum Ausdruck bringen. Sie zeigen sich vergesslich, unpünktlich und widersetzen sich durch Verzögern, z. B. Verschleppen von Routine- oder unliebsamen Aufgaben (auf die andere warten), durch Nichtleisten eigener Anteile an gemeinsamen Arbeiten, Verpflichtungen werden einfach vergessen. Auch zeigen Menschen mit dieser Persönlichkeitsstörung häufig von Verachtung und Kritik geprägtes Verhalten Autoritätspersonen gegenüber.

Häufigkeit von Persönlichkeitsstörungen ⇐

⇒ Folie: Lebenszeitprävalenz von Persönlichkeitsstörungen

Epidemiologische Studien erbrachten, dass ca. 10 % der Bevölkerung an Persönlichkeitsstörungen leiden – manche sogar an zwei oder mehreren unterschiedlichen gleichzeitig. Dabei ist die Geschlechterverteilung in etwa gleich. Frauen erfüllen häufiger die Kriterien einer abhängigen, passiv-aggressiven, histrionischen, ängstlichen (vermeidenden) oder Borderline-Persönlichkeitsstörung, während auf Männer häufiger die Kriterien für eine antisoziale (dissoziale), zwanghafte oder schizotype Persönlichkeitsstörung zutreffen (Maier u. a. 1992). Die frühere schizotype Persönlichkeitsstörung wird heute nach ICD-10-GM als schizotype Störung unter F21 klassifiziert.

In Norwegen fanden Torgersen u. a. Persönlichkeitsstörungen häufiger unter Alleinstehenden, bei Personen, die in der Stadt leben, und bei Personen mit eher niedrigem Bildungsniveau (2001).

Die Diagnose Persönlichkeitsstörung an sich ist kein zwingender Behandlungsgrund. Nur wenn ein Leiden damit einhergeht, sollte eine Behandlung erfolgen. Menschen mit einer Persönlichkeitsstörung haben oft noch weitere psychische Störungen zu beklagen, nach dem DSM-IV-TR Achse-I-Störungen wie Depression, Angst, Substanzmissbrauch, Essstörung und andere. Etwa zwei Drittel aller Patienten mit einer Persönlichkeitsstörung weisen zusätzlich eine Symptomstörung (Achse-I-Störung) auf (Bohus u. a. 2019, S. 616).

Fragen und Antworten

Erkundigen Sie sich, ob die Teilnehmerinnen und Teilnehmer noch Fragen zu den in den letzten beiden Sitzungen vorgestellten Erkrankungen haben, und beantworten Sie sie.

Falls Interesse besteht, noch weitere psychische Erkrankungen detaillierter zu besprechen, und Sie nicht zeitgebunden sind, können

Sie selbstverständlich noch weitere störungsspezifische Sitzungen einschieben und nach den vorgeschlagenen Sitzungsabläufen gestalten. Die Folien können Sie entsprechend gestalten. Unserer Erfahrung nach reichen aber meist die vorgeschlagenen zwei Sitzungen aus.
Da Sie eine diagnosenübergreifende Psychoedukation durchführen, müssen Sie die Balance halten zwischen dem Interesse einzelner Teilnehmer, alle wichtigen Themen ausführlich zu bearbeiten, und einem guten Zeitmanagement. Falls Sie Erkrankungen besprechen wollen, die nicht von uns vorkonzipiert sind, finden Sie entsprechende Beschreibungen in der einschlägigen Fachliteratur zu den einzelnen Erkrankungen oder in den störungsspezifischen Psychoedukationsmanualen. Eine Literaturliste dazu findet sich im Anhang. Angaben zur Häufigkeit einzelner Erkrankungen finden Sie bei Saß u. a. 2003, bei Berger (Hg.) 2019 oder auch bei Laux und Möller 2011.

→ Folie: Hilfreiche Bücher

Optional: Vorstellen von Büchern für Betroffene ←

Falls Sie und/oder die Teilnehmenden Bücher mitgebracht haben, können diese hier vorgestellt werden. Regen Sie dazu einen Austausch an.

→ Folie: Aufgabe zur nächsten Sitzung, Arbeitsblatt 6.3

5. Aufgabe zur nächsten Sitzung ←

Geben Sie das Arbeitsblatt 6.3 aus. Die Teilnehmenden sollen überlegen, was sie in dieser Stunde Neues über ihre Erkrankung erfahren haben und ob noch Fragen offen sind.
Als Vorbereitung auf die nächste Sitzung werden die Teilnehmenden gebeten, zu überlegen, woran sie merken könnten, dass eine erneute psychische Krise droht (Frühwarnzeichen und Frühsymptome). Lesen Sie dazu die Aufgabe laut vor und fragen Sie, ob die Aufgabe verstanden wurde.

→ Folie: Abschluss

6. Abschluss ←

Zusammenfassung, offene Fragen, Abschlussrunde und Verabschiedung

Fassen Sie kurz das Wichtigste der Sitzung zusammen und erkundigen Sie sich, ob es noch offene Fragen oder thematische Wünsche für die nächste Sitzung gibt. Wenn die Fragen kurz beantwortet werden können und Sie ausreichend Zeit haben, tun Sie es an dieser Stelle, ansonsten nehmen Sie sie in den Themenspeicher auf und beantworten sie zu Beginn der nächsten Sitzung. Falls es eine

Frage zu einem Thema einer späteren Sitzung ist, verweisen Sie auf die entsprechende Sitzung und gehen Sie dann erst darauf ein.
Falls Ihre Klinik, Einrichtung oder Praxis eine störungsspezifische Gruppe zu den bearbeiteten Erkrankungen anbietet, können Sie dies hier ankündigen.
In der Abschlussrunde sollen die Teilnehmenden in Form eines Blitzlichtes, ohne Kommentare durch andere, ihre momentane Befindlichkeit mitteilen.
Geben Sie die Literaturliste »Empfehlungen zur Patientenlektüre«, die Informationsblätter zu den bearbeiteten Störungsbildern und das Handout aus oder reichen Sie Letzteres später nach, falls Sie andere Störungsbilder als geplant bearbeitet haben und Ihr vorbereitetes Handout nicht passen sollte. Verabschieden Sie die Teilnehmenden und bedanken Sie sich für ihr Mitwirken.

Sitzung 7: Frühwarnzeichen und Frühsymptome

Schwerpunkt der Sitzung 7: In der 7. Sitzung soll die Wahrnehmung für erste Anzeichen einer psychischen Krise geschärft werden, mit dem Ziel, erneute tiefere Krisen und Krankheitsphasen abzuschwächen bzw. abzuwenden. Den mit den Patienten erarbeiteten Frühwarnzeichen und Frühsymptomen werden eigene und bewährte Bewältigungsstrategien gegenübergestellt.
Planen Sie eine Pause von ca. zehn Minuten ein, wenn die Sitzung länger als sechzig Minuten dauern soll.

Benötigte Materialien

- Teilnehmerliste
- Arbeitsblätter 6.3, 7.1 und 7.2
- Handout zur Sitzung 7
- Computer mit Beamer oder großem Bildschirm
- Präsentationsfolien zu den Sitzungen 6 und 7
- Whiteboard oder Flipchart
- Metaplankarten und Metaplanwand
- Moderationskoffer oder Moderationsmaterialien
- Kugelschreiber

Ablauf & Inhalte

1. Begrüßung, Vorstellen der thematischen Inhalte der Sitzung 7 und Anfangsrunde
2. Kurze Wiederholung von Sitzung 6
3. Besprechen der Aufgabe aus Sitzung 6
4. Neues Thema: Frühwarnzeichen/Frühsymptome: Anzeichen einer psychischen Krise erkennen und bewältigen
   - Frühwarnzeichen und Frühsymptome
   - Partnerarbeit oder Großgruppe: Krisenanzeichen

- Den Beginn einer (erneuten) Krise erkennen
- Bewältigungsstrategien bei ersten Krisenanzeichen
- Schutzfaktoren

5. Aufgabe zur nächsten Sitzung
6. Abschluss

Durchführung

1. Begrüßung, Vorstellen der thematischen Inhalte der Sitzung 7 und Anfangsrunde ⇠

⇢ Folie: Sitzung 7

Heißen Sie die Teilnehmerinnen und Teilnehmer zur Sitzung 7 willkommen und geben Sie die Teilnehmerliste aus. Bitten Sie darum, sich einzutragen. Stellen Sie den geplanten Ablauf und die vorgesehenen thematischen Inhalte der 7. Sitzung vor. Zeigen Sie dazu die Folie »Ablauf & Inhalte der 7. Sitzung«. ⇠

⇢ Folie: Ablauf & Inhalte der 7. Sitzung

Bitten Sie anschließend die Patientinnen und Patienten, in Form eines Blitzlichtes mitzuteilen, wie es ihnen im Moment geht. Fragen Sie, ob es noch weitere Themenwünsche oder sonst etwas Wichtiges mitzuteilen gibt, das für die heutige Gruppenarbeit relevant sein könnte. Nehmen Sie die genannten Vorschläge, wenn sie zum Thema »Frühwarnzeichen/Frühsymptome« passen, auf, ansonsten schreiben Sie sie in den Themenspeicher, um sie an gegebener Stelle zu bearbeiten.

2. Kurze Wiederholung von Sitzung 6 ⇠

⇢ Folie: Kurze Wiederholung der letzten Sitzung

Die thematischen Inhalte der letzten Sitzung werden mithilfe der Notizen am Whiteboard/Flipchart oder der Präsentationsfolien der letzten Sitzung oder der Stichpunkte auf dieser Folie kurz mit den Teilnehmenden interaktiv wiederholt (Besprechen einzelner Störungsbilder nach den Wünschen der Teilnehmenden, ggf. Angst-, Zwangs-, Persönlichkeitsstörungen). Falls Sie andere als die auf unserer Präsentationsfolie dargestellten Störungsbilder bearbeitet haben oder Ihnen zusätzlich noch etwas aus der letzten Sitzung wichtig ist, ändern Sie die Präsentationsfolie entsprechend ab. Erkundigen Sie sich, ob es noch Fragen zum letzten Treffen gibt. Gehen Sie, wenn es thematisch wichtig ist, kurz darauf ein.
Wenn Fragen aufkommen, die in einer späteren Sitzung vertieft behandelt werden, verweisen Sie auf die entsprechende Sitzung

oder nehmen Sie die Fragen im Themenspeicher auf. Falls sehr persönliche oder therapiebezogene Fragen geäußert werden, die den Rahmen der Gruppe überschreiten, verweisen Sie höflich an den behandelnden Psychotherapeuten oder die behandelnde Ärztin.

⇨ Folie: Aufgabe aus der letzten Sitzung, Arbeitsblatt 6.3

3. Besprechen der Aufgabe aus Sitzung 6 ⇦

Die Patientinnen und Patienten sollten sich überlegen, was sie in der letzten Sitzung Neues über ihre Erkrankung erfahren haben und welche Fragen daraus entstanden sind.
Weiter sollten sie sich als Vorbereitung auf die Sitzung 7 Gedanken darüber machen, woran sie merken könnten, dass sich eine erneute Krise ankündigt. Lesen Sie das Arbeitsblatt 6.3 dazu vor, fragen Sie die Teilnehmenden nach ihren Ergebnissen. Falls bereits Krisenanzeichen an dieser Stelle genannt werden, schreiben Sie sie an das Whiteboard oder Flipchart.

⇨ Folie: Neues Thema

4. Neues Thema: Frühwarnzeichen/Frühsymptome – Anzeichen einer psychischen Krise erkennen und bewältigen ⇦

Metaphern und Analogien, die Teilnehmerinnen und Teilnehmer mit ihrem eigenen Leben verknüpfen können, erleichtern das Verständnis und steigern die Motivation. Zur Einleitung des neuen Themas können Sie also folgenden Vergleich ausführen:
» Wenn sich die Tankfüllung in unserem Auto dem Reservebereich nähert, wird uns dies in irgendeiner Form angezeigt – es leuchtet ein rotes Lämpchen oder ein Lämpchen blinkt in hoher Frequenz. Kluge Techniker haben sich diese auffälligen Anzeichen als Warnzeichen ausgedacht, um uns bei schwindendem Benzinpegel dazu zu bewegen, in absehbarer Zeit eine Tankstelle anzusteuern. Ignorieren wir diese Zeichen, werden wir alsbald die unangenehme Folge erleben, dass wir irgendwo – vielleicht auf einer verlassenen Landstraße, vielleicht bei Nacht, bei strömendem Regen – mit dem Auto liegen bleiben.
Unser Körper und unsere Psyche haben mehrere ›Tankanzeigen‹, die mit ganz unterschiedlichen ›Lämpchen‹ versuchen, unsere Aufmerksamkeit zu erregen. Sie haben sich bereits zur Vorbereitung dieser Sitzung Gedanken dazu gemacht, wie Ihre ganz persönlichen Anzeichen einer beginnenden Krise aussehen. «
Um zu verdeutlichen, wo Sie sich im Modell »Entstehungsprozess

psychischer Krisen« befinden, können Sie an dieser Stelle die entsprechende Präsentationsfolie ⇠ zeigen und nochmals kurz erläutern. Machen Sie auf das Kästchen »Frühwarnzeichen/Frühsymptome« als »Signallämpchen« aufmerksam (rot eingekreist) und betonen Sie, dass psychische Krisen sich häufig durch Frühwarnzeichen bzw. Frühsymptome ankündigen. Falls Sie unsere Differenzierung übernommen und vermittelt haben, können Sie sich bei dieser Gelegenheit erkundigen, ob die Patienten sich erinnern, was der Unterschied zwischen Frühwarnzeichen und Frühsymptomen ist. Zeigen Sie gegebenenfalls nochmals wie in der Sitzung 3 die Präsentationsfolie »Frühwarnzeichen/Frühsymptome« ⇠ und erklären Sie die Begriffe erneut, falls sie nicht erinnert werden:

⇨ Folie: Entstehungsmodell psychischer Krisen

⇨ Folie: Frühwarnzeichen/Frühsymptome

» Als Frühwarnzeichen werden die ersten allgemeinen, störungsunspezifischen Stressanzeichen wie innere Unruhe, Schlafstörungen, Deprimiertsein und andere bezeichnet. Bei weiterer Verschlechterung der psychischen Befindlichkeit treten die sogenannten Frühsymptome auf. Unter Frühsymptomen verstehen wir die ersten störungsspezifischen Krisenanzeichen. Das sind bei der Schizophrenie beispielsweise vermehrtes Misstrauen oder akustische Halluzinationen von kurzer Dauer. Die Begriffe Frühwarnzeichen und Frühsymptome werden ansonsten häufig synonym benutzt. «

Zeigen Sie an dieser Stelle die Folie »Krisenverlauf« ⇠ und erläutern Sie, dass eine Krise sich nach einer symptomfreien Phase oder auch erstmals in der Regel erst langsam aufbaut. Wie lange die Phase und wie schnell sich die ersten Frühwarnzeichen und dann in der Folge die ersten Frühsymptome entwickeln, ist von Erkrankung zu Erkrankung und auch individuell unterschiedlich. Auch können Sie an dieser Folie verdeutlichen, dass Genesung nicht ad hoc eintritt, sondern von abfallenden Symptomen begleitet ist.

⇨ Folie: Krisenverlauf

Sie können in diesem Zusammenhang nochmals erwähnen, dass unterschiedliche Autoren unterschiedliche Definitionen für diese Begriffe verwenden, dass es aber vor allem darauf ankommt, erste Krisenanzeichen rechtzeitig zu erkennen, sodass Gegenmaßnahmen ergriffen werden können.

Den Beginn einer (erneuten) Krise erkennen

→ 1. Vorschlag zum Vorgehen: Partnerarbeit: Krisenanzeichen ⇠

⇨ Folie: Partnerarbeit

Hier können Sie eine Partnerarbeit einfügen. Bitten Sie die Patienten, sich einen Partner für die gemeinsame Arbeit zu suchen, oder geben Sie die Paare vor. Geben Sie das Arbeitsblatt 7.1 ⇠ und

⇨ Arbeitsblatt 7.1

Metaplankarten aus und lesen Sie den Text vor. Fragen Sie, ob die Aufgabe verstanden wurde oder ob es noch Fragen dazu gibt. Planen Sie für die Partnerarbeit 10–15 Minuten ein.

Folie: Auswertung der Partnerarbeit

Auswertung der Partnerarbeit: Lassen Sie die Paare ihre Metaplankarten an der Metaplanwand befestigen und kurz erklären. Im Anschluss können Sie die drei Folien »Den Beginn einer Krise erkennen« als Ergänzung zeigen. Ansonsten dienen diese als Gedächtnisstütze und Information im Handout.

Folien: Den Beginn einer Krise erkennen (I–III)

→ 2. Vorschlag zum Vorgehen: Arbeiten in der Großgruppe: Krisenanzeichen

Fragen Sie die Teilnehmenden: »Woran würden Sie erkennen, dass eine erneute psychische Krise droht? Können Sie sich noch erinnern, was sich zu Beginn der vorangegangenen oder früherer Krisen verändert hat? Was haben Ihre Familie, Freunde und Bekannte bemerkt?« Sammeln Sie die Vorschläge in Ergänzung zur Hausaufgabe am Whiteboard oder Flipchart. Auch bei diesem Vorgehen können Sie im Anschluss zur Ergänzung die drei Präsentationsfolien »Den Beginn einer Krise erkennen (I–III)« zeigen und besprechen.

Folien: Den Beginn einer Krise erkennen (I–III)

Egal, welches Vorgehen Sie wählen, wiederholen Sie, dass Frühwarnzeichen und Frühsymptome stets ernst zu nehmen sind, da sie, insbesondere bei Psychosen eine erneute Krankheitsphase ankündigen können. Aus unserer Erfahrung werden folgende Frühwarnzeichen und Frühsymptome häufig genannt (siehe hierzu ebenfalls die Präsentationsfolien »Den Beginn einer Krise erkennen (I–III)« und das Arbeitsblatt 7.2. Das Arbeitsblatt sollte erst als Hausaufgabe ausgegeben werden):

- Konzentrations- und Aufmerksamkeitsstörungen
- Entscheidungsschwierigkeiten
- Gedankenkreisen, Grübeln
- vermehrte Selbstzweifel
- sozialer Rückzug
- Leistungsabfall
- Störungen des Antriebs (entweder Antriebsmangel oder Überaktivität)
- ständig mit mehreren Dingen gleichzeitig beschäftigt sein
- Nervosität (ständig angespannt sein, innere Unruhe)
- Gereiztheit
- Geräuschempfindlichkeit
- Schlafstörungen (Einschlaf- und Durchschlafstörungen, Schlaflosigkeit oder übermäßiges Schlafbedürfnis)

- Morgentief
- Änderung der Essgewohnheiten (mehr oder weniger essen als sonst)
- Schmerzen, Zunahme körperlicher Beschwerden
- Stimmungsschwankungen (Abfall der Stimmung oder Hochstimmung)
- extrem starke Gefühle (Angst, Wut, Trauer)
- Neigung, zu weinen (stärker als sonst)
- Angst, andere oder sich selbst zu verletzen
- stark vermehrtes oder verringertes Kommunikationsbedürfnis
- vermehrtes Trinken von Alkohol
- Drogenkonsum
- sich von jemandem kontrolliert wähnen
- übermäßiges Misstrauen
- Stimmen hören oder andere Halluzinationen von kurzer Dauer
- unregelmäßige Medikamenteneinnahme
- Vernachlässigung der äußeren Erscheinung
- Vernachlässigung der Körperhygiene

Während es heute meist gängige Praxis ist, Listen möglicher Frühwarnzeichen und Frühsymptome zu erstellen, untersuchte Behrendt (2002, 2009 a und b) sogenannte individuelle Warnsignalmuster bei schizophren Erkrankten. Wie solche individuellen Warnsignalmuster erstellt werden, können Sie seinen Manualen von 2009 (a und b) entnehmen. Wir halten diesen Ansatz für vielversprechend, allerdings ist er bislang auf die Anwendung bei schizophrenen Erkrankungen beschränkt. Wir schlagen im Rahmen unserer diagnosenübergreifenden Herangehensweise das Erstellen von Frühwarn-/Frühsymptomlisten vor, in die auch veränderte Verhaltensweisen oder Denkmuster aufgenommen werden sollten. Dieses Vorgehen hat sich für verschiedene Störungsbilder in der klinischen und ambulanten Praxis als anwendbar und hilfreich erwiesen.

Bewältigungsstrategien bei ersten Krisenanzeichen

Mit Bewältigungsstrategien meinen wir adäquate und hilfreiche Reaktionen auf die ersten Anzeichen einer psychischen Krise, die frühzeitig eine mögliche Zuspitzung unterbrechen und der Normalisierung des psychischen Erlebens dienen sollen.
Sie können an dieser Stelle nochmals das Entstehungsmodell psychischer Krisen nutzen ⇽ (Die Präsentationsfolie wurde bereits in

→ Folie: Entstehungsmodell psychischer Krisen

der 3. Sitzung und zu Beginn dieser Sitzung gezeigt), um zu zeigen, dass es zu ersten Anzeichen einer Krise in Form von Frühwarnzeichen oder Frühsymptomen kommen kann, wenn belastende und stressauslösende Lebensereignisse auf eine erhöhte Vulnerabilität (Erkrankungsanfälligkeit, -bereitschaft) treffen. Um auf erste Anzeichen einer Krise richtig reagieren zu können, hat es sich als hilfreich erwiesen, schon weit im Vorfeld in Ruhe und idealerweise gemeinsam mit anderen Betroffenen geeignete Strategien zu erarbeiten. Auf dieser Präsentationsfolie wurde der Bereich der Bewältigungsfertigkeiten markiert, um den Patienten zu verdeutlichen, woran im Folgenden weiter gearbeitet werden soll.

Großgruppenarbeit: Sammeln Sie mit den Patientinnen und Patienten am Whiteboard/Flipchart Vorschläge zum Bewältigungsverhalten bei ersten Krisenanzeichen. ⇽ Sie können dazu die vorher genannten Frühwarnzeichen oder Frühsymptome durchgehen, die Sie entweder bei der Partnerarbeit auf Metaplankarten oder bei der Arbeit mit der Großgruppe am Whiteboard oder Flipchart gesammelt haben. Dies erfordert in der Regel einige Zeit. Sie können aber auch erfolgreiches Bewältigungsverhalten sammeln und fragen, bei welchen Frühwarnzeichen oder Frühsymptomen sich das genannte Verhalten als sinnvoll und hilfreich erwiesen hat.

⇾ Folie: Eigene Bewältigungsstrategien bei ersten Krisenanzeichen

Im Anschluss können Sie die drei Folien »Bewährte Bewältigungsstrategien bei Krisenanzeichen« zeigen. ⇽ Die Teilnehmenden erkennen in der Regel die von ihnen genannten Bewältigungsstrategien wieder und sehen sich dadurch in ihrer Kompetenz bestätigt. Wir haben uns bewusst auf eine Auswahl an Vorschlägen beschränkt, um die Teilnehmenden nicht mit überladenen Folien zu überfordern.

⇾ Folien: Bewährte Bewältigungsstrategien bei Krisenanzeichen (I – III)

Schutzfaktoren

Bereits 1984 haben Falloon u.a. darauf aufmerksam gemacht, dass ein ausgeglichenes Familienklima wesentlich zur Genesung von Patienten mit schizophrenen Erkrankungen beitragen kann. Ein sozial und emotional ausgeglichenes Umfeld ist nachvollziehbar für jeden Menschen wichtig und hilft insbesondere krankheitsanfälligen Menschen als protektiver Faktor, die Wahrscheinlichkeit des Auftretens einer erneuten Krankheitsphase zu senken. Leider ist dies nicht immer von vornherein gegeben. Familiengespräche und die Einbeziehung von Angehörigen sind daher wichtige Einflussmöglichkeiten, die wir Helfende noch mehr als bisher nutzen sollten (siehe dazu auch unser Zusatzmodul zur Beteiligung von Angehörigen).

Auch über eine stressreduzierte soziale Umgebung hinaus können Patientinnen und Patienten dazu beitragen, eigene Schutzfaktoren aufzubauen. Ermutigen Sie Ihre Teilnehmenden deshalb, etwas für ihre Gesundheit zu tun. Fragen Sie nach Vorstellungen und Erfahrungen, wodurch sie im Gesundungsprozess gestärkt werden. Visualisieren Sie die Beiträge am Whiteboard/Flipchart (Anregungen finden Sie hierzu bei Stark und Sandmeyer 2004).

Im Anschluss können Sie die Folie »Schutzfaktoren« mit den Tipps zur Unterstützung der Gesundheit sowie die Folie »Weitere Schutzfaktoren« zeigen. ⇽

⇾ Folien: Schutzfaktoren, Weitere Schutzfaktoren

In diesem Zusammenhang können Sie auch auf die Bedeutung der medikamentösen Behandlung eingehen. Diese soll zusätzlich dazu beitragen, die psychische Befindlichkeit von der körperlichen Seite her zu stärken. Sie können dazu das Handlungsmodell aus der Sitzung 3 zeigen ⇽ oder am Whiteboard/Flipchart kurz skizzieren. Weisen Sie darauf hin, dass insbesondere bei Schizophrenien angenommen wird, dass durch eine angemessene antipsychotische medikamentöse Behandlung das Rückfallrisiko gesenkt werden kann. Sogenannte atypische (moderne) Neuroleptika (Antipsychotika) sollen dabei den typischen (klassischen früheren) Neuroleptika wie z.B. Haloperidol überlegen sein.

⇾ Folie: Handlungsmodell

Eine oben bereits erwähnte Zusatzinformation können Sie an dieser Stelle noch einmal einfügen, da sie den psychoseerfahrenen Patientinnen und Patienten Mut macht und dementsprechend positiv aufgenommen wird: »Etwa 20 % derjenigen Patienten, die eine erste psychotische Episode erleben, zeigen im Verlauf keine erneuten psychotischen Symptome mehr.« (DGPPN 2019)

Auch bei anderen Störungen wie den affektiven Störungen, den Angst- und Zwangserkrankungen wird häufig die medikamentöse Mitbehandlung empfohlen, um effektiver psychotherapeutisch arbeiten zu können. Auch hier wird bei einem Teil der Betroffenen eine medikamentöse Therapie zur Rezidivprophylaxe eingesetzt.

5. Aufgabe zur nächsten Sitzung ⇽

⇾ Folie: Aufgabe zur nächsten Sitzung, Arbeitsblatt 7.2

Teilen Sie das Arbeitsblatt 7.2 aus und lesen Sie den Text vor. Fragen Sie, ob die Aufgabe verstanden worden ist oder ob es noch Fragen dazu gibt, und gehen Sie in dem Fall kurz darauf ein.

Die Teilnehmenden sollen bis zur nächsten Sitzung unsere allgemeine Liste der häufig genannten Frühwarnzeichen und Frühsymptome durchgehen und überlegen, welche von den schon vorgegebenen ihnen bereits vertraut sind, welche nicht und ob sie noch weitere kennen. Im nächsten Schritt sollen sie die vorgeschlagenen allgemeinen Bewältigungsstrategien durchlesen und – wenn möglich – ebenfalls mit ihnen bekannten weiteren hilfreichen Strategien ergänzen. Abschließend sollen sie in der letzten Liste im Arbeitsblatt ihre eigenen Frühwarnzeichen/Frühsymptome und jene Hilfsmöglichkeiten zusammentragen, die ihnen persönlich bereits geholfen haben oder von denen sie denken, dass sie künftig hilfreich für sie sein könnten. Betonen Sie zur Motivation an dieser Stelle noch einmal, dass es sich erfahrungsgemäß immer wieder als sinnvoll erweist, sich in einer ruhigen und nicht stressbelasteten Situation mit seinen individuellen Frühwarnzeichen/Frühsymptomen auseinanderzusetzen, um sie im Eintretensfall schnell zu erkennen und entsprechende Bewältigungsmaßnahmen anwenden und eine Krise abwenden zu können. Darüber hinaus ist es hilfreich, die Krisenanzeichen und bewährten Strategien mit vertrauten Familienangehörigen oder mit Freunden, die in einer Krise Unterstützung geben können, zu besprechen.

⇒ Folie: Abschluss

6. Abschluss

Zusammenfassung, offene Fragen, Abschlussrunde und Verabschiedung

Fassen Sie kurz das Wichtigste der Sitzung zusammen und erkundigen Sie sich, ob es noch offene Fragen oder thematische Wünsche für die nächste Sitzung gibt. Wenn die Fragen kurz beantwortet werden können und Sie ausreichend Zeit haben, tun Sie es an dieser Stelle, ansonsten nehmen Sie sie in den Themenspeicher auf und beantworten sie zu Beginn der nächsten Sitzung. Falls es eine Frage zu einem Thema einer späteren Sitzung ist, verweisen Sie auf die entsprechende Sitzung und gehen Sie dann erst darauf ein.

In der Abschlussrunde sollen die Patientinnen und Patienten in Form eines Blitzlichtes, ohne Kommentare durch andere, ihre momentane Befindlichkeit mitteilen.

Geben Sie das Handout aus, verabschieden Sie die Teilnehmenden und bedanken Sie sich für ihr Mitwirken.

Sitzung 8: Medikamenteninformation

Schwerpunkt der Sitzung 8: Fast alle Patientinnen und Patienten in der psychiatrischen Versorgung, vornehmlich in psychiatrischen Kliniken, werden mit Psychopharmaka behandelt. Häufig wissen die Patienten jedoch nicht, was diese bewirken oder vermindern sollen. Erklärungsmodelle, die ihnen angeboten werden, sind dabei oftmals aus unserer Erfahrung zu kompliziert, und für sinnvolle Reaktionen auf Nebenwirkungen fehlt den Betroffenen die medizinische Kompetenz. So wissen sie oftmals nicht, was sie gegen welche Nebenwirkungen tun können und wann sie einen Arzt aufsuchen sollten. Um hier mehr Klarheit und Sicherheit zu vermitteln, empfehlen wir in dieser Sitzung eine Medikamenteninformation, die auf einfache Art und Weise sowohl die wichtigsten Wirkungen der Medikamente als auch deren unterschiedliche Einsatzbereiche erklärt und durch konkrete Handlungsempfehlungen beim Auftreten von Nebenwirkungen ergänzt sein sollte. Auch sollten die in der Psychoedukation üblichen Synapsenmodelle erklärt werden, um das Verständnis der Patienten zu fördern. Da der Einsatz von Psychopharmaka bei psychischen Erkrankungen vielfach kontrovers diskutiert wird und zudem der langfristige Einsatz, wenn immer möglich, vermieden werden sollte, ist es wichtig, Patientinnen und Patienten zu informieren, wie das Absetzen gelingen kann. Hierzu sollten Sie einige Empfehlungen geben.
Planen Sie eine Pause von ca. zehn Minuten ein, wenn die Sitzung länger als sechzig Minuten dauern soll.

Benötigte Materialien

- Teilnehmerliste
- Arbeitsblätter 7.2, 8.1, 8.2
- Handout zur Sitzung 8
- Informationsblatt: Was Sie schon immer über Psychopharmaka wissen wollten
- Computer mit Beamer oder großem Bildschirm
- Präsentationsfolien zu den Sitzungen 7 und 8

- Whiteboard oder Flipchart
- Moderationskoffer oder Moderationsmaterialien
- Kugelschreiber

Ablauf & Inhalte

1. Begrüßung, Vorstellen der thematischen Inhalte der Sitzung 8 und Anfangsrunde
2. Kurze Wiederholung von Sitzung 7
3. Besprechen der Aufgabe aus Sitzung 7
4. Neues Thema: Medikamenteninformation
   - Kombinierte Einzel- und Kleingruppenarbeit: Medikamente
   - Biochemische Informationsvermittlung und Wirkung von Medikamenten
   - Medikamente – und bei welchen Störungen sie eingesetzt werden
   - Medikamentöse Behandlung erklärt am psychologischen Erlebenskreislauf
   - Nebenwirkungen
   - Wann medikamentöse Behandlung sinnvoll ist und was Sie beachten sollten
   - Reduzieren bzw. Absetzen von Psychopharmaka
   - Diskussion
5. Aufgabe zur nächsten Sitzung
6. Abschluss

Durchführung

1. Begrüßung, Vorstellen der thematischen Inhalte der Sitzung 8 und Anfangsrunde

Folie: Sitzung 8

Heißen Sie die Teilnehmenden zur Sitzung 8 willkommen und geben Sie die Teilnehmerliste aus. Bitten Sie darum, sich einzutragen. Stellen Sie den geplanten Ablauf und die vorgesehenen thematischen Inhalte der 8. Sitzung vor. Zeigen Sie dazu die Folie »Ablauf & Inhalte der 8. Sitzung«.

Folie: Ablauf & Inhalte der 8. Sitzung

Bitten Sie anschließend die Patientinnen und Patienten, in Form eines Blitzlichtes mitzuteilen, wie es ihnen im Moment geht, und erkundigen Sie sich, ob es etwas Wichtiges mitzuteilen gibt, das für die heutige Gruppenarbeit relevant sein könnte.

Fragen Sie, ob es noch weitere Themenwünsche gibt, und nehmen Sie diese, wenn sie zum Thema Medikamenteninformation passen, auf, ansonsten schreiben Sie sie in den Themenspeicher, um sie in einer späteren Sitzung an entsprechender Stelle zu bearbeiten.

2. Kurze Wiederholung von Sitzung 7

Folie: Kurze Wiederholung der letzten Sitzung

Die Inhalte der letzten Sitzung werden mithilfe der Notizen am Whiteboard/Flipchart oder anhand der Präsentationsfolien der letzten Sitzung oder der Stichpunkte auf dieser Folie kurz mit den Teilnehmenden interaktiv wiederholt (Frühwarnzeichen/Frühsymptome; Partnerarbeit oder Großgruppe: Krisenanzeichen; Den Beginn einer Krise erkennen; Bewältigungsstrategien und Schutzfaktoren). Erkundigen Sie sich, ob es noch Fragen zum letzten Treffen gibt. Gehen Sie, wenn es thematisch wichtig ist, kurz darauf ein. Wenn Fragen kommen, die in einer späteren Sitzung vertieft behandelt werden, verweisen Sie auf die entsprechende Sitzung oder nehmen Sie die Fragen im Themenspeicher auf. Falls sehr persönliche oder therapiebezogene Fragen geäußert werden, die den Rahmen der Gruppe überschreiten, verweisen Sie höflich an den behandelnden Psychotherapeuten oder die Ärztin.

3. Besprechen der Aufgabe aus Sitzung 7

Folie: Aufgabe aus der letzten Sitzung, Arbeitsblatt 7.2

Die Patientinnen und Patienten sollten das Arbeitsblatt 7.2 bearbeiten, indem sie überlegen, welche der angegebenen Frühwarnzeichen bzw. Frühsymptome auf sie zutreffen und welche der vorgeschlagenen Bewältigungsmöglichkeiten ihnen schon bekannt sind, ob sie noch weitere Strategien kennen und bei welchen Krisenanzeichen diese hilfreich sein könnten. Aus dieser allgemeinen Liste sollten sie dann ihre individuelle Frühwarnzeichen-/Frühsymptom-Liste mit eigenen Ergänzungen und Ideen zur Bewältigung erstellen. Lesen Sie das Arbeitsblatt 7.2 dazu nochmals vor und fragen Sie die Teilnehmenden nach ihren Ergebnissen.

Würdigen Sie jedes Bemühen der Teilnehmenden, sich mit dem Thema auseinanderzusetzen. Wird das Bemühen der Teilnehmenden nicht genügend gesehen, sinkt ihre Motivation zur aktiven Mitarbeit und die Betroffenen können nicht so gut von dem Seminar profitieren, wie es bei aktiver Mitarbeit möglich wäre.

⇨ Folie: Neues Thema

4. Neues Thema: Medikamenteninformation ⇦

Kombinierte Einzel- und Kleingruppenarbeit: Medikamente: Zum Einstieg in das Thema schlagen wir zunächst eine Einzelarbeit mit anschließendem Austausch in der Kleingruppe vor. ⇦ Dazu bilden Sie zunächst Kleingruppen mit drei bis vier Patienten und teilen das Arbeitsblatt 8.1 ⇦ sowie je Kleingruppe einen Bogen Flipchartpapier aus. Die Patienten sollen sich zunächst mit der eigenen Wahrnehmung der Medikamentenwirkungen bzw. Nebenwirkungen und ihren Schwierigkeiten und Bedenken bei der Einnahme auseinandersetzen und sich anschließend in der Kleingruppe darüber austauschen. Ihre Arbeitsergebnisse sollen sie auf einem Flipchartpapier festhalten.

⇨ Folie: Kombinierte Einzel- und Kleingruppenarbeit

⇨ Arbeitsblatt 8.1

Auswertung der Kleingruppenarbeit: ⇦ Lassen Sie die Teilnehmenden ihre Flipchartpapiere für alle gut sichtbar aufhängen und die Arbeitsergebnisse darstellen. Respektieren Sie die Meinungen der Teilnehmenden, auch wenn Sie anders darüber denken.

⇨ Folie: Auswertung der Kleingruppenarbeit

Im nächsten Schritt sollten Sie Informationen zur medikamentösen Behandlung weitergeben:

Biochemische Informationsvermittlung und Wirkung von Medikamenten

Weisen Sie darauf hin, dass unser Gehirn zunächst ein Organ wie jedes andere ist. Dieses Organ hat bestimmte Aufgaben und braucht zur Erledigung dieser Aufgaben bestimmte Betriebsstoffe. Bringen Sie Beispiele, die die Teilnehmenden auch aus eigenen Erfahrungen oder ihrem Bekanntenkreis kennen könnten: Schilddrüse mit Schilddrüsenhormonen, Magen mit Verdauungssäure, Bauchspeicheldrüse mit Insulin. So hat und braucht auch das Gehirn bestimmte Betriebsstoffe, um seine Aufgaben – Wahrnehmen, Denken, Fühlen, Bewerten, Entscheiden und Handeln – durchführen zu können. Solche Betriebsmittel des Gehirns sind die Nervenbotenstoffe/Neurotransmitter. Die bekanntesten und bisher am besten in ihrer Wirkungsweise erforschten sind Serotonin und Noradrenalin, die einen großen Einfluss auf unser Fühlen, unsere Stimmung und unseren Antrieb ausüben, sowie Dopamin, welches vornehmlich das Wahrnehmen, Denken und Bewerten beeinflusst.
Fragen Sie nach, wie wohl die Informationsweitergabe im Nervennetzwerk (neuronalen Netzwerk) unseres Gehirns erfolgt. Bringen Sie als Beispiel unser Haushaltsstromnetz. Ähnlich funktioniert die

Weitergabe der Informationen im Gehirn, nämlich auf elektrischer Basis, aber nicht ganz so wie im Stromnetz, sondern »bioelektrisch«. Die »Kabel«, also die Nervenenden, sind jedoch nicht miteinander verbunden, sondern zwischen ihnen ist ein Spalt, und der muss überwunden werden. Im Gehirn gibt es keine Lüsterklemmen – der Organismus hat hier aber eine faszinierende Lösung entwickelt. Am äußersten Rand einer Nervenendigung veranlasst der ankommende elektrische Impuls das Ausschütten chemischer Stoffe (der oben beschriebenen Nervenbotenstoffe oder Neurotransmitter), die dann den »synaptischen Spalt« überbrücken und zur Nervenendigung der nächstbenachbarten Nervenzelle wandern. Dort lösen diese chemischen Stoffe wiederum einen elektrischen Impuls aus, der dann in dieser Nervenzelle weitergeleitet wird bis wiederum zu deren Nervenende, von dem aus die Überbrückung zur nächsten Nervenzelle dann wieder chemisch erfolgt und so fort. Wenn der Botenstoff seine Wirkung im Spalt getan hat, wird er in die Zelle zurücktransportiert, um beim nächsten Impuls erneut ausgeschüttet werden zu können.

Zeichnen Sie diesen Vorgang der Weiterleitung analog der Folie ⇽ an das Whiteboard/Flipchart, um die Wirkungsweise von Antidepressiva verständlich zu machen. Oder zeigen Sie dazu die Folie »Biochemische Informationsvermittlung (I) / Serotonin-/Noradrenalin-Synapsenmodell – *Gesunde Informationsweitergabe*«.

⇨ Folie: Biochemische Informationsvermittlung (I)

Im Folgenden lassen sich anhand des am Whiteboard/Flipchart entworfenen Schemas die gestörten, also »dysfunktionalen« Weiterleitungen für den serotonergen und noradrenergen Bereich analog der Folien darstellen: Die normale Weiterleitungsintensität ist vermindert. Alternativ können Sie, wenn Sie ohne Whiteboard/Flipchart und nur mit den Präsentationsfolien arbeiten, die nächste Folie zur biochemischen Informationsvermittlung zeigen ⇽ (Biochemische Informationsvermittlung (II) / Serotonin-/Noradrenalin-Synapsenmodell – *Gestörte Informationsweitergabe bei Depression, Angst-, Zwangserkrankung*). Serotonin und Noradrenalin haben (neben anderen wichtigen Funktionen im Körper) in unserem Hirnstoffwechsel einen bedeutsamen Einfluss auf unsere Wahrnehmung, unseren Schlaf und unsere Stimmung. Eine verminderte Produktion und Ausschüttung im synaptischen Spalt bedeutet in der wahrnehmbaren Symptomatik: Antriebsmangel, Grübeleien, von denen man sich nicht lösen kann, und niedergedrückte Stimmung.

⇨ Folie: Biochemische Informationsvermittlung (II)

Einige der heute vorwiegend eingesetzten antidepressiven Medikamente sollen durch Verhinderung der Rückaufnahme in die abgebende Nervenzelle zum einen die Konzentration der Neurotransmitter im Spalt erhöhen und zum anderen die Nervenzelle zu einer Mehrproduktion anregen. Antidepressiva mit diesem Wirkungsspektrum heißen deshalb Wiederaufnahmehemmer und sind unter dem Begriff SSRI bekannt (Selektive Serotonin Reuptake Inhibitors) Hierzu können Sie die Folie »Biochemische Informationsvermittlung (III) / Serotonin-/Noradrenalin-Synapsenmodell – *Informationsweitergabe bei Depression, Angst- und Zwangserkrankung unter antidepressiver Behandlung*« zeigen und erklären. ⇷

⇾ Folie: Biochemische Informationsvermittlung (III)

Ein Medikament mit einer anderen Wirkungsweise (Agomelatin, Valdoxan®) wird ebenfalls bei Depressionen eingesetzt. Agomelatin besitzt einen etwas anderen Wirkansatz: Zum einen werden das Noradrenalin und das Dopamin erhöht und zum anderen wird aufgrund der melatonergen Wirkung des Agomelanins die circadiane Rhythmik, also der Schlaf-Wach-Rhythmus depressiver Patienten, normalisiert. Beides zusammen hat eine starke antidepressive Wirkung. Die Stimmung kann sich erholen.

Wenn Sie sich entschieden haben, in dieser Sitzung die Modelle am Whiteboard oder Flipchart darzustellen, zeichnen und entwickeln Sie die nachfolgenden Modelle analog zu den Folien im Manual, um die Wirkungsweise von Neuroleptika zu verdeutlichen. Wenn Sie direkt die Folien benutzen, gehen Sie weiter wie folgt vor: Zeigen Sie die Präsentationsfolie »Biochemische Informationsvermittlung (IV) / Dopamin-Synapsenmodell – *Gesunde Informationsweitergabe*«: ⇷ Bei schizophrenen Psychosen wird angenommen, dass eine Störung bei der Informationsweiterleitung durch das Dopamin vorliegt.

⇾ Folie: Biochemische Informationsvermittlung (IV)

Zeigen Sie die nächste Folie: »Biochemische Informationsvermittlung (V) / Dopamin-Synapsenmodell – *Gestörte Informationsweitergabe bei einer akuten Psychose.* ⇷ Für den Bereich der Psychosen ergibt sich im dysfunktionalen Wirken der dopaminergen Botenstoffe ein Übermaß an Weiterleitungsimpulsen. Die Symptomatik, die damit in Zusammenhang gebracht wird, sind Wahrnehmungsstörungen wie Halluzinationen und Bewertungsänderungen in alltäglichen Situationen, die dann Verfolgungsängste hervorrufen können bis hin zu komplexen Wahnvorstellungen.

⇾ Folie: Biochemische Informationsvermittlung (V)

Zeigen Sie die nächste Folie: »Biochemische Informationsvermittlung (VI)/Dopamin-Synapsenmodell – *Informationsweitergabe bei einer akuten Psychose unter antipsychotischer/neuroleptischer Behandlung*«. ⇷ Hier wirken dann die Antipsychotika/Neuroleptika wie ein Filter oder Schutzschirm zwischen zwei Nervenenden, um

⇾ Folie: Biochemische Informationsvermittlung (VI)

die erhöhte Weiterleitung im synaptischen Spalt wieder auf ein Normalmaß zu reduzieren. Auf die Darstellung in welchen Hirnregionen welche Medikamente wirken, verzichten wir in dieser Gruppe, da die Informationen die Patienten überfordern könnte. Gute Anregungen und Darstellungen finden sie u. a. bei SCHLIMME u. a. 2019.

Welche Medikamente es gibt und bei welchen Störungen sie eingesetzt werden

Fragen Sie die Teilnehmenden, welche Medikamente sie kennen, und sammeln Sie die Nennungen am Whiteboard oder Flipchart. Ordnen Sie sie nach Antipsychotika/Neuroleptika, Stimmungsstabilisierern, Antidepressiva, Beruhigungsmitteln und Schlafmitteln.
Zeigen Sie anschließend die zwei Folien ⇽ und erklären die Wirkungsweise der Arzneimittelgruppen.
Im Anschluss können Sie anhand der Folie »Medikamentöse Behandlung erklärt am psychologischen Erlebenskreislauf« die Hauptwirkungsbereiche der Medikamentengruppen gezielt den entsprechenden psychologischen Bereichen zuordnen. ⇽

⇾ Folien: Medikamente und bei welchen Störungen sie eingesetzt werden (I, II)

⇾ Folie: Medikamentöse Behandlung erklärt am psychologischen Erlebenskreislauf

⇾ Folien: Nebenwirkungen (I, II)

Nebenwirkungen ⇽

Alle Medikamente haben Nebenwirkungen. Fassen Sie die Ergebnisse aus der Kleingruppenarbeit zu den Nebenwirkungen an dieser Stelle nochmals anhand der Flipchartnotizen der Patientinnen und Patienten zusammen und fragen Sie, ob es noch Ergänzungen von der Gruppe gibt. Erklären Sie dann weiter etwa so:
» Es gilt zu unterscheiden zwischen den sogenannten Anfangs- bzw. ›Gewöhnungs‹-Nebenwirkungen und dauerhaften Nebenwirkungen. Gewöhnungsnebenwirkungen treten in den ersten paar Tagen nach dem Beginn der Einnahme in Erscheinung und klingen dann meist wieder ab. Es sind die ersten Reaktionen des Körpers auf einen unbekannten Stoff, den das Medikament ja für den Organismus darstellt. In der Verschreibungspraxis wird versucht, diesen Effekt gering zu halten, indem der Arzt die Dosierung ›einschleichend‹ mit zunächst geringen Dosen wählt. Einige Nebenwirkungen klingen jedoch nicht nach den ersten Tagen ab und mitunter treten sogar weitere Nebenwirkungen hinzu, die ebenfalls nicht wieder abklingen. Nebenwirkungen sollten immer mit dem behandelnden Arzt besprochen werden. «

Ermutigen Sie die Teilnehmenden, zusammen mit ihrer Ärztin oder ihrem Arzt zu überlegen, wie die Balance zwischen erwünschter Wirkung und Nebenwirkungen (realistisch) aussehen kann. Nebenwirkungen, die für den Patienten nicht tolerabel sind, sollten zum Wechsel des Präparates führen – es gibt bei allen Medikamenten Alternativen, die für den Einzelnen vielleicht besser verträglich sind.

Besprechen Sie die Nebenwirkungen unter den neuen Aspekten und den Informationen, die Sie gegeben haben, und regen Sie dazu einen Austausch unter den Patientinnen und Patienten an, was ihrer Erfahrung nach dagegen hilft:

Mundtrockenheit: viel trinken (aber keine zuckerhaltigen Limonaden), zuckerfreie Bonbons und Kaugummis

Gewichtszunahme: nach Ernährungsplan, bewusst und langsam essen, Wasser oder Tee ohne Zucker trinken, auf zuckerhaltige Süßigkeiten verzichten, Sport und Bewegung

Verstopfung: Obst, vollwertige Ernährung, Bewegung, viel trinken

Müdigkeit, Schwindel: Bewegung an der frischen Luft, allgemeine Aktivität erhöhen, Wechselduschen, Gymnastik, Sport

Ödeme (Wassereinlagerungen): Beine hoch lagern, Stützstrümpfe, Fußwechselbäder; falls sich keine Besserung einstellt, unbedingt einen Arzt aufsuchen

Patientinnen und Patienten sollten bei folgenden Nebenwirkungen unbedingt mit einem Arzt sprechen:

- Bewegungsstörungen
- Gliedersteifigkeit
- Schlafstörungen
- Kopfschmerzen
- Tremor (Zittern)
- Sehstörungen
- anhaltende Übelkeit, Brechreiz
- Muskelschwäche
- neu auftretende Allergien
- Krampfanfälle
- sexuelle Funktionsstörungen

Ermutigen Sie die Teilnehmenden, mit ihrer Ärztin oder ihrem Arzt zusammen darauf zu achten, dass regelmäßige Blutbildkontrollen durchgeführt werden, da alle Psychopharmaka zu Veränderungen des Blutbildes, insbesondere der Leberwerte, führen können.

Gehen Sie im Anschluss die Präsentationsfolien »Wann medikamentöse Behandlung sinnvoll ist« und »Was Sie beachten sollten«

durch. ⇐ Diesen Punkt sollten Sie eventuell weglassen oder nur kurz darstellen, wenn Sie auf das Reduzieren bzw. Absetzen von Psychopharmaka näher eingehen möchten, da es mit der Zeit knapp werden könnte.

⇒ Folien: Wann medikamentöse Behandlung sinnvoll ist (I, II), Was Sie beachten sollten

Reduzieren bzw. Absetzen von Psychopharmaka

Manche Patienten und Patientinnen möchten ihre Psychopharmaka im Verlauf der Genesung reduzieren oder ganz absetzen. Die Gründe dafür sind vielfältig, wie Unverträglichkeit, Nebenwirkungen, zu starke Sedierung oder auch weil sie ohne Psychopharmakabehandlung leben möchten oder weil keine psychopharmakologische Medikation mehr notwendig ist.
Damit das Reduzieren bzw. Absetzen gelingen kann, sollte behutsam vorgegangen werden.
Deshalb sollten Sie hierzu einige wichtige Informationen geben und einen Erfahrungsaustausch anregen.
Fragen sie, ob es bereits Erfahrungen ⇐ mit dem Reduzieren von Psychopharmaka ⇐ in der Gruppe gibt. Hören sie gut zu und greifen Sie nur dann in die Diskussion ein, wenn es aus Ihrer Sicht notwendig und hilfreich für die Gruppenmitglieder ist. Stellen Sie anschließend dar, dass eine Reduktion am besten gelingen kann, wenn dies in einer stabilen Lebensphase geschieht und das genaue Vorgehen mit der behandelnden Psychiaterin oder Psychiater abgesprochen wird. Falls eine rechtliche Betreuung für Gesundheitsfürsorge vorliegt, sollte das Vorgehen auch mit der Betreuung vor- und abgesprochen werden. Auch die Einbindung von weiteren Bezugspersonen wie der Psychotherapeutin oder dem Psychotherapeuten, der Betreuungseinrichtung, der Familie und den Angehörigen sowie guten Freunden kann hilfreich sein. Zuvor sollten die Betroffenen sich jedoch auch nochmals intensiv mit den Krisenanzeichen ihrer psychischen Erkrankung auseinandersetzen wie in der 7. Sitzung erarbeitet. Sinnvoll ist es auch, einen Krisenplan zu erstellen (Krisenbroschüre und Krisenpass). Verweisen Sie dazu auf die 11. Sitzung. Auch ist es sinnvoll, eine gesundheitsfördernde Lebensweise zur Erhöhung der Stresstoleranz einzuhalten. Hierzu können Sie auf die 9. und 10. Sitzung verweisen. Machen Sie den Patientinnen und Patienten Mut, betonen Sie aber auch, dass es nicht in jedem Fall sinnvoll ist, die Medikation zu reduzieren bzw. abzusetzen! Und dass der Zeitpunkt gut gewählt sein muss!

⇒ Folie: Erfahrungsaustausch

⇒ Folie: Reduzieren bzw. Absetzen von Psychopharmaka (I, II)

Hilfreiche Informationen für Psychose-Erfahrene, Angehörige und Professionelle aller Berufsgruppen hat die DGSP in ihrer Broschüre: »Neuroleptika reduzieren und absetzen« zusammengestellt (https://www.dgsp-ev.de/fileadmin/user_files/dgsp/pdfs/Publikationen/DGSP_Broschuere_Neuroleptika_reduzieren_2018.pdf).
Grundsätzlich gilt jedoch das behutsame Reduzieren nicht nur für Neuroleptika, sondern für alle Psychopharmaka, die über längere Zeit eingenommen wurden. Auch bei Antidepressiva kann es zu Absetzphänomen und erneuten Krisen kommen.
Teilen Sie das Informationsblatt: »Was Sie immer schon über Psychopharmaka wissen wollten« aus. ⇽

⇾ Informationsblatt: Was Sie schon immer über Psychopharmaka wissen wollten

Diskussion

Wenn noch Gesprächsbedarf und Zeit besteht, diskutieren Sie mit den Patientinnen und Patienten abschließend noch offene Fragen oder Meinungen zu den Themen der Sitzung. ⇽

⇾ Folie: Diskussion

Literatur zur Vertiefung:

Bäuml, J. (2008): Behandlung mit Medikamenten und ergänzende neurobiologische Hintergrundinformationen (3. Kapitel). In: Bäuml, J.: Psychosen aus dem schizophrenen Formenkreis. Ratgeber für Patienten und Angehörige. Leitfaden für professionelle Helfer. Einführung für interessierte Laien. 2., aktual. u. erw. Aufl., Heidelberg: Springer Medizin Verlag.

Benkert, O.; Hautzinger, M.; Graf-Morgenstern, M. (2012): Psychopharmakologischer Leitfaden für Psychologen und Psychotherapeuten. 2. Aufl., Heidelberg: Springer Medizin Verlag.

Benkert, O.; Hippius, H. (2021): Kompendium der Psychiatrischen Pharmakotherapie. 13. Aufl., Berlin, Heidelberg: Springer Medizin Verlag.

Finzen, A.;, Scherk, H.; Weinmann, S. (2017): Medikamentenbehandlung bei psychischen Störungen: Leitlinien für den psychiatrischen Alltag. Köln: Psychiatrie Verlag.

Greve, N.; Osterfeld, M.; Diekmann, B. (2017): Umgang mit Psychopharmaka. 5., aktual. Aufl., Köln: BALANCE buch + medien verlag.

Köhler T. (2018): Pharmakotherapie in der Psychotherapie. Ein Kompendium für Psychologen und psychologische Psychotherapeuten. 7., überarb. u. erw. Aufl., Lengerich: Pabst Science Publishers.

SCHLIMME, J.; SCHOLZ, T.; SEROKA, R. (2019): Medikamentenreduktion und Genesung von Psychosen. Köln: Psychiatrie Verlag.
DGSP (Hg.) (2018): Neuroleptika absetzen. Eine Broschüre für Psychose-Erfahrene, Angehörige und Professionelle aller Berufsgruppen. https://www.dgsp-ev.de/fileadmin/user_files/dgsp/pdfs/Publikationen/DGSP_Broschuere_Neuroleptika_reduzieren_2018.pdf

5. Aufgabe zur nächsten Sitzung

→ Folie: Aufgabe zur nächsten Sitzung, Arbeitsblatt 8.2

Geben Sie das Arbeitsblatt 8.2 aus. Die Patientinnen und Patienten sollen aufschreiben, welche Medikamente sie in welcher Dosierung aktuell einnehmen, welche Veränderungen (Wirkungen und Nebenwirkungen) sie oder ihre Angehörigen oder Freunde bemerkt haben und was sie gegen die Nebenwirkungen tun können. Erkundigen Sie sich, ob es noch Fragen zur Aufgabe gibt.

6. Abschluss

→ Folie: Abschluss

Zusammenfassung, offene Fragen, Abschlussrunde und Verabschiedung
Fassen Sie kurz das Wichtigste der Sitzung zusammen und erkundigen Sie sich, ob es noch offene Fragen oder thematische Wünsche für die nächste Sitzung gibt. Wenn die Fragen kurz beantwortet werden können und Sie ausreichend Zeit haben, tun Sie es an dieser Stelle, ansonsten nehmen Sie sie in den Themenspeicher auf und beantworten sie zu Beginn der nächsten Sitzung. Falls es eine Frage zu einem Thema einer späteren Sitzung ist, verweisen Sie auf die entsprechende Sitzung und gehen Sie dann erst darauf ein.
In der Abschlussrunde sollen die Teilnehmenden in Form eines Blitzlichtes, ohne Kommentare durch andere, ihre momentane Befindlichkeit mitteilen.
Geben Sie das Handout aus, verabschieden Sie die Teilnehmenden und bedanken Sie sich für ihr Mitwirken.

Sitzung 9: Gesundheitsförderndes Verhalten

Schwerpunkt der Sitzung 9: Menschen mit psychischen Problemen fällt es häufig schwer, auf ihre Gesundheit zu achten. Sie ernähren sich oft schlecht, nehmen zu viele oder zu wenige Mahlzeiten ein, bewegen sich zu wenig, haben Schwierigkeiten, ihren Tag zu gestalten und einen gesundheitsfördernden Tag-Nacht-Rhythmus einzuhalten. Häufig ziehen sie sich aus sozialen Kontakten zurück. Alle diese Faktoren stellen jedoch einen wichtigen Schutz vor Stressüberlastung und erneuten Krisen dar. In dieser Sitzung sollen die Teilnehmerinnen und Teilnehmer deshalb motiviert werden, ihr Gesundheitsverhalten zu verbessern. Wir schlagen dafür eine Einzelarbeit zur Selbstreflexion und einen anschließenden Erfahrungsaustausch in der Großgruppe vor, deren Inhalte wir abschließend durch wenige, aber gezielte Empfehlungen von unserer Seite vertiefen und ergänzen.

☞ Wenn Sie als Gruppenleitung ein spezielles Thema, zum Beispiel »Ernährung« oder »Stressbewältigung«, noch weiter ausführen wollen, können Sie das entsprechende Vertiefungsmodul bestehend aus zwei bzw. drei zusätzliche Sitzungen anschließen. Ändern Sie die Folien in den entsprechenden Zusatzmodulen und auch in der dann nachfolgenden 10. Sitzung entsprechend ab (z. B. Wiederholung der letzten Sitzung, Aufgabe aus der letzten Sitzung, Aufgabe zur nächsten Sitzung).

Selbstverständlich können Sie auch Vertiefungssitzungen zu weiteren gesundheitsfördernden Themen anbieten und die Folien dazu entsprechend erstellen. Zur Konzipierung der zusätzlichen Sitzungen können Sie auch unsere Materialien wie den Tagesplaner oder das Ernährungsprotokollheft verwenden. Gute zusätzliche Anregungen mit vorbereiteten Informations- und Arbeitsblättern zu unterschiedlichen Themen können Sie auch bei Schanz u. a. (2022) finden. Fahren Sie anschließend mit der 10. Sitzung fort.

Planen Sie eine Pause von ca. zehn Minuten ein, wenn die Sitzung länger als sechzig Minuten dauern soll.

Benötigte Materialien

- Teilnehmerliste
- Arbeitsblätter 8.2, 9.1, 9.2 bzw. 9.3
- Handout zur Sitzung 9
- Broschüren: »Ernährungsprotokollheft«, »Tagesplaner« und »Eine kleine Bewegungspause«
- Informationsblätter: »Schlafstörungen«, »Ernährungshinweise bei psychischen Erkrankungen« sowie »Vollwertig essen und trinken nach den 10 Regeln der DGE« (Letzteres können Sie auf der Homepage der Deutschen Gesellschaft für Ernährung e. V. kostenfrei downloaden unter: www.dge.de/pdf/10-Regeln-der-DGE.pdf, die anderen Informationsblätter finden im Download.
- Computer mit Beamer oder großem Bildschirm
- Präsentationsfolien zu den Sitzungen 8 und 9
- Whiteboard oder Flipchart
- Moderationskoffer oder Moderationsmaterialien
- Kugelschreiber

Hinweis: Manche Krankenkassen geben zu den in dieser Sitzung behandelten Themen empfehlenswerte Informationsbroschüren heraus und stellen diese auf Anfrage – zum Teil sogar kostenfrei – zur Verfügung.

Ablauf & Inhalte

1. Begrüßung, Vorstellen der thematischen Inhalte der Sitzung 9 und Anfangsrunde
2. Kurze Wiederholung von Sitzung 8
3. Besprechen der Aufgabe aus Sitzung 8
4. Neues Thema: Gesundheitsförderndes Verhalten
   - Einzelarbeit: Gesundheitsförderndes Verhalten
   - Ernährung
   - Bewegung
   - Tag-Nacht-Rhythmus
   - Tagesgestaltung
   - Soziale Kontakte
5. Aufgabe zur nächsten Sitzung
6. Abschluss

Durchführung

➔ Folie: Sitzung 9

1. Begrüßung, Vorstellen der thematischen Inhalte der Sitzung 9 und Anfangsrunde

Heißen Sie die Teilnehmerinnen und Teilnehmer zur Sitzung 9 willkommen und geben Sie die Teilnehmerliste aus. Bitten Sie darum, sich einzutragen. Stellen Sie den geplanten Ablauf und die vorgesehenen thematischen Inhalte der 9. Sitzung vor. Zeigen Sie dazu die Folie »Ablauf & Inhalte der 9. Sitzung«.

➔ Folie: Ablauf & Inhalte der 9. Sitzung

Bitten Sie anschließend die Patienten, in Form eines Blitzlichtes mitzuteilen, wie es ihnen im Moment geht, und fragen Sie, ob es noch weitere Themenwünsche oder etwas Wichtiges mitzuteilen gibt, das für die heutige Gruppenarbeit relevant sein könnte. Nehmen Sie die genannten Vorschläge auf, wenn sie zum Thema »Gesundheitsförderndes Verhalten« passen, ansonsten schreiben Sie sie in den Themenspeicher, um sie dann an gegebener Stelle zu bearbeiten.

➔ Folie: Kurze Wiederholung der letzten Sitzung

2. Kurze Wiederholung von Sitzung 8

Die thematischen Inhalte der letzten Sitzung werden mithilfe der Notizen am Whiteboard/Flipchart oder der Präsentationsfolien der letzten Sitzung oder der Stichpunkte auf dieser Folie kurz mit den Teilnehmenden interaktiv wiederholt (Medikamenteninformation: Kleingruppenarbeit: Medikamente; Biochemische Informationsverarbeitung und Wirkung von Medikamenten; Welche Medikamente es gibt und bei welchen Störungen sie eingesetzt werden; Medikamentöse Behandlung erklärt am psychologischen Erlebenskreislauf; Nebenwirkungen; Wann medikamentöse Behandlung sinnvoll ist und was Sie beachten sollten; Reduzieren bzw. Absetzen von Psychopharmaka).
Erkundigen Sie sich, ob es noch Fragen zum Inhalt des letzten Treffens gibt. Gehen Sie, wenn es thematisch wichtig ist, kurz darauf ein.
Wenn Fragen kommen, die in einer späteren Sitzung vertieft behandelt werden, verweisen Sie auf die entsprechende Sitzung oder nehmen Sie die Fragen im Themenspeicher auf. Falls sehr persönliche oder therapiebezogene Fragen geäußert werden, die den Rahmen der Gruppe überschreiten, verweisen Sie höflich an den behandelnden Psychotherapeuten oder die Ärztin.

3. Besprechen der Aufgabe aus Sitzung 8

→ Folie: Aufgabe aus der letzten Sitzung, Arbeitsblatt 8.2

Die Patientinnen und Patienten sollten aufschreiben, welche Medikamente sie aktuell einnehmen, und darüber reflektieren, was sich dadurch in den unterschiedlichen psychologischen Erlebensmodalitäten (Wahrnehmung, Denken, Fühlen, Stimmung, Verhalten) verbessert hat. Dazu sollten sie ihre eigenen Erfahrungen äußern und auch die Erfahrungen von Angehörigen und Freunden einbeziehen. Außerdem sollten sie erlebte Nebenwirkungen und mögliche Bewältigungsstrategien aufschreiben. Lesen Sie das Arbeitsblatt 8.2 dazu nochmals vor und fragen Sie die Teilnehmenden nach ihren Ergebnissen.

Da Sie Teilnehmende mit unterschiedlichen psychischen Störungen in der Gruppe haben, können Sie die unterschiedlichen Wirkmechanismen nochmals anhand der Präsentationsfolie »Medikamentöse Behandlung erklärt am psychologischen Erlebenskreislauf« erläutern. Neuroleptika helfen, die Wahrnehmung und die Gedanken zu regulieren; Antidepressiva, die Stimmung zu verbessern und Ängste und Zwänge abzubauen; Phasenprophylaktika, die tiefen Stimmungseinbrüche und die Stimmungshochs abzumildern.

→ Folie: Medikamentöse Behandlung erklärt am psychologischen Erlebenskreislauf

Weisen Sie in diesem Zusammenhang nochmals darauf hin, dass Tranquilizer und Hypnotika (Benzodiazepine) auf alle psychologischen Ebenen einwirken. Sie beruhigen die Gedanken, die Gefühle und die Stimmung und entspannen den Körper. Sie führen jedoch schnell zu einer körperlichen und psychischen Abhängigkeit und bergen weitere Gefahren. Im akut-klinischen Bereich ist ihr Einsatz dennoch manchmal sinnvoll, beispielsweise beim Eindosieren von Antidepressiva bei sehr schwer depressiven Patienten oder als Notfall-Medikation bei krankheitsbedingt extrem angespannten Patienten, die noch keine geeigneten Möglichkeiten zur Selbstberuhigung kennen oder aktuell nicht anwenden können. Es gibt jedoch auch nicht abhängigkeitsfördernde Medikamente, die ebenfalls beruhigen und im klinischen Bereich eingesetzt werden, zum Beispiel niedrigpotente Neuroleptika. Im ambulanten Bereich sollten Benzodiazepine möglichst keine Anwendung finden.

4. Neues Thema: Gesundheitsförderndes Verhalten

→ Folie: Neues Thema

Um den Patienten eine Struktur zu bieten und zu zeigen, woran Sie in dieser Sitzung mit ihnen arbeiten wollen, hat es sich bewährt, zur Einstimmung auf das neue Thema die Präsentationsfolie »Ent-

Folie: Entstehungsmodell psychischer Krisen

stehungsmodell psychischer Krisen« zu zeigen. Zur Verdeutlichung wurde eine Markierung um den Bereich Schutzfaktoren und Bewältigungsfertigkeiten gelegt. Erklären Sie das Modell zur Auffrischung noch einmal kurz und leiten Sie anhand der Grafik das neue Thema ein.

Sie können so beginnen:

» Neben der psychotherapeutischen Behandlung, worüber Sie bereits einiges erfahren haben und auf die wir in der abschließenden Sitzung noch einmal eingehen werden, und der medikamentösen Behandlung gibt es einiges, was Sie selbst zu Ihrer Genesung und zum Gesundbleiben beitragen können, nämlich die Stärkung Ihrer persönlichen Schutzfaktoren und Bewältigungsfertigkeiten. Ich möchte Ihnen dazu noch einmal die Präsentationsfolie ›Entstehungsmodell psychischer Krisen‹ zeigen.

Ganz wichtig für den Genesungsprozess und um langfristig so gesund wie möglich zu bleiben, ist unter anderem eine ausgeglichene Strukturierung des Tages mit Zeiten für Aufgaben und Zeiten für Freude, Erholung und Entspannung. Auch das Ernährungsverhalten spielt eine wichtige Rolle. Damit Sie sich mit Ihren eigenen Möglichkeiten gezielt auseinandersetzen können, schlagen wir Ihnen dazu eine Einzelarbeit vor. «

Folie: Einzelarbeit, Arbeitsblatt 9.1

Einzelarbeit: Gesundheitsförderndes Verhalten

Die Patienten sollen sich überlegen, was sie in den Bereichen Ernährung, Bewegung, Tag-Nacht-Rhythmus, Tagesgestaltung und soziale Kontakte tun können, um gesünder zu werden. Dabei sollen sie zum einen die bereits vorhandenen günstigen Verhaltensweisen als solche erkennen und beibehalten bzw. noch weiter ausbauen und zum anderen die veränderungsbedürftigen Bereiche daraufhin prüfen, was sie selbst verändern können, wozu sie noch mehr Informationen oder wo Sie ggf. Unterstützung bei der Umsetzung brauchen. Geben Sie dazu das Arbeitsblatt 9.1 aus. Lesen sie den Text des Arbeitsblattes vor und fragen Sie, ob die Aufgabe verstanden wurde und ob es noch Fragen dazu gibt. Planen Sie für die Einzelarbeit 10–15 Minuten ein.

Folie: Auswertung der Einzelarbeit

Auswertung der Einzelarbeit: Um zu signalisieren, dass Sie mit der Auswertung beginnen wollen, zeigen Sie die Auswertungsfolie, gehen dann anhand der Ergebnisse der Einzelarbeit die einzelnen Punkte gemeinsam mit den Patienten durch und zeigen jeweils im Anschluss die entsprechenden Präsentationsfolien.

Ernährung

Fragen Sie die Teilnehmenden, was sie zum Thema Ernährung erarbeitet haben. Hören Sie zunächst zu und fassen Sie das Gesagte zusammen. Schreiben Sie dabei Stichworte an das Whiteboard oder Flipchart. Falls dazu von den Teilnehmenden noch kein Beitrag gekommen ist, ergänzen Sie die Frage, wie häufig die Teilnehmenden am Tag essen und wann. Selbst bei stationären Patientinnen und Patienten kommt es häufig vor, dass sie nicht regelmäßig und ausgewogen essen. Fragen Sie die Teilnehmenden auch – insbesondere wenn es sich um ein ambulantes Gruppenangebot handelt –, wie sie es zu Hause halten: »Wann essen Sie? Was essen Sie? Wie viel trinken Sie?«

In der Regel fällt den Patienten schon beim Berichten auf, dass sie nicht sicher sind, ob sie sich richtig ernähren.

Erklären Sie, dass es sich als ungünstig für den Gesundungsprozess erwiesen hat, wenn die Blutzuckerwerte stark schwanken. Zu starke Blutzuckerschwankungen signalisieren dem Körper »Gefahr« und lassen die körperliche Grundanspannung steigen. Dadurch nimmt die Empfindlichkeit gegenüber Stress zu; die Stresssymptome selbst werden nur verzögert abgebaut und es können schneller Krankheitssymptome auftreten. Weisen Sie auch darauf hin, dass zuckerhaltige Nahrungsmittel und Getränke (Einfachzucker) vermieden werden sollten, und erklären Sie, warum:

» Im Moment der Zuckerzufuhr steigt der Blutzuckerspiegel sehr hoch an und man könnte annehmen, dem Körper werde damit etwas Gutes getan. Aber: Es wird sofort viel Insulin ausgeschüttet, das den einkettigen Zucker sehr leicht und sehr schnell abbaut. Dadurch fällt der Blutzuckerspiegel nach dem schnellen Anstieg drastisch ab, sogar unter das Niveau vor der Zuckerzufuhr. Dies signalisiert dem Körper eine Gefahrensituation: ›Achtung, hier ist ein Mensch am Verhungern!‹ Dadurch werden Heißhungeranfälle und neue Schwankungen ausgelöst. Empfohlen wird deshalb, auf raffinierten Zucker zu verzichten und stattdessen langkettige Kohlenhydrate zu sich zu nehmen, wie sie beispielsweise in Vollkorngetreide und Vollkornnudeln vorkommen. Diese Kohlenhydrate setzen ihre Energie in kleinen Schritten, nach und nach, frei und halten damit den Blutzuckerspiegel auf einem ausgewogenen Niveau. Stabile Blutzuckerwerte unterstützen die Stabilisierung der Stimmung und wirken sich positiv auf die Konzentrationsfähigkeit, die Aufmerksamkeit und das Denken aus.

Auch wenn Sie keinen Appetit haben – das ist in seelischen Krisen oft so –, sollten Sie stets darauf achten, keine Mahlzeit ganz auszulassen oder permanent zu wenig bzw. nur Fastfood aufzunehmen. Denn unregelmäßige, mangelhafte oder ungünstige Nährstoffzufuhr senkt die psychische Belastbarkeit und führt zu Stimmungsschwankungen, Nervosität und Reizbarkeit, und das Interesse an sozialen Kontakten lässt nach. Unterernährung kann außerdem zu Schlafstörungen führen und auch körperlich sinkt die Leistungsfähigkeit. Durch Unterernährung provozieren Sie Heißhungeranfälle, und Ihr Gefühl für Hunger, Sättigung und Appetit geht dabei verloren. «

Hintergrundwissen für die Gruppenleitung: Eine US-amerikanische Studie von der Arbeitsgruppe um Keys (1950) hatte zum Ziel, die Folgen von Unterernährung auf das seelische und körperliche Befinden zu erforschen. An der Untersuchung nahmen für die Dauer eines Jahres junge, psychisch gesunde Männer mit durchschnittlichem Gewicht teil. Während der ersten drei Monate ernährten sich die Männer normal, dann wurde sechs Monate lang die individuelle Kalorienmenge halbiert. In diesem Halbjahr entwickelten die Diät haltenden Männer überraschende Abweichungen in ihrem Verhalten und in ihrer psychischen Stabilität: Sie erlebten enorme Stimmungsschwankungen, wurden gereizter und nervöser, viele entwickelten depressive Symptome, verloren das Interesse an sozialen Kontakten und zogen sich zunehmend zurück. Die Fähigkeit zur Konzentration und Auffassung nahm deutlich ab, ebenso die körperliche Leistungsfähigkeit. Bei vielen traten Schlafstörungen oder Beschwerden im Magen-Darm-Bereich sowie Essanfälle auf, welche übrigens mit großer Scham für die Betroffenen einhergingen. Das normale Gefühl für Hunger, Sättigung und Appetit kam teilweise völlig abhanden. Der Grundumsatz des Organismus und damit der Energieverbrauch der Teilnehmer reduzierte sich um ca. 40 %; die nach der Diät wieder aufgenommene normale Nahrungsmenge führte daher zu einer starken Gewichtszunahme. Dieser Effekt ist heute hinlänglich als »Jo-Jo-Effekt« bekannt.

Zur visuellen Unterstützung der Informationen können Sie anschließend die Folie »Ernährung« zeigen ⇽ oder nur als spätere Unterstützung im Handout vorhalten.

⇾ Folie: Ernährung

Als empfohlene Regel sollten Sie jedoch abschließend festhalten:

- drei Hauptmahlzeiten und zwei kleine Zwischenmahlzeiten täglich
- nicht mehr als vier Stunden zwischen zwei Mahlzeiten, es sei denn, man schläft

- mindestens 2 Liter täglich trinken
- Vorsicht bei alkoholischen Getränken! Diese sind (abgesehen von ihrem hohen einkettigen Zuckeranteil) insbesondere gefährlich in Kombination mit Medikamenten. Alkohol kann die Medikamentenwirkung unkontrolliert verändern und es kann zu unvorhersehbaren Wechselwirkungen kommen. Vorsicht auch: Suchtgefahr!
- Nikotin und Drogen sollten ebenfalls gemieden werden (Bedenken Sie, dass viele unserer Patientinnen und Patienten nicht auf Nikotin verzichten wollen bzw. fest überzeugt sind, es nicht zu können, trotzdem sollten Sie es erwähnen).

Falls Sie keine Vertiefungssitzungen zur Ernährung planen, können Sie an dieser Stelle aus dem Zusatzmodul »Ernährung« das Informationsblatt: »Ernährungshinweise bei psychischen Erkrankungen« und/oder »Vollwertig essen und trinken nach den 10 Regeln der DGE« als Informationsmaterial ausgeben.

Bewegung

Im Allgemeinen bewegen sich die Menschen heute zu wenig. Durch Rolltreppen und Fahrstühle – um nur zwei bequeme Fortbewegungsmittel zu nennen – wird uns einiges an Muskelarbeit abgenommen. Viele unserer täglichen Aktivitäten, ob beruflich oder privat, können dank Büchern, Internet und Fernsehen gänzlich im Sitzen erledigt werden: das Aneignen von Wissen, das Verfolgen von Nachrichten, die Büroarbeit, die Kommunikation – selbst für den Austausch mit Freunden brauchen wir dank Social Media den Sessel nicht unbedingt zu verlassen. Durch diese Annehmlichkeiten muss die eigene Bewegungsmuskulatur kaum noch benutzt werden. Sie bildet sich zurück und die Lust, sich zu bewegen, nimmt ab. Gerade Bewegung ist aber entscheidend für den Stressabbau und damit auch für den Abbau der zugrunde liegenden Anspannung bei psychischen Erkrankungen. Deshalb ist es notwendig, die Patientinnen und Patienten darin zu schulen, sich dem natürlichen Bedarf ihres Körpers entsprechend zu bewegen, um etwas elementar Wichtiges für ihre Gesundheit zu tun. Die WHO empfiehlt 150 Minuten leicht anstrengende Bewegung pro Woche zur Erhaltung der Gesundheit (World Health Organization (2018): Global action plan on physical activity 2018–2030: more active people for a healthier world (https://apps.who.int/iris/bitstream/handle/10665/272722/9789241514187-eng.pdf?sequence=1&isAllowed=y, aufgerufen im Internet am

01.06.2022)) Unsere Anregungen sind als Vorschläge zu verstehen und für die Gruppenteilnehmenden umsetzbar, also einfach und ohne besondere Sportausrüstung oder Sportbekleidung durchzuführen. Darüber hinaus sollte die Teilnahme an einer Sportgruppe angeregt werden. Viele Patientinnen und Patienten entdecken in den angebotenen Bewegungsgruppen während ihres Klinikaufenthalts die Freude an der sportlichen Bewegung, haben aber nie darüber nachgedacht oder wieder vergessen, wie und wo sie in ihrer häuslichen Umgebung eine Sportgruppe finden könnten.
Auch hierzu sollten Sie zunächst die Ergebnisse der Einzelarbeiten sammeln und bündeln und Stichpunkte am Whiteboard oder Flipchart notieren.
Ergänzende Fragen könnten sein:
» Was meinen Sie, wie viel Bewegung täte Ihnen gut? Was machen Sie gern? Können Sie sich vorstellen, wie Bewegung und psychische Gesundheit zusammenhängen?« Mit solchen oder ähnlichen Fragen können Sie einen Austausch zum Thema anregen. Lassen Sie die Patienten diskutieren und zeigen Sie im Anschluss die Folie »Bewegung. « ⇠

⇢ Folie: Bewegung

Wenn Sie möchten, können Sie noch die Broschüre »Eine kleine Bewegungspause« vorstellen und deren Verwendungsmöglichkeit beschreiben. ⇠ Darin werden sechs einfach durchzuführende Übungen dargestellt, die die Patienten leicht in ihren Alltag integrieren können. Auch an dieser Stelle können Sie darauf hinweisen, dass einige Krankenkassen gute Informationsbroschüren für ihre Mitglieder zum Thema »Bewegung« auf Anfrage bereitstellen.

⇢ Broschüre: Eine kleine Bewegungspause

Tag-Nacht-Rhythmus

Hier sollten Sie sich ebenfalls zunächst die Ergebnisse der Einzelarbeiten vorstellen lassen und die Ideen am Whiteboard oder Flipchart notieren. Anschließend können Sie die zwei Präsentationsfolien ⇠ zur Visualisierung zeigen und so die Einheit »Tag-Nacht-Rhythmus« abrunden.

⇢ Folien: Tag-Nacht-Rhythmus (I, II)

» Im Rahmen psychischer Störungen beobachten wir häufig, dass sich der Tag-Nacht-Rhythmus von Patienten ungünstig verschiebt oder gar umkehrt. Das kann unterschiedliche Ursachen haben. Ein häufiger Grund sind Schlafstörungen. Manch einer kann abends stundenlang nicht einschlafen, ein anderer schläft zwar schnell ein, kann aber nicht durchschlafen, manch einer wacht schon zwischen 3.00 und 4.00 Uhr morgens in den generell flacheren Schlafphasen auf und bleibt dann wach, mitunter dabei grübelnd, sich hin- und herwälzend. Beide fühlen sich tagsüber erschöpft und müde und versuchen, am Tag den Schlaf nachzuholen. Dann können sie jedoch abends erst recht nicht einschlafen, liegen wieder wach, sind am nächsten Tag wieder erschöpft und versuchen wieder, den Schlaf nachzuholen. So entsteht ein Teufelskreis aus Schlafmangel, Erschöpfung und Müdigkeit. Betroffene befürchten dann häufig, ihrem Alltag und ihren beruflichen Anforderungen nicht mehr gewachsen zu sein. Schlafstörungen und diese Befürchtungen bedeuten für Körper und Psyche Stress.

Insbesondere Patientinnen und Patienten mit Psychosen machen häufig die Nacht zum Tag und umgekehrt; vermutlich auch, weil sie – bei psychosebedingter erhöhter Reizempfindlichkeit – nachts weniger Geräuschen und Anforderungen ausgesetzt sind.

Ungünstige Tag-Nacht-Rhythmen führen über einen längeren Zeitraum jedoch durch die daraus resultierende Erschöpfung zu einer erhöhten Empfindlichkeit gegenüber Belastungen und zur Auslösung und Verstärkung von Krankheitssymptomen. Wenn man sich ständig müde fühlt oder zu ungünstigen Zeiten ruht oder schläft, ist es schwierig, Aufgaben nachzukommen, daraus Selbstwirksamkeitserleben und Zufriedenheit zu schöpfen oder soziale Kontakte zu pflegen. Probleme am Arbeitsplatz können eine Folge der daraus resultierenden Erschöpfung sein, weil man sich nicht konzentrieren kann, mehr Fehler macht oder im Kontakt mit Mitmenschen gereizt und überfordert ist. Hat sich der ungünstige Tag-Nacht-Rhythmus erst etabliert, fällt es den meisten Betroffenen schwer, ihn wieder zu normalisieren. Deshalb haben wir für Sie einige Empfehlungen zusammengestellt. «

Zeigen Sie die zweite Präsentationsfolie zum Tag-Nacht-Rhythmus und lesen Sie den Inhalt vor. Fragen Sie, ob es noch weitere Empfehlungen vonseiten der Teilnehmenden gibt, und sammeln Sie diese am Whiteboard oder Flipchart. Geben Sie im Anschluss das Informationsblatt »Schlafstörungen« aus. Sagen Sie den Patienten, dass Sie hier wichtige Empfehlungen zusammengefasst nachlesen können. ⇚

→ Informationsblatt: Schlafstörungen

→ Folie: Tagesgestaltung

Tagesgestaltung ⇚

Menschen in psychischen Krisen haben häufig Schwierigkeiten, ihren Tag zu gestalten. Ein sinnvoll gestalteter Tag trägt zur Zufriedenheit mit sich selbst bei und unterstützt den Genesungsprozess.

Hören Sie auch hier, was die Patientinnen und Patienten erarbeitet haben, und notieren Sie Stichpunkte am Whiteboard oder Flipchart. Zeigen Sie abschließend die Präsentationsfolie »Tagesgestaltung«, wenn es in Ihrem Ablauf passt, ansonsten dient sie im Handout als Gedächtnisstütze für die Patienten.

→ Folie: Soziale Kontakte

Soziale Kontakte

Ein weiterer wichtiger Aspekt der Gesundheitsförderung sind soziale Kontakte. Menschen in psychischen Krisen fällt es häufig schwer, soziale Kontakte aufrechtzuerhalten und zu pflegen. Sie sehnen sich oft nach einem Ansprechpartner und vertrauter Gesellschaft, sehen sich jedoch nicht in der Lage, sich aktiv um Bekanntschaften, Freunde und Familie zu kümmern.
Lassen Sie sich auch zu diesem Punkt die Ideen der Patienten vorstellen und machen Sie dazu Notizen am Flipchart oder Whiteboard.
Je nach der verbleibenden Zeit dieser Sitzung können Sie eine Diskussion anregen und noch weitere Beiträge zu den sozialen Kontakten am Whiteboard/Flipchart sammeln oder auch – falls Sie nur die Präsentationsfolie aufgrund von Zeitmangel zeigen wollen – lediglich die Vorschläge auf der Folie kurz besprechen. Wenn Sie die Präsentationsfolie nicht zeigen wollen, dient sie im Handout als Gedächtnisstütze.

→ Folie: Aufgabe zur nächsten Sitzung

5. Aufgabe zur nächsten Sitzung

Alle erarbeiteten Punkte sollten in einer Tages- und Wochenplanung der Patientinnen und Patienten Berücksichtigung finden. Deshalb wird ihnen eine praktische Anleitung gegeben, ihren Tag und ihre Woche zu strukturieren und ihr Essverhalten zu normalisieren. Sie sollen zur nächsten Sitzung entweder einen Tagesplaner oder ein Essprotokoll führen. Das zeitgleiche Führen eines Tagesplaners und eines Essprotokolls kann am Anfang für den Einzelnen eine Überforderung bedeuten. Deshalb verteilen wir die Aufgaben auf zwei Gruppen und lassen die Teilnehmenden beim nächsten Mal ihre Erfahrungen untereinander austauschen.

→ Arbeitsblatt 9.2, 9.3, Broschüren: Ernährungsprotokollheft, Tagesplaner

Dazu haben wir zwei Varianten konzipiert.

→ 1. Variante für die Hausaufgaben

Geben Sie das Arbeitsblatt 9.2 aus und lesen Sie den Text vor. Fragen Sie, wer welche Broschüre bearbeiten möchte. Stellen Sie dazu die Broschüren im Einzelnen vor. Stellen Sie den Teilnehmenden, welche die Tagesplaner bearbeiten möchten, jeweils frei, ob sie den Tagesplaner eine Woche lang als Beobachtungsprotokoll für den aktuellen Ist-Zustand nutzen möchten oder ob sie sich schon an einer Tages- oder Wochenplanung versuchen wollen, also im Vorhinein überlegen und aufschreiben, wie ein sinnvoll gestalteter Tag oder eine sinnvoll gestaltete Woche aussehen könnte.

Die Patienten, die das Ernährungsprotokoll führen wollen, sollen dies gemäß der Anleitung in der Broschüre tun. Lesen Sie dazu den Text in der Broschüre »Ernährungsprotokollheft« vor.

Zusätzlich sollen alle Gruppenteilnehmenden also unabhängig davon, mit welcher Broschüre sie arbeiten, zweimal täglich spazieren gehen. Machen Sie auf Folgendes aufmerksam: Wenn wir uns eine neue Aktivität angewöhnen wollen, empfiehlt es sich, diese möglichst regelmäßig und zur gleichen Zeit durchzuführen, also beispielsweise jeden Morgen um 10 Uhr und jeden Abend um 19 Uhr eine »Runde um den Block« zu gehen. Zur zusätzlichen Vereinfachung können wir die erwünschte Handlung an eine schon bestehende Gewohnheit anknüpfen, z. B. immer nach dem Frühstück und immer vor dem Abendessen eine »Runde um den Block« gehen.

Bitten Sie die Patientinnen und Patienten, am Abend vor der nächsten Sitzung einzuschätzen, ob sie schon eine Veränderung ihrer Befindlichkeit wahrnehmen, damit sie davon in der nächsten Sitzung berichten können. Geben Sie abschließend der Essprotokollgruppe die Broschüre »Ernährungsprotokoll« und teilen Sie an die andere Gruppe die Broschüre »Tagesplaner« aus.

→ 2. Variante für die Hausaufgaben

Alternativ zum Tagesplaner können Sie auch das Arbeitsblatt 9.3 zur Tagesstrukturierung verwenden. Anhand dieses Arbeitsblattes können die Patienten differenzierter üben, welche Aktivitäten ihnen guttun und welche Kraft kosten. Sie sollten darauf hinweisen, dass die meisten Aktivitäten, die uns guttun, zunächst auch Kraft kosten – wir müssen uns regelrecht erst dazu »aufraffen«, uns zu bewegen und Freunde zu suchen. Die Patientinnen und Patienten sollen also darauf achten, was ihnen nicht nur kurzfristig, sondern auch langfristig Kraft gibt und guttut. Lesen Sie dazu das Arbeitsblatt 9.3 vor und fragen Sie, ob die Aufgabe verstanden wurde.

Falls Sie von einer Teilgruppe das Ernährungsprotokollheft führen lassen wollen, verfahren Sie wie in Variante 1 vorgeschlagen. Sie können hierzu das Arbeitsblatt 9.2 verwenden mit dem Hinweis, dass die Teilgruppe in der nächsten Woche ein Ernährungsprotokoll führen soll wie unter Punkt 2 des Arbeitsblattes vermerkt. Auch die Punkte 3 und 4 des Arbeitsblattes sollten bearbeitet werden. Selbstverständlich können Sie auch drei Hausaufgabengruppen bilden (1. Gruppe Tagesplaner und Arbeitsblatt 9.2, 2. Gruppe Arbeitsblatt 9.3 und 3. Gruppe Ernährungsprotokollheft und Arbeitsblatt 9.2). Wenn Sie die zweite Hausaufgabenvariante wählen oder 3 Teilgruppen bilden wollen, gestalten Sie eine entsprechende Präsentationsfolie vor der Sitzung. Die 2. Variante mit 2 bzw. 3 Teilgruppen ist sehr anspruchsvoll. Achten Sie bitte deshalb darauf, ob Ihre Gruppenteilnehmenden Ihrer Einschätzung nach diese Aufgabe bewältigen können, wenn Sie sich für diese Variante entscheiden sollten.

→ Folie: Abschluss

6. Abschluss

Zusammenfassung, offene Fragen, Abschlussrunde und Verabschiedung
Fassen Sie kurz das Wichtigste der Sitzung zusammen und erkundigen Sie sich, ob es noch offene Fragen oder thematische Wünsche für die nächste Sitzung gibt. Wenn die Fragen kurz beantwortet werden können und Sie ausreichend Zeit haben, tun Sie es an dieser Stelle, ansonsten nehmen Sie sie in den Themenspeicher auf und beantworten sie zu Beginn der nächsten Sitzung. Falls es eine Frage zu einem Thema einer späteren Sitzung ist, verweisen Sie auf die entsprechende Sitzung und gehen Sie dann erst darauf ein.
In der Abschlussrunde sollen die Teilnehmenden in Form eines Blitzlichtes, ohne Kommentare durch andere, ihre momentane Befindlichkeit mitteilen.
Geben Sie das Handout aus, verabschieden Sie die Teilnehmenden und bedanken Sie sich für ihr Mitwirken.

Sitzung 10: Entspannungsverfahren und Anspannungsregulationstraining

Schwerpunkt der Sitzung 10: Menschen in psychischen Krisen sind häufig angespannt und leiden unter einem erhöhten Muskeltonus. In dieser Sitzung können Sie entweder zwei klassische Entspannungsverfahren oder ein leicht zu erlernendes Anspannungsregulationstraining vorstellen. Sie sollten bereits bei der Vorbereitung überlegen, auf welchen Part Sie sich fokussieren wollen und die Sitzung entsprechend vorbereiten. Wenn Sie den Schwerpunkt auf Entspannungsverfahren legen, stellen Sie das Autogene Training nach Schultz und die Progressive Muskelentspannung nach Jacobson vor und leiten Sie eine Progressive Muskelentspannung an. Ansonsten stellen Sie das leicht zu vermittelnde Anspannungsregulationstraining vor und leiten eine Anspannungsregulationsübung an.
Planen Sie eine Pause von ca. zehn Minuten ein, wenn die Sitzung länger als sechzig Minuten dauern soll.

Benötigte Materialien

- Teilnehmerliste
- Arbeitsblätter 9.2 bzw. 9.3, 10.1 und 10.2
- Handout zur Sitzung 10
- Computer mit Beamer oder großem Bildschirm
- Präsentationsfolien zu den Sitzungen 9 und 10
- Whiteboard oder Flipchart
- Moderationskoffer oder Moderationsmaterialien
- Kugelschreiber

Ablauf & Inhalte

1. Begrüßung, Vorstellen der thematischen Inhalte der Sitzung 10 und Anfangsrunde
2. Kurze Wiederholung von Sitzung 9

3. Besprechen der Aufgabe aus Sitzung 9
4. Neues Thema: Entspannungsverfahren und Anspannungsregulationstraining
   - Überblick über Entspannungsverfahren
   - Progressive Muskelentspannung (PME) und Autogenes Training (AT)
   - Schwerpunkt: Entspannungsverfahren (Erlernen der PME)
   - Schwerpunkt: Anspannungsregulationstraining
   - Kleingruppenübung: Anspannungsregulation
5. Aufgabe zur nächsten Sitzung
6. Abschluss

Durchführung

→ Folie: Sitzung 10

1. Begrüßung, Anfangsrunde und Vorstellen der Themen der 10. Sitzung ←

Heißen Sie die Teilnehmenden zur Sitzung 10 willkommen und geben Sie die Teilnehmerliste aus. Bitten Sie darum, sich einzutragen. Stellen Sie den geplanten Ablauf und die vorgesehenen thematischen Inhalte der 10. Sitzung vor. Zeigen Sie dazu die Präsentationsfolie »Ablauf & Inhalte der 10. Sitzung«. ←

→ Folie: Ablauf & Inhalte der 10. Sitzung

Bitten Sie anschließend die Patientinnen und Patienten, in Form eines Blitzlichtes mitzuteilen, wie es ihnen im Moment geht, und fragen Sie, ob es noch weitere Themenwünsche oder etwas anderes mitzuteilen gibt, das für die heutige Gruppenarbeit relevant sein könnte. Nehmen Sie die genannten Vorschläge, wenn sie zum Thema der Sitzung passen, auf, ansonsten schreiben Sie sie in den Themenspeicher, um sie an gegebener Stelle zu bearbeiten.

→ Folie: Kurze Wiederholung der letzten Sitzung

2. Kurze Wiederholung von Sitzung 9 ←

Die thematischen Inhalte der letzten Sitzung werden mithilfe der Notizen am Whiteboard/Flipchart oder der Präsentationsfolien der letzten Sitzung oder der Stichpunkte auf dieser Folie kurz mit den Teilnehmenden interaktiv wiederholt (Gesundheitsförderndes Verhalten: Einzelarbeit zum gesundheitsförderndem Verhalten; Ernährung; Bewegung; Tag-Nacht-Rhythmus; Tagesgestaltung; soziale Kontakte). Erkundigen Sie sich, ob es noch Fragen zum letzten Treffen gibt. Gehen Sie, wenn es thematisch wichtig ist, kurz darauf ein. Falls sehr persönliche oder therapiebezogene Fragen geäußert werden, die den Rahmen der Gruppe überschreiten, verweisen Sie höflich an den behandelnden Psychotherapeuten oder die Ärztin.

3. Besprechen der Aufgabe aus Sitzung 9

Folie: Aufgabe aus der letzten Sitzung

Die in der letzten Sitzung erarbeiteten Punkte zur gesundheitsförderlichen Lebensführung (Ernährung, Bewegung, Tag-Nacht-Rhythmus, Tagesgestaltung, soziale Kontakte) sollten in der Tages- und Wochenplanung Berücksichtigung finden. Deshalb sollten die Teilnehmenden als Hausaufgabe ihre aktuellen Essgewohnheiten und Tagesabläufe beobachten und bewerten.

→ 1. Variante für die Hausaufgaben

Arbeitsblatt 9.2

Die Teilnehmenden sollten eine Woche lang entweder einen Tagesplaner oder ein Essprotokoll führen – die beiden Aufgaben waren auf zwei Gruppen aufgeteilt, damit sich der Einzelne nicht mit zwei Protokollen verzettelt, sondern sich ganz auf seinen Schwerpunkt konzentrieren kann. Heute sollen die Erfahrungen ausgetauscht werden. Außerdem sollten die Gruppenteilnehmenden zweimal täglich spazieren gehen, und zwar möglichst immer zur selben Zeit, um eine neue Routine zu etablieren (z. B. morgens um 10 Uhr und abends um 18 Uhr, also immer vor oder nach Mahlzeiten, eine Runde »um den Block« gehen). Am Abend vor dieser Sitzung sollten sie einschätzen, ob sie schon eine Veränderung ihrer Befindlichkeit wahrnehmen können. Lesen Sie das Arbeitsblatt 9.2 dazu nochmals vor und bitten Sie die Patienten, die Eintragungen in ihren Protokollheften vorzustellen. Fangen Sie mit den Tagesplanern an. Danach fragen Sie die Teilnehmerinnen und Teilnehmer, die das Essprotokoll geführt haben, nach ihren Eintragungen. Fragen Sie darüber hinaus, ob sie auch spazieren gegangen sind und ob sie eine Veränderung wahrgenommen haben.

→ 2. Variante für die Hausaufgaben

Arbeitsblatt 9.3

Alternativ haben Sie das Arbeitsblatt 9.3 zur Tagesgestaltung von der ganzen Gruppe oder einer Teilgruppe bearbeiten lassen. In diesem Fall lesen Sie das Arbeitsblatt 9.3 vor und lassen sich die Ergebnisse ebenfalls vorstellen.

Falls einige Teilnehmende die Aufgabe nicht bearbeitet haben, gehen Sie damit wohlwollend um, da die Aufgabe für manch einen in der Erkrankungsphase zu umfangreich oder wegen eingeschränkter Konzentration zu schwierig ist. Das gilt sowohl im stationären wie auch im ambulanten Setting. Nutzen Sie aber die Erfahrungen der Teilnehmerinnen und Teilnehmer, die diese Aufgabe bewältigen konnten, und fragen Sie, ob diese weiterhin ihren Tag vorplanen möchten. Falls Sie auch bei dieser Variante eine Teilgruppe ihre Essgewohnheiten mithilfe des Ernährungsprotokollheftes beobachten ließen, lesen Sie das Arbeitsblatt 9.2 vor und lassen sich die Ergebnisse dieser Teilgruppe ebenfalls vorstellen und fragen Sie ebenfalls, ob sie auf regelmäßige Ernährung achten wollen und dazu ein Ernährungsprotokollheft führen möchten. Entsprechendes gilt, falls Sie noch eine 3. Teilgruppe für die Wochenplanung mithilfe des Tagesplaners gebildet haben (Arbeitsblatt 9.2 und Tagesplaner).

⇨ Folie: Neues Thema

4. Neues Thema: Entspannungsverfahren und Anspannungsregulationstraining ⇦

Wie eingangs beschrieben, sollten Sie sich bereits vor der Durchführung der Sitzung entscheiden, ob der Schwerpunkt auf Entspannungsverfahren oder Anspannungsregulation gelegt werden soll – beides in einer Sitzung wäre zu viel. Wenn Sie Anspannungsregulation zum Schwerpunkt machen möchten, sollten Sie nur ganz kurz auf die Entspannungsverfahren eingehen. Möchten Sie sich auf Entspannungsverfahren konzentrieren, lassen Sie das Anspannungsregulationstraining weg und leiten Sie eine Entspannung an. Möchten Sie gern beide Verfahren vermitteln, sollten Sie eine zusätzliche Sitzung einplanen.

Überblick über Entspannungsverfahren

Fragen Sie die Gruppenteilnehmenden, welche Entspannungsverfahren sie kennen, und sammeln Sie die Nennungen am Whiteboard/Flipchart. Entspannungsverfahren, die Sie oder die anderen Gruppenteilnehmenden nicht kennen, lassen Sie beschreiben.

⇨ Folie: Entspannungsverfahren

Zeigen Sie die Folie »Entspannungsverfahren« ⇦ und sagen Sie, dass zwei der bekanntesten Entspannungsverfahren die Progressive Muskelentspannung und das Autogene Training sind und dass die Progressive Muskelentspannung in der Psychiatrie die häufigste Anwendung findet. Ergänzen Sie, dass die Wirksamkeit beider Verfahren in unzähligen Studien bestätigt wurde.

Progressive Muskelentspannung (PME)

Folie: Progressive Muskelentspannung

Fragen Sie die Teilnehmenden, ob sie die PME kennen oder schon erlernt haben. Häufig ist diese Methode einzelnen Teilnehmenden bereits bekannt. Die Teilnehmenden sollen kurz darstellen, was sie über die Entspannungsform wissen. An diese Beschreibungen anknüpfend definieren Sie die PME wie folgt:

» Die Progressive Muskelentspannung (PME) ist ein Entspannungsverfahren, das leicht und in kurzer Zeit erlernt werden kann. Es wurde von dem amerikanischen Arzt und Begründer des Biofeedbacks, Edmund Jacobson (1888–1983), entwickelt. Er arbeitete und forschte in Harvard mit Angstpatienten und stellte einen signifikanten Zusammenhang zwischen körperlicher Grundspannung und seelischen Erkrankungen fest. Er fand heraus, dass die Reduktion der Muskelanspannung gleichzeitig zu einer relativ schnellen Reduktion von Ängsten und psychischen Störungen führt und dass die Entspannung der Muskeln durch die vorherige Anspannung und dabei tiefe Konzentration auf diesen Prozess begünstigt wird.

Bei der PME werden daher verschiedene Muskelgruppen des Körpers jeweils einzeln kurz angespannt (5–7 Sekunden) und anschließend wieder entspannt (15–45 Sekunden). Es ist hilfreich, die Anspannung mit dem Ausatmen zu lösen. Während der Anspannungsphase ist es wichtig, normal weiterzuatmen. Es folgt eine Ruhe- und Entspannungsphase, um danach mit der An- und Entspannung der nächsten Muskelgruppe fortzufahren.

Es wird angestrebt, den Unterschied zwischen der angespannten und entspannten Muskelgruppe bewusst zu beobachten, dadurch den Entspannungszustand intensiv zu erfahren und zu lernen, selbst »aktiv« den Körper und die Psyche zu entspannen und zu beruhigen. Durch das vorhergehende Anspannen und Spüren der Muskelspannung fällt es nachfolgend leichter, die Entspannung des Muskels wahrzunehmen – wie bei einem Pendel, das größeren Schwung bekommt, wenn es vor dem Loslassen in die entgegengesetzte Richtung bewegt wurde. Durch das PME-Training werden Sie sensibler hinsichtlich Ihres Grundanspannungsgrads und in Bezug auf einzelne Muskelverspannungen; so können Sie früher gegensteuern und die Verspannungen lösen. Regelmäßiges Üben führt zu einem generell entspannteren Grundzustand und zu mehr innerer Ruhe und Gelassenheit. Gereiztheit lässt sich leichter loslassen. «

Erkundigen Sie sich bei den Teilnehmerinnen und Teilnehmern, ob sie Fragen dazu haben. Konnten Sie Interesse wecken, die PME zu erlernen, vermitteln Sie Informationen, wo und von wem entsprechende Kurse in Ihrer Region angeboten werden (z.B. von Volkshochschulen oder privaten Anbietern). Die Kosten der Kurse werden von den Krankenkassen übernommen, wenn von den Kursleitern bestimmte Qualitätsstandards erfüllt werden wie ein staatlich anerkannter Berufs- oder Studienabschluss, eine PME-Ausbildung an einer anerkannten Einrichtung und langjährige Erfahrung in der Durchführung des Verfahrens.
Haben Sie sich entschieden, im Rahmen der Psychoedukation eine PME selbst anzuleiten, können Sie gern unsere Kurzanleitung einer PME nutzen (siehe unten; auch als Audioversion zum Download). Stellen Sie aber, bevor Sie mit der praktischen Durchführung einer PME fortfahren, das Autogene Training, das zweite besonders gut erforschte und als wirksam anerkannte Entspannungsverfahren, kurz vor.

☞ Zur Vertiefung empfehlen wir folgende Literatur:

BRENNER, H. (2002): Progressives Entspannungstraining. Lengerich, Berlin: Pabst Science Publishers.

JACOBSON, E. (2021): Entspannung als Therapie. Progressive Relaxation in Theorie und Praxis. 10. Druckaufl., Stuttgart: Klett-Cotta.

OHM, D. (2003): Endlich frei von Angst und Panik mit progressiver Relaxation. Stuttgart: Trias.

→ Folie: Autogenes Training

Autogenes Training

Fragen Sie die Teilnehmenden, ob sie Erfahrungen mit dem Autogenen Training haben – einige haben das Autogene Training in Kuraufenthalten oder Rehakliniken kennengelernt –, und lassen Sie sie darüber ins Gespräch kommen. Fassen Sie schließlich die Meinungen zusammen und ergänzen Sie fachliche Informationen, zum Beispiel so:

» Das Autogene Training ist wie die PME ein leicht zu erlernendes Entspannungsverfahren. Das Konzept wurde – nahezu zeitgleich mit der in den USA praktizierten PME – hier in Deutschland von dem Berliner Arzt und Psychotherapeuten Johannes Heinrich Schultz (1884–1970) entwickelt und 1927 erstmals vorgestellt. Schultz befasste sich ursprünglich mit der entspannenden und heilsamen Wirkung der Hypnose, erkannte jedoch bald, dass sich die seelische Beeinflussung (Suggestion) nicht ausschließlich von außen (durch einen Hypnotiseur), sondern auch selbst (autogen) mithilfe der eigenen Vorstellungskraft herbeiführen lässt. Die Grundstufe (auch Unterstufe genannt) besteht aus sechs Formeln bezogen auf Schwere, Wärme, Atem, Bauch, Herz und Stirn. Nach einiger Zeit der Konzentration empfindet der erfolgreich Übende tatsächlich ein Gefühl der Schwere und der Wärme, der Atem wird ruhiger und der Kopf freier; der Körper ›schaltet um‹ auf Entspannung. «

Erkundigen Sie sich bei den Teilnehmerinnen und Teilnehmern, ob sie Fragen zum Autogenen Training haben, und wiederholen Sie ggf. die Hinweise, wie und wo Entspannungsverfahren erlernt werden können.

Nähere Informationen zur Methode finden sie z. B. bei:

KRUSE, P.; PAVLEKOVIC, B.; HAAK, K. (1998): Autogenes Training. Niedernhausen/Ts.: Falken.

WILK, D. (2012): So einfach ist Autogenes Training. 2., überarb. u. erw. Aufl., Stuttgart: Trias.

Schwerpunkt Entspannung: Erlernen der Progressiven Muskelentspannung (PME)

→ Folie: Progressive Muskelentspannung

Eine Kurzentspannungsanleitung steht zum Download als Audioversion in zwei unterschiedlichen Versionen bereit.

Zur Einleitung können Sie anhand der Präsentationsfolie »Anspannungs-Stress-Modell« erläutern, dass regelmäßige Entspannungsübungen zu einer Absenkung des Gesamt-Anspannungslevels (y-Achse) führen und somit dem Auslösen von Krisen wirksam vorbeugen können.

→ Folie: Anspannungs-Stress-Modell

Sie können den Teilnehmenden die PME wie folgt erläutern:

» Die PME kann im Sitzen oder im Liegen eingeübt werden. Beim Üben achten Sie bitte darauf, wie sich eine angespannte und wie sich eine entspannte Muskelgruppe anfühlt. Sie können das ausprobieren, indem Sie Ihre Hand jetzt zur Faust anspannen. Wie fühlt sich die Anspannung an (nach 3–5 Sekunden)? Und nun lassen Sie los. Achten Sie auf das Gefühl, das sich in Ihrer Hand ausbreitet. Nehmen Sie den Unterschied zwischen An- und Entspannung wahr. Wenn Ihre Aufmerksamkeit abwandert, versuchen Sie, sie wieder zurückzulenken zur Anspannung und Entspannung in Ihrer Hand.

Wichtiger Hinweis: Halten Sie den Atem beim Anspannen nicht an! Atmen Sie während der Anspannungsphase normal weiter. Lösen

Sie die Anspannung, während Sie ausatmen. Dies trägt zu einer Vertiefung des Entspannungsgefühls bei. Gedanken oder äußere Geräusche können Sie während der Übung manchmal ablenken, das ist normal. Wichtig ist, dass Sie lernen, Ihre Aufmerksamkeit immer wieder zur Wahrnehmung der An- bzw. Entspannung zurückzulenken. Mit zunehmender Erfahrung wird es Ihnen immer leichter gelingen, sich auf die Übung zu konzentrieren.

Sie spannen während der Durchführung die betreffenden Muskeln einige Sekunden (ca. 7 Sek.) an und lassen dann wieder los. Die Anspannung erleichtert die nachfolgende Entspannung. Sie sollten die Muskeln nicht zu sehr oder zu ruckartig anspannen. Die Anspannung sollte nicht zu Schmerzen führen, ein optimales Maß erreichen Sie bei geschätzten 80 Prozent der möglichen Anspannung.

Versuchen Sie, wenn Sie eine Muskelpartie anspannen, z. B. eine Hand, nicht gleichzeitig den ganzen Körper oder Rücken und Schultern mit anzuspannen. Der Rest Ihres Körpers soll dabei ruhig und entspannt bleiben.

Einzelne Übungen, die Ihnen unangenehm sind oder schwerfallen, können Sie auch auslassen. Möchten Sie die Tiefe Ihres Trance-Zustands während der Übung selbst regulieren, können Sie durch das Öffnen Ihrer Augen oder kleine Bewegungen mit den Fingern oder Zehen (Außenwahrnehmung) jederzeit wieder zu einem Zustand der Wachheit zurückgelangen. Tun Sie dies möglichst, ohne die anderen Teilnehmerinnen und Teilnehmer zu stören. «

Am Ende der Übung wird durch die Trainerin bzw. den Trainer ein gemeinsames Zurücknehmen der Entspannung eingeleitet:

» Beim Zurücknehmen der Entspannung atmen Sie mehrmals tief durch und spannen Ihre Hände und Arme an. Sie können Ihre Arme und Beine strecken und rekeln, sodass Sie Ihren Körper wieder auf Aktivität und Wachheit orientieren. (Die Anleiterin macht das Zurücknehmen in der Gruppe vor – die Teilnehmenden können es dabei gleich selbst ausprobieren.)

Entspannung lässt sich genauso wenig wie der Schlaf erzwingen; mit einer spielerischen, offenen und absichtslosen Haltung gelingt sie leichter. Achten Sie nicht so sehr auf Ihre Gedanken, sondern ausschließlich auf das, was Sie in den einzelnen Muskelpartien wahrnehmen können, dann stellt sich ein Gefühl der Entspannung von selbst ein. Lassen Sie Ihre Gedanken vorbeiziehen und machen Sie sich bewusst, dass es nur darum geht, etwas, das Sie früher schon konnten, wiederzuentdecken und aufzufrischen – Ihr Körper kennt die Entspannungsreaktion bereits.

Das Entspannungserleben vertieft sich durch regelmäßiges Üben. Sie können sich die Anleitung mit einer CD oder MP3 erleichtern. Auch im Internet oder als App für das Handy finden Sie inzwischen gute Anleitungen. Wenn Sie zu Hause üben, ist es besonders bei den ersten Entspannungsübungen wichtig, einen ruhigen Ort zu finden, an dem Sie nicht durch andere Personen oder laute Geräusche gestört werden. «

Praktische Hinweise:

- Der Gruppenraum sollte nicht beengend sein, sodass die Übenden genug Platz haben.
- Die Teilnehmenden sollten Kleidung tragen, die bequem ist und den Atem und die Bewegungsfreiheit nicht einschränkt.
- Die Raumtemperatur sollte in einem mittleren Bereich liegen. In der Regel führt die PME zu einem Wärmegefühl in den übenden Körperteilen; insgesamt kann die Körpertemperatur jedoch durch das Stillliegen und das Weiten der Gefäße in der Entspannung vom Körper stärker nach außen abgegeben werden und dadurch sinken, außerdem ist die Temperatur am Boden niedriger, deshalb sollten die Teilnehmenden dies selbst regulieren können, etwa durch Decken und eventuell dicke Socken.
- Wenn sich Diabetiker unter den Teilnehmenden befinden, sollten sie darauf hingewiesen werden, dass der Insulinspiegel sich während der PME verändern kann. Einerseits bedeutet PME Entspannung, andererseits ist PME mit körperlicher Aktivität verknüpft. Dies kann den Insulinspiegel beeinflussen. Diabetiker sollten sich vorsorglich Zucker bereitlegen.
- Die Teilnehmenden sollten vor der PME zur Toilette gehen.
- Verkrampfungen oder Zittern von Muskelgruppen sind Hinweise für ein zu starkes Anspannen; diese Muskelpartie sollte beim nächsten Mal weniger stark angespannt oder – wenn es sich nicht regulieren lässt – eventuell ausgelassen werden.
- Muskelzuckungen und Verdauungsgeräusche sind Zeichen für Entspannung und können entsprechend positiv gewertet werden.
- Die PME sollte anfangs nicht länger als 10–15 Minuten dauern. In der Nachbefragung sollte der oder die Anleitende die Teilnehmenden einschätzen lassen, ob sie die Länge so angemessen fanden.
- Die Teilnehmenden sollten wissen, dass sie die Übung jederzeit abbrechen, die Augen öffnen und sich bewegen können, allerdings möglichst, ohne die anderen Übenden zu stören. Wenn unangenehme Empfindungen auftreten, sollten diese im Rahmen der Nachbesprechung thematisiert werden.

- Für psychisch kranke Menschen sind eher aktive, körperliche als passive, imaginative Verfahren zu empfehlen. Die aktiven Verfahren sind leichter zu erlernen und bieten einen körperlichen Reiz, auf den sich die Aufmerksamkeit leichter fokussieren lässt.
- Akut psychotische Symptome sollten beim Erlernen der Übung nicht vorliegen.
- Die Teilnehmenden sollten in der Lage sein, Konzentration und Aufmerksamkeit für den Zeitraum der Durchführung (ca. 10–15 Minuten) aufrechtzuerhalten.
- Das Angst- und Aktivierungsniveau sollte nicht deutlich erhöht sein, denn dies könnte durch die Teilnahme an einer Gruppenentspannung noch verstärkt werden (siehe einleitende Hinweise zum Anspannungsregulationstraining).

Fassen Sie die Durchführungshinweise für die Teilnehmenden noch einmal zusammen (Whiteboard/Flipchart oder Präsentationsfolie): ⇠

⇢ Folie: Durchführungshinweise zur Progressiven Muskelentspannung

- Übungshaltung im Sitzen oder Liegen.
- Die Aufmerksamkeit auf die einzelnen Muskelgruppen lenken, um den Unterschied zwischen An- und Entspannung zu erfahren.
- In der Anspannungsphase normal weiteratmen, beim Ausatmen die Spannung lösen.
- Gedanken vorbeiziehen lassen.
- Anspannung nicht übertreiben (80 statt 100 Prozent).
- Nur die jeweilige Muskelgruppe anspannen, der restliche Körper bleibt entspannt.
- Auslassen einzelner Übungen, individuelle Unterbrechungen jederzeit möglich.
- Entspannung lässt sich nicht erzwingen, sondern stellt sich durch absichtslose Haltung und Konzentration auf das Vorgehen von selbst ein.
- Entspannung wird vertieft durch regelmäßiges Üben.
- Zeiten zum regelmäßigen Üben festlegen.
- Einen störungsfreien Ort und eine störungsfreie Zeit wählen.
- Zurücknehmen der Übung.

Es kann sinnvoll sein, bei einzelnen Teilnehmerinnen und Teilnehmern ganz auf Entspannungsübungen zu verzichten. Wenn sich Teilnehmende auch durch einen Platz am Rand der Gruppe, nahe der Tür, mit der Möglichkeit, die Übung jederzeit verlassen zu können, nicht entlastet sehen und unruhiger und angespannter werden, sollten diese statt einer Entspannung, besser ein Anspannungsregulationstraining erlernen. Nehmen Sie die Hinweise Ihrer Teilnehmenden, dass sie sich unter Entspannungsübungen nicht entspannen können, immer ernst. Zu möglichen Gründen hierfür möchten wir an dieser Stelle auf unsere Ausführungen zum Anspannungsregulationstraining verweisen.

Nachfolgend wird eine **Kurzversion der PME** dargestellt, die sechs Muskelgruppen umfasst und für die Anwendung mit psychisch kranken Menschen geeignet ist:

- Einführung
- Fäuste ballen
- Oberarme anspannen
- Schultern hochziehen
- Füße, Beine und Gesäß anspannen
- Auf den Atem achten: Bauchdecke
- Auf den Atem achten: Nasenflügel
- Zurücknehmen der Übung

Anleitung zur Progressiven Muskelentspannung (Kurzversion)

Folie: Progressive Muskelentspannung – Durchführung

» Ich werde mit Ihnen jetzt eine Entspannung nach Jacobson durchführen. Es handelt sich um eine Kurzversion im Sitzen, die Sie jederzeit zwischendurch zu Hause oder auch – wenn Sie ein eigenes Büro haben – in der Mittagspause an Ihrem Arbeitsplatz durchführen können. «

Vorübung (»Trockenübung«):

» Vor der Entspannung gehe ich mit Ihnen alle Schritte einmal mit offenen Augen durch. Sie haben so die Möglichkeit, die Übungen zu sehen, Ihre persönliche optimale Anspannungsstärke zu finden und gegebenenfalls Fragen zu stellen. Nachher – in der Entspannung – können Sie sich ganz auf Ihren Körper konzentrieren.

Als Erstes spannen Sie **Hände und Arme** an. Ballen Sie dazu bitte beide Hände fest zu Fäusten und drehen sie jeweils leicht nach innen; dadurch erzielen Sie die Spannung in den Unterarmen. Winkeln Sie dann die Unterarme an und unterstützen Sie dadurch die Spannung in beiden Oberarmen. Spannen Sie bitte jetzt einmal so stark an, wie Sie können. 100 Prozent!

Sie merken, dass die Muskeln verkrampfen oder zittern, dass Sie automatisch den Atem anhalten und Ihren Körper eben gar nicht gut wahrnehmen. Lassen Sie bitte los und spannen Sie, wenn ich »Jetzt« sage, noch einmal an. Diesmal nur 50 Prozent. JETZT.

Intensivieren Sie, wenn ich das nächste Mal »Jetzt« sage, die Anspannung bis in den optimalen Bereich von ca. 80 Prozent. JETZT. Atmen Sie dabei ruhig und gleichmäßig weiter und lassen Sie den restlichen Körper locker ...

Lassen Sie beim nächsten Ausatmen los ...

Richten Sie nun Ihre Aufmerksamkeit auf Ihre **Schultern**. Ziehen Sie, wenn ich »Jetzt« sage, die Schultern nach oben, als ob sie Ihre Ohren berühren wollten. JETZT. Achten Sie auf das Gefühl von Spannung – 80 Prozent. Der Rest Ihres Körpers ist weiterhin ruhig und locker ...

Lassen Sie mit dem nächsten Ausatmen los ...

Richten Sie nun beim dritten und letzten Vorübungsschritt Ihre Aufmerksamkeit auf **Beine, Füße und Gesäß**. Strecken Sie Ihre Beine aus, sodass nur noch die Fersen den Boden berühren. Spannen Sie, wenn ich »Jetzt« sage, Ihre Füße, Beine und Ihr Gesäß gleichzeitig an, indem Sie Ihre Zehen nach oben bewegen, in Richtung Oberkörper; spannen Sie dabei die Oberschenkel und das Gesäß an, indem Sie die Pobacken zusammenkneifen. Denken Sie daran, nicht zu verkrampfen und nicht den Atem anzuhalten, sondern ruhig und gleichmäßig weiterzuatmen. JETZT. Spüren Sie die Dehnung in Ihren Unterschenkeln. Achten Sie auf die Spannung in Gesäß und Oberschenkeln. Halten Sie die Spannung ...

Lassen Sie beim nächsten Ausatmen los ...

Sind Ihnen Fragen gekommen? Möchten Sie auf etwas aufmerksam machen oder noch etwas besprechen, bevor wir anfangen?

Wenn keine Fragen mehr sind, starten wir jetzt mit der Entspannung. «

Anleitung Entspannung:

» Schauen Sie einmal, was diese Übung für Sie tut. Achten Sie während der Übung auf den Unterschied zwischen Anspannung und Entspannung.

Finden Sie bitte eine aufrechte und bequeme Sitzhaltung. Legen Sie Ihre Hände in den Schoß und lassen Sie Ihre Füße flach und schulterbreit auf dem Boden ruhen.

Achten Sie darauf, dass Sie im Rücken gut abgestützt sind.

Wenn Sie möchten, können Sie Ihre Augen jetzt schließen. Sie können sie auch offen lassen oder warten, bis sie von allein zufallen. Prüfen Sie noch einmal, ob Sie gut sitzen, sonst ändern Sie Ihre Sitzposition, bis sie für Sie bequem ist.

Richten Sie nun Ihre Aufmerksamkeit auf Ihre **Hände und Arme**. Nehmen Sie wahr, wo sich Ihre Hände und Arme in diesem Au-

genblick befinden. Spüren Sie Ihre Hände, sind sie kalt, sind sie warm? Wenn ich »Jetzt« sage, spannen Sie beide Hände fest zu Fäusten an und führen beide Unterarme in Richtung Schultern. Spannen Sie dabei gleichzeitig beide Oberarme fest an und halten Sie die Spannung. JETZT ...
Atmen Sie dabei ruhig weiter ... Spüren Sie die Anspannung und die Kraft in Ihren Fäusten und Armen ... Verkrampfen Sie nicht, spannen Sie nur 80 Prozent an ... Der Rest Ihres Körpers ist locker und entspannt ... Halten Sie die Spannung ... (ca. 7 Sekunden).
Lassen Sie mit dem nächsten Ausatmen die Anspannung los ... Lassen Sie die Fäuste sich wie von selbst öffnen und die Arme hinunter in den Schoß sinken ... Lassen Sie die Anspannung ganz los ...
PAUSE (ca. 3 Sekunden)
Die Arme sind entspannt ... Spüren Sie, wie die Anspannung davonfließt und wie angenehm es ist, die Hände nicht mehr anstrengen zu müssen ... Gehen Sie mit Ihrer Aufmerksamkeit in Ihre Hände und spüren Sie in jeden Finger hinein ... Achten Sie auf den Unterschied zwischen Anspannung und Entspannung ... Wie war es vorher? ... Wie ist es jetzt? ...
PAUSE (ca. 10 Sekunden)
Wenn Ihre Gedanken abschweifen von der Übung, ist das in Ordnung ... Führen Sie Ihre Gedanken wieder sanft zurück zur Übung ...
PAUSE (ca. 3 Sekunden)
Richten Sie nun Ihre Aufmerksamkeit auf Ihre **Schultern** ... Nehmen Sie wahr, wo sich Ihre Schultern im Moment befinden ... Schätzen Sie in Gedanken den aktuellen Spannungsgrad ein ... Wenn ich »Jetzt« sage, ziehen Sie die Schultern nach oben, als ob sie Ihre Ohren berühren wollten. JETZT ... Achten Sie auf das Gefühl von Spannung ... Halten Sie die Spannung ... Der Rest Ihres Körpers ist weiterhin ruhig und locker ... (ca. 7 Sekunden).
Lassen Sie mit dem nächsten Ausatmen los ... Lassen Sie Ihre Schultern sinken ... Die Spannung kann sich lösen ...
PAUSE (ca. 3 Sekunden)
Achten Sie in Gedanken wieder auf den Unterschied zwischen Anspannung und Entspannung ... Hat sich etwas verändert? ... Sind die Schultern jetzt tiefer? ... Wärmer? ... Gelöster? ... Genießen Sie die Entspannung ...
PAUSE (ca. 10 Sekunden)
Richten Sie nun Ihre Aufmerksamkeit auf Ihr **Gesäß**, Ihre **Beine und Füße** ... Nehmen Sie wahr, wo sich Ihre Beine und Füße gerade

befinden ... Spüren Sie, mit welchen Punkten Ihr Gesäß und Ihre Oberschenkel den Stuhl berühren ... Achten Sie auf die Stellung Ihrer Füße ... Nehmen Sie Ihre Fußsohlen in den Schuhen wahr ... Gehen Sie mit Ihrer Aufmerksamkeit in die Füße hinein ... Wie fühlt sich das an? ... Sind die Füße kalt oder warm? ...
Drücken Sie nun Ihre Beine in den Knien durch, sodass nur noch die Fersen den Boden berühren ... Spannen Sie dann Gesäß, Beine und Füße an, indem Sie Ihre Zehen nach oben ziehen, in Richtung Oberkörper. JETZT ... Spüren Sie die Spannung in Ihren Füßen, in Ihren Beinen, Ihrem Gesäß ... Denken Sie daran, nicht zu verkrampfen ... Spannen Sie 80 Prozent an ... Spüren Sie die Dehnung in Ihren Beinen ... Und halten Sie die Spannung ... (ca. 7 Sekunden).
Lassen Sie mit dem nächsten Ausatmen wieder los ... Bringen Sie Ihre Beine und Füße zurück in eine bequeme Position ... So kann die Anspannung aus Ihren Waden und Beinen abfließen und ein Gefühl der Entspannung einsetzen ...
PAUSE (ca. 3 Sekunden)
Achten Sie auf den Unterschied zwischen Anspannung und Entspannung ... Genießen Sie es, für den Moment überhaupt nichts zu tun, nichts anspannen zu müssen ...
PAUSE (ca. 10 Sekunden)
Wandern Sie abschließend mit Ihrer Aufmerksamkeit noch einmal durch Ihren ganzen Körper ... Spüren Sie die Fußsohlen, die Zehen, die Unterschenkel, die Oberschenkel, das Gesäß, den Bauch, die Brust ... Spüren Sie Ihren Rücken an der Lehne und wandern Sie weiter mit Ihrer Aufmerksamkeit hinauf zu Ihren Schultern ... Ihre Schultern können sich mehr und mehr entspannen ...
PAUSE (ca. 7 Sekunden)
Achten Sie auf die tiefe Entspannung in Ihren Armen und Händen ... Die Finger entspannen sich mehr und mehr ... Ihr ganzer Körper entspannt sich mehr und mehr ... Versuchen Sie, in Gedanken zu beschreiben, woran Sie die Entspannung in Ihrem Körper erkennen ... Ist es Wärme? ... Ist es ein Fließen? ... Ist es Schwere oder Schwerelosigkeit? ...
PAUSE (ca. 7 Sekunden)
Lenken Sie nun Ihre Aufmerksamkeit auf Ihren **Atem** ... Nehmen Sie wahr, wie Ihre Bauchdecke sich beim Einatmen hebt ... und beim Ausatmen senkt ... Ganz ruhig und gleichmäßig ... Ganz von selbst ... Sie haben nichts anderes zu tun ... Achten Sie nur auf den Rhythmus Ihres Atems und nehmen Sie wahr, wie sich die Bauchdecke beim Einatmen hebt und beim Ausatmen senkt ...

PAUSE (ca. 7 Sekunden)
Nehmen Sie wahr, wie der Atem durch Ihre Nase ein- und ausfließt ... Spüren Sie das Ein- und Ausfließen der Luft in Ihren Nasenflügeln ... Sie brauchen nichts zu verändern ... nur wahrzunehmen, wie Ihr Atem ganz von selbst ein- und ausfließt ...
PAUSE (ca. 7 Sekunden)
Bereiten Sie sich nun in Ihrem eigenen Tempo darauf vor, die Entspannung zu beenden ... Beginnen Sie – wenn Sie so weit sind –, die Zehen zu bewegen, die Finger ... Rekeln und strecken Sie sich ... Atmen Sie tief ein und aus. Bewegen Sie Ihre Arme und Beine. Öffnen Sie Ihre Augen. Und bleiben Sie noch für die Nachbesprechung auf Ihrem Platz sitzen. «

Nachbesprechung:
Nach dem Zurücknehmen der Entspannung lassen Sie den Teilnehmenden bitte etwas Zeit, sich auf die Nachbesprechung einzustimmen.
Die Nachbesprechung bietet Ihnen die Möglichkeit, die Teilnehmerinnen und Teilnehmer zu unterstützen und bei Bedarf ergänzende Informationen zu geben. Sie sollten betonen, dass es dabei zunächst vor allem um eine Schulung der Wahrnehmung und Sensibilisierung für Anspannung und Entspannung geht, insofern sind insbesondere die Beobachtungen und Berichte wichtig, die Ausdruck der Körper- und Selbstwahrnehmung sind. Jeder einzelne Teilnehmer sollte kurz von seiner Erfahrung beim Üben berichten und diese nicht ausschweifend, sondern möglichst konkret und erlebnisnah schildern. Befragen Sie die Teilnehmenden reihum, sodass jeder die Gelegenheit bekommt, seine persönlichen positiven oder negativen Eindrücke mitzuteilen.
Den Beschreibungen sollten Sie mit einer wohlwollenden und akzeptierenden Haltung begegnen und beobachtete Symptome, wie Zuckungen oder Kribbeln in Armen oder Beinen, als typische Signale für Entspannung einordnen. Ermutigen Sie dazu, auch über Unsicherheiten oder negative Erfahrungen zu sprechen – am Anfang ist es normal, dass die Aufmerksamkeit noch auf Schwierigkeiten und ungewohnten Empfindungen liegt, wie bei jeder neuen Fertigkeit, die man erlernt. Weisen Sie ausdrücklich darauf hin, dass es wichtig ist, das erlernte Verfahren regelmäßig zu üben, am besten täglich, zunächst mithilfe einer CD, MP3 oder einer Anleitung im Internet, idealerweise jedoch in einem Kurs gemeinsam mit anderen Übenden. Erwähnen Sie deshalb an dieser Stelle noch einmal, dass solche Gruppen sowohl im stationären Rahmen als

auch in der Ambulanz, in der Volkshochschule oder bei anderen regionalen Anbietern durchgeführt und dass die Kosten für ein qualifiziertes Kursangebot von gesetzlichen Krankenkassen übernommen werden. Wenn Sie in Ihrer Einrichtung selbst eine Entspannungsgruppe anbieten, machen Sie darauf aufmerksam. Halten Sie ansonsten – wenn möglich – empfehlenswerte Adressen aus Ihrer Region bereit. Erfahrungsgemäß erhöht sich die Anmeldewahrscheinlichkeit für so einen Kurs, wenn es konkrete Anlaufadressen gibt und sich, solange die Motivation noch hoch ist, gleich mehrere Interessenten aus der Gruppe dafür zusammentun.

⇨ Folie: Anspannungsregulationstraining

Schwerpunkt: Anspannungsregulationstraining ⇦

(Siehe auch Jensen und Sadre Chirazi-Stark 2008)
Im klinischen Alltag beobachten wir häufig, dass einige Patienten, die an einer Entspannungsgruppe teilnehmen, nicht von dem Vorgehen profitieren – sie berichten, dass sie unter den üblichen Entspannungsverfahren sogar eher unruhiger und angespannter werden und dies als äußerst unangenehm empfinden. Manche sind sogar so angespannt, dass sie im Anschluss der Entspannungsübungen nach Beruhigungsmitteln fragen. Das kann verschiedene Ursachen haben beispielsweise: Einige haben durch den Gedanken, Stillliegen zu »müssen«, belastende Erinnerungen und befürchten »Kontrollverlust«. Patienten mit Angststörungen können sich wie in einer sogenannten »trapped situation« fühlen, wenn sie zwischen anderen Übenden mit geschlossenen Augen liegen oder sitzen, die »nicht gestört« werden sollen. Bei Patientinnen und Patienten mit Psychosen kann es durch den Mangel an äußerer Struktur und die Förderung der Innen-Wahrnehmung durch Entspannungsverfahren auch zu verstärktem psychotischem Erleben kommen. Deshalb ist im klinischen Setting äußerste Achtsamkeit seitens der Anleitenden solcher Entspannungsübungen geboten. Auf der Grundlage dieser und ähnlicher Beobachtungen aus dem psychiatrischen Alltag wurde von der Erstautorin das Anspannungsregulationstraining entwickelt.
Zeigen Sie die erste Folie »Psychologisches Modell: Vom Problem zum Verhalten«. ⇦ Erläutern Sie die Folie wie folgt:

⇨ Folie: Psychologisches Modell: Vom Problem zum Verhalten (I)

» Ziel des Anspannungsregulationstrainings ist es, durch eine Regulierung des psychischen ›Innen‹ und ›Außen‹ ein normales psychisches Erleben zu ermöglichen. Während bei Entspannungsverfahren Ruhe und Entspannung über die Konzentration auf den

eigenen Körper oder über Imaginationen, also über die gezielte *Innen-Wahrnehmung*, hergestellt werden, wird beim Anspannungsregulationstraining ein ausgeglichener Zustand über die Vermehrung der *Außen-Aufmerksamkeit* hergestellt, also über eine Konzentration auf die Außenwelt. Es geht dabei nicht um einen tief entspannten Zustand, sondern um die Reduktion der Anspannung auf ein mittleres, normales Niveau.
Wir gehen beim Anspannungsregulationstraining davon aus, dass die psychische Innenerlebniswelt mit der psychischen Außenerlebniswelt in einer ausgewogenen Balance steht, wenn sich der Mensch in einem ausgeglichenen psychischen Zustand befindet. Hier dargestellt durch den in der Mitte geteilten Kreis (innen/außen). Das bedeutet, dass der Mensch in einem ›normal-psychischen‹ Zustand frei entscheiden kann, ob er sich auf seine psychische Innenwelt oder auf seine psychische Außenwelt konzentrieren möchte. Zur *psychischen Innenwelt* gehören Gedanken, Vorstellungen, Erinnerungen, Fantasien, aber auch der Spannungszustand einzelner Muskeln (PME), Gefühle und die Stimmung.
Zur psychischen Außenwelt gehört alles, was sich außerhalb unserer Körpergrenze befindet, was wir über unsere äußeren Sinnesrezeptoren aufnehmen, also hören, sehen, riechen, tasten und schmecken, sowie Druck, Luftzug, Wärme und Kälte. Dadurch, dass ein real vorhandener Reiz direkt von außen auf unsere Sinnesorgane trifft, ordnen wir diesen der Außenwelt zu. «
Sie können dies so verdeutlichen:
» Wenn Sie diesen Stuhl hier sehen, wissen Sie, dass er außerhalb Ihrer selbst ist, dadurch, dass ein optischer Reiz auf Ihre Netzhaut fällt. Wenn Sie die Augen schließen und sich den Stuhl vorstellen, werden Sie feststellen, dass Sie das optische Bild nie ganz und gar scharf in Ihrer Vorstellung halten können. Sie merken dadurch, dass es sich um eine Vorstellung handelt, die somit der psychischen Innenwelt zugeordnet wird.
Gibt es z. B. einen Reiz in unserer Außen- oder Innenwelt, der von uns wahrgenommen wird, gelangt er automatisch in unsere psychische Verarbeitung. Dies kann bewusst oder unbewusst ablaufen. Im Verarbeitungsprozess wird entschieden, ob dieser Reiz wichtig, also relevant für uns ist. Wird er als irrelevant bewertet, findet er keine weitere Beachtung und es erfolgt keine Reaktion. Findet der Reiz bzw. das Ereignis jedoch Beachtung, wird es als eine Anforderung oder ein Problem definiert und wir denken darüber nach, um adäquat darauf reagieren zu können. Unsere Vorstellung (In-

nenwelt) hält mannigfaltige Themen für uns bereit. Es kann sich dabei um eine Erinnerung (›Erinnerung‹ auf der Präsentationsfolie) aus unserer Lebensgeschichte handeln, die wir noch nicht verarbeitet haben, etwa die schmerzliche Erfahrung, verlassen worden zu sein, aber auch um aktuelle Themen wie ein derzeitiger Ehekonflikt oder berufliche Sorgen. Aktuelle Herausforderungen aus der Außenwelt zeichnen sich gegenüber den Anforderungen aus der Innenwelt dadurch aus, dass sie unmittelbar von unseren Sinnesorganen wahrgenommen werden wie etwa ein heranbrausendes Auto auf einer Straße, die wir überqueren möchten, oder ein Mensch, mit dem wir sprechen, oder ein Tier, das uns gefährlich werden könnte (auf der Präsentationsfolie als Löwe symbolisiert).

Beim längeren Nachdenken über ein Problem – sei es nun ein Reiz von außen oder eine Erinnerung oder Befürchtung von innen – kommt es zu einer intrapsychischen Aufmerksamkeits- und Konzentrationsverstärkung auf das Problem hin. Denken wir längere Zeit über ein Problem nach (hier dargestellt durch den Kreis), werden immer mehr intrapsychische Assoziationen zur Lösung herangezogen (Erfahrungen aus der Vergangenheit mit vergleichbaren Problemen, Fantasielösungsversuche o. Ä.). Manchmal werden so viele Gedankenfelder gleichzeitig aktiviert, dass die einzelnen ins Bewusstsein eindringenden Gedankenfetzen keinen Sinn mehr ergeben (Gedankenzerfahrenheit). Aber auch das Gegenteil kann passieren: Die Variationsbreite der Gedanken wird immer mehr eingeschränkt, sodass wir letztendlich nur noch im Kreis denken – grübeln (Darstellung durch die grauen Kreise).

Dies führt dazu, dass der Zugang zunächst zu positiven, später auch zu negativen Gefühlen und zu Bedürfnissen immer mehr der Gedankenarbeit weichen muss. Während einer intrapsychischen Problemlösephase kommt es stets zur Zunahme der Innenaufmerksamkeit, weil immer mehr Innenaufmerksamkeitskapazität für die Lösung zulasten der Außenaufmerksamkeit benötigt wird (Kreisdarstellung mit verschobenem Innen/Außen). Zudem steigt die psychische und physiologische Anspannung und Erregung (y-Achse der linken kleinen Grafik). Ist eine gedankliche Lösung gefunden, wird die physiologische Erregung und Anspannung in Handlungsenergie umgesetzt und die Herausforderung im Außen gelöst. Bleibt es jedoch beim gedanklichen Kreisen ohne Lösungsfindung (Zunahme des Denkens: x-Achse der linken kleinen Grafik), steigern sich Erregung und Anspannung immer mehr und der Zugang zu sämtlichen Gefühlen wird unterdrückt, ›gedeckelt‹. Die Stimmung fällt unbemerkt ab und der Organismus bereitet sich auf Angriff oder Flucht vor, da das Problem schlimmstenfalls als lebensbedrohlich empfunden wird (auf der Folie als Löwe symbolisiert). Schließlich kommt es im Zuge der Anspannungs- und Erregungszunahme zum Auslösen einer ›Gefühls-Handlung‹, also einer impulsiven oder sogenannten Affekthandlung. Je höher unsere Anspannung und Erregung, desto heftiger unsere Gefühle und desto simpler strukturiert und reflexartiger unsere daraus resultierenden Handlungen. Bei höchst ärgerlicher Erregung kann es uns z. B. passieren, dass wir unsere Partner oder Kinder anschreien – jeder in einer solchen Situation hat schon Sachen gesagt, die er bei klarer Überlegung ganz sicher nicht gesagt hätte. Abgesehen von der potenziell beziehungsschädigenden Komponente hat dieses Verhalten kurzfristig eine ›kathartische‹ Wirkung, das heißt, die Handlungsenergie wird abgebaut und es kommt wieder zu einer ausgeglichenen Innen-Außen-Verteilung. «

An dieser Stelle können Sie die nächste Folie zeigen. ⏎

⇨ Folie: Psychologisches Modell: Vom Problem zum Verhalten (II)

» Diese Grafik zeigt auf der rechten Seite, dass in einem Problemlöseprozess, also z. B. beim depressiven Grübeln (bewusste oder unbewusste Verarbeitung), der Zugang zu den Gefühlen und Bedürfnissen sinkt – meist zunächst zu den positiven wie Freude, und die Stimmung fällt ab, zunehmend aber auch zu den negativen wie Angst oder Ärger. Auch die Wahrnehmung von Bedürfnissen wie Hunger oder Durst nimmt ab (y-Achse: Abnahme des Zugangs zu Gefühlen und Bedürfnissen, x-Achse: Zunahme des Denkens). So lässt sich erklären, warum Patienten immer wieder betonen, dass sie bei einer schweren Depression den Eindruck haben, sie fühlten nichts mehr, sie seien leer, und auch der häufig zu beobachtende Gewichtsverlust sowie eine starke Gewichtszunahme werden dadurch nachvollziehbar: Die eine Gruppe isst zu wenig, weil ihnen das Gefühl für Appetit und Hunger fehlt, die andere Gruppe hat keinen Zugang zum Sättigungsgefühl und isst zu viel. Auf der linken Seite zeigt die Grafik wie auf der Folie zuvor, dass die Anspannung im Problemlöseprozess steigt, bis wir die Erregung und Anspannung nicht mehr aushalten. Dann kommt es wie bereits an der letzten Präsentationsfolie erklärt, zu einem Gefühlsausbruch – meist negativer Gefühle, häufig einem Wutausbruch –, aber auch zu Weinen oder Angst. In einem Problemlöseprozess gilt demzufolge: Je schwieriger uns das Problem zu lösen erscheint und je mehr wir darüber nachgrübeln, desto weniger Zugang zu unseren Gefühlen und Bedürfnissen haben wir. Das sind Erfahrungen, die jeder Mensch kennt – der eine weniger, der andere mehr. «

Anmerkung: Insbesondere Patientinnen und Patienten mit einer »emotional instabilen Persönlichkeitsstörung« haben mit solchen Reaktionsmustern übermäßig intensiv und häufig zu kämpfen.

Sie können den Teilnehmenden ein Beispiel schildern:

» Erinnern Sie sich an die Situation, in der Sie sich auf Ihre schwierigste Prüfung vorbereitet haben. Sie haben gelernt und gelernt – gedacht und gedacht. Während der Konzentrationsphase haben Sie vermutlich kaum Zugang zu Ihren Bedürfnissen gehabt, etwa zu essen oder spazieren zu gehen. Sie haben entweder gar nichts gegessen oder Sie haben angefangen zu essen, aber wenig Gespür für Sättigung gehabt.

In solchen Phasen sind wir besonders empfindsam und irritierbar gegenüber Außenreizen. Bei Störungen reagieren wir schreckhaft, ängstlich oder auch aggressiv. Wenn Sie lernen oder sich dauerhaft stark konzentrieren, weil Sie ein Problem nicht lösen können, imitieren Sie für Ihren Organismus sozusagen eine lebensbedrohliche Krisensituation. Probleme, die nicht gelöst werden können, wirken daher wie permanente Stressoren. Sie sind unter Daueranspannung, haben keinen oder kaum Zugang zu Ihrer Gefühls- und Bedürfniswelt. Ein solcher Dauerzustand erhöht die Wahrscheinlichkeit, in eine psychische Krise zu geraten. «

Aus dem folgenden Abschnitt sollten Sie nur die Teile ausführen, welche für Ihre Teilnehmenden hilfreich sein könnten:

Dreht man sich bei seinem Problemlöseversuch im Kreis oder sind die Gedanken zu zerstreut, wird eine Lösung des eigentlichen Problems immer unwahrscheinlicher. Eine Zuwendung zu anderen Gedanken oder Aufgaben ist extrem erschwert. Die Stimmung fällt depressiv ab. An dieser Stelle können Sie die Folie: Psychologisches Modell: Vom Problem zum Verhalten (III) ⇐ zeigen und den Aufschaukelungsprozess verdeutlichen.

⇨ Folie: Psychologisches Modell: Vom Problem zum Verhalten (III)

Bei manchen Menschen wird in einem schwierigen Problemlöseprozess die Belastungsgrenze so weit überschritten, dass die Psyche sich zum »normalen Außen« ein »künstliches Außen« aufbaut. Eigentlich zum psychischen Innenraum gehörende Signale werden als Signale von außen interpretiert. Dies könnte eine Erklärung für psychotische Symptome sein wie Stimmenhören, optische Halluzinationen oder Wahnvorstellungen. Im Anschluss zeigen Sie die vorherige Folie noch einmal und fahren Sie in Ihren Ausführungen fort.

⇨ Folie: Psychologisches Modell: Vom Problem zum Verhalten (IV)

Anmerkung: Wir haben die Folie entsprechend der Systematik Psychologisches Modell: Vom Problem zum Verhalten (IV) ⇐ genannt.

Wird die Anspannung zu hoch getrieben, kann es zu Impulsdurchbrüchen kommen, indem ein einfach strukturierter Handlungsablauf (Reflex) ausgelöst wird, der auf Überleben ausgerichtet ist und entlastet: ein Wutausbruch oder heftiges Weinen. Bekommen wir einen Wutausbruch, haben wir eine Chance, unseren Gegner in die Flucht zu jagen. Senden wir Angstsignale, wie z. B. bei einer Panikattacke, kommen andere und beschützen uns. Weinen wir heftig, dann finden wir Trost und Unterstützung. Positive Impulsdurchbrüche, z. B. ein Lachanfall (wozu wir den sogenannten »hysterischen« nicht zählen) oder Jubelschreie, würden uns eher nicht die Hilfe von Mitmenschen beim Lösen eines Problems sichern und unsere Gegner kaum in die Flucht jagen. Deshalb werden vermutlich solche positiven Impulsdurchbrüche in einem sich zuspitzenden Problemlöseprozess nicht oder nur selten ausgelöst (Übersprungsreaktion).
Können Probleme dauerhaft nicht gelöst werden und die physiologische und psychische Anspannung mit der vermehrten Innenaufmerksamkeit bleibt bestehen, vermindert sich der Zugang zu den eigenen Bedürfnissen und Gefühlen dauerhaft. Menschen beschreiben dann, dass sie »nur noch denken« und sich wünschen, das Denken möge einen Augenblick aufhören. Handeln fällt ihnen immer schwerer, da sie sich nicht vorstellen können, dass etwas Freude machen könnte. Durch die Daueranspannung fühlen sie sich müde und erschöpft. Durch das Grübeln und die Anspannung kommt es häufig zu Schlafstörungen. Psychische Erkrankungen können entstehen.
Die nächste Folie zeigt Neurotransmitterverschiebungen nach unserem Modell. ⇽

⇾ Folie: Psychologisches Modell: Vom Problem zum Verhalten (V)

Denken und Gedächtnisbildung werden biochemisch durch Dopamin und Acetylcholin gesteuert. In einem Problemlöseprozess erhöht sich die Konzentration der beiden Neurotransmitter in unserem Hirnstoffwechsel. Wenn wir stark denken, vermindert sich der Zugang zu unseren positiven Gefühlen, und die Neurotransmitterkonzentration von Serotonin und Noradrenalin sinkt. Wenn Serotonin und Noradrenalin im Hirnstoffwechsel sinken, werden vermehrt die Hormone Adrenalin, Noradrenalin und Cortisol im Körper ausgeschüttet, die Stimmung fällt ab und unsere Anspannung steigt (**Anmerkung:** Noradrenalin ist ein Neurotransmitter, der sowohl im Hirnstoffwechsel als auch gleichzeitig im Körper wirkt, dort aber andere Aufgaben hat). Es wird vermutet, dass verringert Melatonin ausgeschüttet wird, wenn das Serotonin abfällt und das

Cortisol ansteigt. Nur wenn Melatonin ausgeschüttet wird, können wir Schlaf finden. So erklärt sich auch die Schlaflosigkeit in psychischen Krisen.

An dieser Stelle können Sie – wenn es die Zeit erlaubt – die Wirkweise der Medikamente kurz wiederholen.

Aus dem bisher Gesagten können wir folgern, dass es wichtig ist, in einer psychischen Krise eine Balance zwischen psychischem Innen und Außen (wieder)herzustellen und aufrechtzuerhalten, also eine Balance zu halten zwischen der Konzentration auf Denkinhalte auf der einen und Konzentration auf Außenreize auf der anderen Seite.

→ Folien: Anspannungsregulationstraining (I, II)

Erklären Sie nochmals:

» Zwischen dem psychischen Innen und Außen vermitteln die Sinnesorgane. Besteht ein vermehrtes psychisches ›Innen‹, ist es wichtig, sich auf das ›Außen‹ zu konzentrieren. Um eine gute Balance zwischen Innen und Außen zu ermöglichen und die Psyche zu entlasten, ist es empfehlenswert, sich mehrmals täglich fünf bis zehn Minuten dafür Zeit zu nehmen, die ganze Aufmerksamkeit nach außen zu richten und genau zu beschreiben, was Sie sehen, hören, riechen, schmecken, ertasten oder von außen spüren können, zum Beispiel den Wind auf der Haut, das Auto auf der Straße, die zwitschernden Vögel oder die Musik im Radio, den Duft der Blumen. Dauerhaft sollten jedoch auch die in der vorherigen Sitzung erarbeiteten Vorschläge zum Gesundheitsverhalten beachtet werden, weil auch diese dazu beitragen, in Balance zu bleiben. «

→ Folien: Anspannungsregulationstraining (III–VIII)

Zur Vervollständigung des Anspannungsregulationstrainings können Sie deshalb auf dem Hintergrund der Innen-Außen-Regulierung anhand der nachfolgenden Folien noch einmal kurz den Sinn von *Bewegung* erklären (Abbau von Stresshormonen); die Bedeutung der *Ernährung* (Vermeiden von Blutzuckerschwankungen, da ansonsten Stresshormone ausgeschüttet werden und die Anspannung steigt); des *Tag-Nacht-Rhythmus* (Regulierung von Serotonin und Melatonin); einer *ausgewogenen Tagesgestaltung* und *sozialer Kontakte* (Anregung von Freude, Zugehörigkeit) sowie der *Entwicklung von emotionaler Erlebensbreite / Gefühlsdifferenzierung* (da in psychischen Krisen die schwächeren Gefühlsausprägungen wenig spürbar und nur schwer auslösbar sind).

☞ Gute Anregungen zur Gefühlsentwicklung und -differenzierung fanden wir bei: Boden, M.; Feldt, D. (2015): Gefühle erkennen, annehmen und gut mit ihnen umgehen. Ein Handbuch zur Gruppenmoderation und zur Selbsthilfe. Bonn: Psychiatrie Verlag.

Durch das beschriebene Vorgehen können die Patienten aktiv die Regulierung der Neurotransmitter und Hormone anregen und damit zur »Normalisierung« ihres psychischen Erlebens beitragen. Obwohl die Anspannungsregulierung durch das Außenwahrnehmungstraining auf den ersten Blick leicht erscheint, so bedarf es doch der ausdauernden Übung in Zeiten, in denen es den Betroffenen relativ gut geht, um die Methode in Krisensituationen auch gezielt einsetzen zu können.

Kleingruppenübung: Anspannungsregulation ⇦

Damit die Patientinnen und Patienten einen Eindruck vom Anspannungsregulationstraining bekommen, schlagen wir an dieser Stelle eine Kleingruppenübung vor. Lassen Sie dazu Kleingruppen von zwei bis drei Personen bilden. Lesen Sie das Arbeitsblatt 10.1 vor und fragen Sie, ob die Aufgabe verstanden wurde. Planen Sie für die Kleingruppenarbeit mindestens 15 Minuten ein.

⇨ Folien: Kleingruppenübung, Kleingruppenaustausch, Arbeitsblatt 10.1

Auswertung der Kleingruppenübung: ⇦ Nach Abschluss der Kleingruppenarbeit sollten Sie noch einen kurzen Austausch im Plenum anregen und die Fragen und Schwierigkeiten, die entstanden sein könnten, bearbeiten.

⇨ Folie: Kurzes Plenum

5. Aufgabe zur nächsten Sitzung ⇦

⇨ Folie: Aufgabe zur nächsten Sitzung, Arbeitsblatt 10.2

Geben Sie das Arbeitsblatt 10.2 aus. Die Aufgabe dient dazu, den Teilnehmenden (weitere) Erfahrungen mit der Anspannungsregulation zu ermöglichen. Falls Sie nicht den Schwerpunkt Anspannungsregulationstraining gewählt haben, können Sie trotzdem diese Aufgabe vorschlagen, da die Regulierung meistens auch ohne Hintergrundwissen klappt. Lesen Sie den Teilnehmenden das Arbeitsblatt vor und erkundigen Sie sich, ob es noch Fragen zur Aufgabe gibt.

Weisen Sie darauf hin, dass es in der nächsten Sitzung u. a. noch einmal um Frühwarnzeichen bzw. Frühsymptome und Bewältigungsstrategien gehen wird und dass diejenigen, die daran denken, gern ihre bereits angefertigte persönliche Liste zu ersten Krisenanzeichen und Bewältigungsstrategien (Hausaufgaben aus Sitzung 7, Arbeitsblatt 7.2.) mitbringen können.

6. Abschluss ⇦

⇨ Folie: Abschluss

Zusammenfassung, offene Fragen, Abschlussrunde und Verabschiedung

Fassen Sie kurz das Wichtigste der Sitzung zusammen und fragen

Sie, ob es noch offene Fragen oder thematische Wünsche für die nächste Sitzung gibt. Wenn die Fragen kurz beantwortet werden können und Sie ausreichend Zeit haben, tun Sie es an dieser Stelle, ansonsten nehmen Sie sie in den Themenspeicher auf und beantworten sie zu Beginn der nächsten Sitzung. Falls es eine Frage zu einem Thema einer späteren Sitzung ist, verweisen Sie auf die entsprechende Sitzung und gehen Sie dann erst darauf ein. Verweisen Sie an dieser Stelle ggf. noch einmal auf die lokalen Möglichkeiten für das Üben der Entspannung oder Anspannungsregulation in Gruppen.

In der Abschlussrunde sollen die Teilnehmenden in Form eines Blitzlichtes, ohne Kommentare durch andere, ihre momentane Befindlichkeit mitteilen.

Geben Sie das Handout aus, verabschieden Sie die Teilnehmenden und bedanken Sie sich für ihr Mitwirken.

Sitzung 11: Krisenbroschüre und Krisenpass

Schwerpunkt der Sitzung 11: In der Sitzung 11 soll das Wesentliche der vorangegangenen Sitzungen in einer sogenannten »Krisenbroschüre«, die einen Notfallkoffer, Krisenplan und Behandlungshinweise enthält, zusammengeführt werden. Mit deren Hilfe sollen die Patienten erneute Krisen rechtzeitig erkennen und sich selbst effizienter unterstützen und zusätzlich ggf. die Hilfsangebote von anderen besser nutzen können. Abschließend empfehlen wir, die wichtigsten Informationen in einem praktischen »Krisenpass« festzuhalten, der sozusagen die »To go«-Variante der Krisenbroschüre darstellt und der – für den akuten Krisenfall – etwa in der Brieftasche ständig mitgeführt werden kann.
Die Krisenbroschüre und den Krisenpass finden Sie als Datei zum Download. Sie müssen vor der Sitzung ausgedruckt und gefaltet werden. Geheftet werden kann die Krisenbroschüre mithilfe eines Langarmhefters.
Auch möchten wir zur Vorbereitung dieser Sitzung auf nützliche Materialien zum Download des Psychiatrie Verlages hinweisen (https://psychiatrie-verlag.de/nuetzliche-materialien-zum-download/). Hier finden Sie u.a. ein Beispiel einer Behandlungsvereinbarung und ein weiteres Beispiel eines Krisenpasses.
Planen Sie eine Pause von ca. zehn Minuten ein, wenn die Sitzung länger als sechzig Minuten dauern soll.

Benötigte Materialien

- Teilnehmerliste
- Arbeitsblätter 10.2, 11.1 a bzw. 11.1 b
- Handout zur Sitzung 11
- Krisenbroschüre mit darin enthaltenem Notfallkoffer, Krisenplan und Behandlungshinweisen (je Teilnehmer eine und zwei für die Moderatoren)
- Krisenpass (je Teilnehmer einen und zwei für die Moderatoren)

- Computer mit Beamer oder großem Bildschirm
- Präsentationsfolien zu den Sitzungen 10 und 11
- Whiteboard oder Flipchart
- Moderationskoffer oder Moderationsmaterialien
- Kugelschreiber

Ablauf & Inhalte

1. Begrüßung, Vorstellen der thematischen Inhalte der Sitzung 11 und Anfangsrunde
2. Kurze Wiederholung von Sitzung 10
3. Besprechen der Aufgabe aus Sitzung 10
4. Neues Thema: Krisenbroschüre und Krisenpass
5. Einzelarbeit und Aufgabe zur nächsten Sitzung
6. Abschluss

Durchführung

→ Folie: Sitzung 11

1. Begrüßung, Vorstellen der thematischen Inhalte der Sitzung 11 und Anfangsrunde ←

→ Folie: Ablauf & Inhalte der 11. Sitzung

Heißen Sie die Teilnehmerinnen und Teilnehmer zur 11. Sitzung willkommen und geben Sie die Teilnehmerliste aus. Bitten Sie darum, sich einzutragen. Stellen Sie den geplanten Ablauf und die vorgesehenen thematischen Inhalte der 11. Sitzung vor. Zeigen Sie dazu die Präsentationsfolie »Ablauf & Inhalte der 11. Sitzung«. ←
Bitten Sie anschließend die Patienten, in Form eines Blitzlichts mitzuteilen, wie es ihnen im Moment geht und ob es etwas Wichtiges mitzuteilen gibt, das für die heutige Gruppenarbeit relevant sein könnte. Fragen Sie nach zusätzlichen inhaltlichen Wünschen und nehmen Sie sie, wenn sie sich auf das Thema Krisenbroschüre und Krisenpass beziehen, auf, ansonsten schreiben Sie sie in den Themenspeicher, um sie eventuell in der letzten Sitzung zu bearbeiten. Da es sich hier um die vorletzte Sitzung des Basismoduls handelt, kann es auch notwendig sein, die Teilnehmenden mit ihren Themenwünschen schon jetzt an die entsprechenden Behandelnden, an andere Gruppenangebote oder Beratungsstellen zu verweisen.

2. Kurze Wiederholung von Sitzung 10

Folie: Kurze Wiederholung der letzten Sitzung

Die thematischen Inhalte der letzten Sitzung werden mithilfe der Notizen am Whiteboard/Flipchart oder der Präsentationsfolien der letzten Sitzung oder der Stichpunkte auf dieser Folie kurz mit den Teilnehmenden interaktiv wiederholt (Entspannungsverfahren; Anspannungsregulationstraining; Kleingruppenarbeit: Anspannungsregulation). Erkundigen Sie sich, ob es noch Fragen zum letzten Treffen gibt. Gehen Sie, wenn es thematisch wichtig ist, kurz darauf ein.
Wenn Fragen aufkommen, die in dieser oder der Schlusssitzung ohnehin noch vertieft behandelt werden, greifen Sie nicht vor, sondern bleiben Sie in der vorgesehenen Struktur und verweisen Sie freundlich auf später oder auf die zwölfte Sitzung, ansonsten verweisen Sie an die entsprechenden Behandelnden oder andere Angebote.

3. Besprechen der Aufgabe aus Sitzung 10

Folie: Aufgabe aus der letzten Sitzung, Arbeitsblatt 10.2

Lesen Sie das Arbeitsblatt 10.2 dazu nochmals vor. Die Teilnehmenden sollten eine Übung zur Anspannungsregulation durchführen und dazu ein Übungsprotokoll erstellen.
Bitten Sie die Teilnehmenden, von ihren Erfahrungen zu berichten. Wo wurde(n) die Übung(en) durchgeführt, welche Sinnesmodalitäten wurden geübt? Konnten die Teilnehmenden feststellen, dass die Anspannung nach der Übung niedriger war?
Falls Schwierigkeiten auftraten und keine Unterschiede bemerkt wurden, können Sie einzelne Patientinnen und Patienten bitten, einmal zu beschreiben, was sie im Raum wahrnehmen. Unterstützen Sie die Patienten, indem Sie die Außenaufmerksamkeit verstärken. Achten Sie darauf, dass die Patienten nicht bewerten, nur beschreiben, und zwar möglichst weiträumig und genau ihre Sinneseindrücke schildernd. Die optisch weiträumige Orientierung ist besonders bei Angstreaktionen eingeengt und signalisiert dem Betroffenen unbewusst eine psychische Notsituation. Eine eingeengte Augenbewegung lässt sich jedoch auch im Zusammenhang mit anderen psychischen Störungen beobachten. Denken Sie daran, dass psychische Notsituationen zur Verarbeitung und Problemlösung psychische Innenkapazität benötigen und damit der ausgewogenen Balance von Innen- und Außen-Aufmerksamkeit entgegenstehen.

Folie: Neues Thema

4. Neues Thema: Krisenbroschüre und Krisenpass

Folie: Krisenbroschüre

Krisenbroschüre

Krisenbroschüre

Halten Sie die fertig ausgedruckten, gefalteten und möglichst gehefteten Krisenbroschüren und Krisenpässe für die Patienten bereit und teilen Sie zunächst die Krisenbroschüre mit den enthaltenen Kapiteln »Anzeichen einer Krise«, »Notfallkoffer«, »Krisenplan« und »Behandlungshinweise« aus. Beginnen Sie, die Broschüre vorzustellen, indem Sie einleitend z. B. Folgendes sagen:

» Wer schon einmal eine tiefe seelische Krise erlebt hat, weiß, wie schwierig es ist, sich in der sich zuspitzenden Situation selbst zu helfen oder sich angemessene Hilfe zu holen. Deshalb wurde diese Krisenbroschüre aus zahlreichen Anregungen von Patienten und Kollegen entwickelt. «

Gehen Sie dann die Krisenbroschüre Seite für Seite zusammen mit den Patientinnen und Patienten durch. Lassen Sie die Teilnehmenden zunächst die ersten zwei Seiten aufschlagen.

Seiten 1 – 2: Persönliche Daten und Ansprechpartner

» Auf der ersten Seite können Sie Ihre persönlichen Daten eintragen und wer im Krisenfall benachrichtigt werden soll. Patienten, die sich im Rahmen der Integrierten Versorgung betreuen lassen, können hier die für sie zuständigen Ansprechpartner eintragen. Hier können Sie außerdem vermerken, in welcher Klinik eine Behandlungsvereinbarung vorliegt oder wo eine Patientenverfügung hinterlegt ist, falls Sie eine entsprechende Krisenvorsorge getroffen haben. «

An dieser Stelle können Sie die Patienten auf den Download: https://psychiatrie-verlag.de/nuetzliche-materialien-zum-download/ aufmerksam machen, den wir Ihnen bereits zur Vorbereitung der Sitzung empfohlen haben. Hier können die Patienten einen Vorschlag für eine Behandlungsvereinbarung finden.

» Auf der nächsten Seite folgt nach kurzer Begrüßung und Einleitung eine Übersicht über die Inhalte der Krisenbroschüre von A bis G:

A. Entscheidungshilfe: Notfallkoffer oder Krisenplan?

Diese Entscheidungshilfe soll es Ihnen erleichtern, zu beurteilen, ob Sie den Krisenplan anwenden sollten oder ob Sie versuchen können, mithilfe der Inhalte des Notfallkoffers die beginnende Krise abzuwenden.

B. Anzeichen einer Krise & Bewährte Bewältigungsstrategien bei ersten Krisenanzeichen

In diesem Abschnitt sind häufige erste Krisenanzeichen (Frühwarnzeichen/Frühsymptome) aufgeführt. Diesen wurden hilfreiche Bewältigungsstrategien gegenübergestellt und ergänzt durch einige Tipps zur Unterstützung Ihrer Gesundheit.

C. Meine bisherigen ersten Anzeichen einer Krise & Meine bislang erfolgreichen Bewältigungsstrategien bei den ersten Anzeichen einer sich anbahnenden Krise (Frühwarnzeichen/Frühsymptome)

Hier können Sie Ihre ganz persönlichen ersten Krisenanzeichen, die Sie u.a. in diesem Seminar erarbeitet haben, eintragen und ihnen Ihre bislang erfolgreichen Bewältigungsstrategien gegenüberstellen.

D. Notfallkoffer: Selbsthilfe in Krisen

Unter diesem Punkt finden Sie einen »Notfallkoffer« mit einer Selbsthilfeanleitung für Krisensituationen mit allgemein bewährten Tipps zur Selbsthilfe in psychischen Notlagen. Dieser Notfallkoffer wurde im Wesentlichen von einer Patientengruppe in einer Hamburger Klinik erstellt.

E. Aktivitäten, die mir bislang in Krisen geholfen haben

Hier können Sie selbst hilfreiche Aktivitäten dokumentieren, die Ihnen in Krisensituationen bisher gut geholfen haben.

F. Krisenplan

Hier finden Sie einen Vordruck für Ihren persönlichen Krisenplan.

G. Behandlungshinweise

Unter diesem letzten Punkt lassen sich Behandlungshinweise vermerken. Diese Seite können Sie zusammen mit Ihrem Arzt oder Ihrer Ärztin ausfüllen. Hier können wichtige Informationen zu Ihrer persönlichen Medikation, zu bisherigen Unverträglichkeiten und bewährten Dosierungen oder Kombinationen festgehalten werden. «

Setzen Sie Ihre Ausführungen beginnend mit der Seite 3 fort und zeigen Sie parallel die Folien A–G. Zunächst: »A. Entscheidungshilfe: Notfallkoffer oder Krisenplan?« ⇠

⇨ Folie: A. Entscheidungshilfe: Notfallkoffer oder Krisenplan?

» Wenn sich eine Krise ankündigt – das heißt, wenn Frühwarnzeichen oder Frühsymptome auftreten, sich verstärken, die Stimmung deutlich abfällt oder Sie den Eindruck haben, nicht mehr gut entscheiden oder handeln zu können –, sollten Sie zunächst eine einfache Wahrnehmungsübung zur Normalisierung des psychischen Erlebens durchführen. Nutzen Sie dazu das Anspannungsregulationstraining, das Sie in der letzten Sitzung erlernt haben. Dadurch wird es häufig wieder möglich, eine Entscheidung zu fällen und ins Handeln zu kommen. Falls es für Sie erfahrungsgemäß hilfreich und mit dem Arzt abgesprochen ist, können Sie auch Ihre Notfall-/Bedarfsmedikamente einnehmen. Wenn Sie sich durch diese Maßnahmen selbst helfen können und die Krise nach einiger Zeit wieder etwas abklingt, können Sie zu Ihrer weiteren Stabilisierung mit den Anregungen aus dem allgemeinen Notfallkoffer fortfahren. Notfallkoffer und Krisenplan sind weiter hinten in der Broschüre abgedruckt und wir werden darauf noch näher eingehen. Wenn Sie jedoch annehmen, dass Sie sich selbst nicht mehr helfen können, sollten Sie sofort den Krisenplan aufschlagen, nachschauen, welche Ansprechpartner Sie dort für den Notfall notiert haben, und überlegen, an wen Sie sich jetzt wenden können, und umgehend Kontakt aufnehmen.

⇨ Folie: B. Anzeichen einer Krise

Unter B. ⇦ sind häufig genannte Krisenanzeichen, also Frühwarnzeichen und Frühsymptome, zusammengestellt. Auf der nächsten Seite finden Sie dazu bewährte Bewältigungsstrategien. Frühwarnzeichen und Frühsymptome sowie einige Bewältigungsmöglichkeiten haben Sie bereits in der 7. und 8. Sitzung kennengelernt. ⇦

⇨ Folie: Bewährte Bewältigungsstrategien bei ersten Krisenanzeichen

⇨ Folie: C. Meine bisherigen Anzeichen einer Krise

C.: ⇦ Wie eben schon kurz erwähnt, haben Sie sich in den Sitzungen 7 und 8 mit Ihren ganz persönlichen ersten Krisenanzeichen beschäftigt. Sie haben gelernt, sich der Signale Ihres Körpers und der jeweiligen Veränderungen in Ihrer Stimmung oder Ihrem Verhalten besser bewusst zu werden und sie als Hinweise dafür zu sehen, dass Sie etwas tun sollten, und Sie haben geeignete Bewältigungsstrategien erarbeitet. Ihre persönlichen Frühwarnzeichen bzw. Frühsymptome können Sie im Abschnitt C Ihrer Krisenbroschüre notieren. (Wer das Arbeitsblatt 7.2 ausgefüllt und mitgebracht hat, kann seine Aufzeichnungen als Erinnerungshilfe nutzen.) «

Anschließend geht es um die eigenen Bewältigungsstrategien. An dieser Stelle ist es günstig, in der Gruppe noch einmal einen Austausch zu Frühwarnzeichen/Frühsymptomen anzuregen und die Bewältigungsstrategien der einzelnen Gruppenteilnehmenden in Erinnerung zu rufen, da die Patientinnen und Patienten in der späteren Einzelarbeit die Broschüre mit ihren persönlichen Krisen- und Bewältigungserfahrungen ergänzen sollen.

Zeigen Sie die erste Folie zum Notfallkoffer. ⇦

⇨ Folie: D. Notfallkoffer: Selbsthilfe in Krisen

» Der Notfallkoffer wurde von einigen Patientinnen und Patienten einer Hamburger Klinik zusammengestellt, deren Anliegen es war, Mitpatienten ihre Selbsthilfe-Ideen zur Verfügung zu stellen. Diese wurden der diagnosenübergreifenden Psychoedukation angepasst und als Notfallkoffer ›Selbsthilfe in Krisen‹ in diese Broschüre mit aufgenommen. «

Um die Vorstellung der Broschüre ein wenig aufzulockern, können Sie Erfahrungen und Tipps von den Anwesenden erfragen:

» Was machen Sie, wenn Sie sich zu Hause, tagsüber oder nachts, ein wenig schlechter fühlen als sonst, was, wenn Sie sich besonders schlecht fühlen, und was, wenn Sie sich bereits in einer mittleren Krisensituation befinden? «

Sammeln Sie Beispiele und lassen Sie die Teilnehmerinnen und Teilnehmer ihre Erfahrungen austauschen. »Haben Sie auch Ideen, was Sie tun können, wenn Sie unterwegs sind?« Sammeln Sie auch hierzu Beispiele und zeigen Sie anschließend die zweite Folie zum Notfallkoffer. ⇽

⇨ Folie: Notfallkoffer für zu Hause und unterwegs

Für manche Patientinnen und Patienten ist es hilfreich, sich einen realen Notfall-»Koffer« bzw. eine Notfallschachtel (z. B. einen Schuhkarton) zu packen, in die sie die Broschüre sowie konkrete Hilfsmittel und Anregungen legen, die ihnen in Krisen helfen können, etwa: Mutmachkarten (»Du schaffst es!« »Es wird dir bald wieder gut gehen!« etc.), einen Knetball, einen Duft, eine CD oder MP3-Player mit Entspannungsmusik. Ermutigen Sie die Gruppenteilnehmenden, sich eine solche Hilfe bereitzustellen.

☞ Anregungen zum Packen eines Notfallkoffers finden Sie bei: Boden, M. und Feldt, D. (2015): Krisen bewältigen, Stabilität erhalten, Veränderung ermöglichen. Ein Handbuch zur Gruppenmoderation und zur Selbsthilfe (Psychosoziale Arbeitshilfen, 25). 5. Auflage, Köln: Psychiatrie Verlag.

Unter E. ⇽ können die Patientinnen und Patienten ihre eigenen Aktivitäten, die bislang in einer Krisensituation geholfen haben, eintragen.

⇨ Folie: E. Aktivitäten, die mir bislang in Krisen geholfen haben

Danach leiten Sie über zum Krisenplan unter F. ⇽ Erklären Sie anhand der Präsentationsfolie, wie der Krisenplan ausgefüllt werden sollte. Schreiben Sie die Telefonnummer und Adresse Ihres Krankenhauses oder Ihrer Einrichtung an das Whiteboard/Flipchart. Gehen Sie die einzelnen Zeilen durch und fragen Sie nach Patientenbeispielen. In der letzten Zeile wurde neben anderen Betreuungspersonen auch der Krisendienst aufgenommen. In einigen Regionen, jedoch nicht in allen, gibt es Krisendienste, an die sich Hilfesuchende wenden können. Falls es Patienten in Ihrer Gruppe gibt, die innerhalb der Integrierten Versorgung betreut und behandelt werden, können diese hier auch ihre entsprechenden Ansprechpartner eintragen.

⇨ Folie: F. Krisenplan

Ausführlicher sollten Sie den Punkt G. »Behandlungshinweise« ⇽ mit den Teilnehmenden bearbeiten. Bitten Sie eine Patientin oder

⇨ Folie: G. Behandlungshinweise

einen Patienten, die eigene Medikation zu nennen, und gehen Sie an diesem Beispiel die Behandlungshinweise durch.

⇒ Folien: Krisenpass (I, II)

Krisenpass ⇐

⇒ Krisenpass

Im Anschluss an die Vorstellung der Broschüre können Sie den Krisenpass ⇐ ausgeben und kurz besprechen. Der Krisenpass enthält alle Informationen der ersten und letzten Seite der Krisenbroschüre. Der Nutzen des kleinformatigen Passes besteht darin, dass er bequem im Portemonnaie mitgeführt werden kann, sodass Betroffene ihn jederzeit parat haben und im Bedarfsfall den Unterstützungspersonen zur Einsicht vorlegen können.

Überblick: Wann kommt was zum Einsatz?

Manchmal fragen sich die Patienten, wann was aus der Krisenbroschüre zum Einsatz kommen sollte. Dazu gibt es selbstverständlich keine genauen Vorgaben, aber folgende Empfehlungen haben sich nach unserer Erfahrung als hilfreich erwiesen:
Zeigen Sie zunächst die aus der Sitzung 7 schon bekannte Präsentationsfolie »Krisenverlauf« ⇐ oder zeichnen Sie entsprechend der Präsentationsfolie eine Skizze an das Whiteboard/Flipchart. Anhand dieser Folie oder Ihrer Skizze können Sie, wenn Sie unsere Definitionen für Frühwarnzeichen und Frühsymptome übernommen haben, die Phasen einer sich aufbauenden und wieder abfallenden psychischen Krise und die entsprechenden Einwirkungsmöglichkeiten wie folgt erklären:

⇒ Folie: Krisenverlauf

» Manche Menschen schaffen es, nach einer Krankheitsphase dauerhaft erneute akute Krankheitsphasen abzuwenden. Manche Betroffene haben bisher jedoch einen chronischen Verlauf erfahren, mit Phasen von Symptomfreiheit und mit Phasen von wiederaufgetretenen Krankheitsanzeichen und Symptomen. Um zu verstehen, wie Sie einer Zunahme von Symptomen (dauerhaft) entgegenwirken und die Anregungen aus der Krisenbroschüre für sich nutzbringend anwenden können, werde ich mit Ihnen die einzelnen Krisenphasen durchgehen und dabei die jeweiligen Selbsthilfe- und Unterstützungsmöglichkeiten aufzeigen.
In der stabilen Phase einer rezidivierenden, also wiederauftretenden Erkrankung merkt man zunächst nichts von einer sich erneut ankündigenden Krise. Es lassen sich keine oder nur wenige einschränkende Symptome wahrnehmen, oder es bleiben wie z. B.

bei schizophrenen Erkrankungen manchmal Restsymptome oder Minus-Symptome nach einer akuten Krise bestehen, ohne dass dies auf eine eventuell bevorstehende erneute Krise schließen lässt. Diese Phase kann über längere Zeit ohne neu hinzukommende oder sich verstärkende Symptome andauern.
Nach einer gesunden oder stabilen Phase können wir jedoch beispielsweise durch Vernachlässigen unserer Vorsorgemaßnahmen oder zu geringe Abgrenzung gegen die Wünsche anderer Menschen und Selbstüberforderung oder weil es sich um eine chronische und mit Schüben verbundene Erkrankung handelt, auf eine nächste Krankheitsphase zusteuern. Wir können dann ähnlich wie zu Beginn der Erkrankung oder gemäß dem bisherigen Krankheitsverlauf eine erneute Phase mit Frühwarnzeichen erleben, die zunächst in eine Phase mit Frühsymptomen und dann aber auch in eine akute Krisenphase übergehen kann. Aber Achtung: Jede Krise hat auch ein Ende! Wie die Sonne auf den Regen folgt auf eine akute Krankheitsepisode ganz sicher eine Phase mit abfallenden Symptomen. In dieser Phase und eine Zeit lang danach sind Sie noch empfindlich und die Einschränkungen, die Sie in dieser Phase wahrnehmen, sind dann zunächst noch störungsspezifisch, bevor Sie wieder in eine Phase mit störungsunspezifischen (Stress-)Symptomen übergehen. Wenn diese abklingen, kommen Sie wieder in einen Bereich ohne Symptome (Symptomfreiheit) oder zumindest mit nur wenigen, nicht so stark einschränkenden Restsymptomen. «

Zeigen Sie dazu die Präsentationsfolie »Symptomfreiheit: Gesundheitsförderndes Verhalten – Gesundheit stabilisieren« ⇠

→ Folie: Symptomfreiheit

» Sind Sie in einer stabilen Phase, brauchen Sie nichts weiter zu tun als möglichst viel von dem umzusetzen, was Sie in der Sitzung zum gesundheitsfördernden Verhalten für sich erarbeitet haben: sinnvolle Tagesstrukturierung und -gestaltung, vollwertig essen, auf ausreichenden und regelmäßigen Schlaf achten, sich möglichst viel bewegen und geeignete soziale Kontakte pflegen. Das tut jedem gut und Menschen, die bereits eine psychische Krise durchlebt haben, im Besonderen. Daher sollten Sie dies zur Gesundheitsstärkung und Vorbeugung immer tun. Manche Menschen benötigen zur Erhaltung dieser stabilen Phase Medikamente. Diese sollten Sie dann wie vom Arzt verordnet einnehmen. «

Zeigen Sie die nächste Präsentationsfolie »Frühwarnzeichen bzw. Restsymptome: Bewältigungsstrategien und gesundheitsförderndes Verhalten zur Wiederherstellung der Gesundheit« ⇠

→ Folie: Frühwarnzeichen bzw. Restsymptome

» Wenn Sie jedoch auf eine erneute Krise zusteuern, erkennen Sie dies in der Regel an Frühwarnzeichen, also störungsunspezifischen Stressanzeichen. Wenn Sie selbst oder wenn Angehörige bei Ihnen solche Veränderungen feststellen, sollten Sie zunächst verstärkt und konsequent alle gesundheitsfördernden Maßnahmen durchführen – also die Tage sinnvoll strukturieren, regelmäßig und ausreichend essen, trinken, schlafen, sich bewegen und angemessene soziale Kontakte pflegen. Zusätzlich sollten Sie bewährte Bewältigungsstrategien zur Überwindung der Frühwarnzeichen einsetzen – Anregungen dazu finden Sie in der Krisenbroschüre, vor allem auf den Seiten 5 und 6. Manchmal ist es sinnvoll, zusätzlich Medikamente einzunehmen oder ggf. die Dosis zu erhöhen, wenn Sie dies im Voraus mit Ihrer Psychiaterin oder Ihrem Psychiater abgesprochen haben. Wir halten es für empfehlenswert, dass Sie, wenn Sie Frühwarnzeichen wahrnehmen, vorsorglich einen Termin bei Ihrem behandelnden Arzt oder Ihrer Ärztin zeitnah vereinbaren oder zumindest den telefonischen Kontakt suchen. Klingen die Frühwarnzeichen wieder ab, achten Sie weiterhin auf das gesundheitsfördernde Verhalten. «

Zeigen Sie anschließend die Präsentationsfolie »Frühsymptome bzw. abfallende Symptome: Notfallkoffer, evtl. zusätzliche Medikation zur Reduzierung der Krisenanzeichen bzw. Unterstützung der Genesung« ⇠

⇨ Folie: Frühsymptome bzw. abfallende Symptome

» Wenn Sie Frühsymptome wahrnehmen, können Sie versuchen, diesen mithilfe des Notfallkoffers und evtl. einer zuvor mit Ihrer Ärztin abgesprochenen Notfallmedikation zu begegnen, ergänzend zu den bisherigen Bewältigungsstrategien bei ersten Krisenanzeichen. Klingen die Frühsymptome ab, achten Sie weiterhin auf Ihre gesunderhaltenden Maßnahmen und setzen weiter Ihre Bewältigungsstrategien zur Verminderung der Frühwarnzeichen ein. Manchmal ist es in dieser Phase auch gut, sich schon eine kleine Notfalltasche fürs Krankenhaus zu packen. Darin können Sie auch Ihre Krisenbroschüre aufbewahren, damit Sie Ihre wichtigen Informationen im Notfall gleich zur Hand haben. Vereinbaren Sie unbedingt vorsorglich einen Termin bei einem Psychiater. «

Zeigen Sie die Präsentationsfolie »Akute Krise: Hilfe durch andere Personen oder Einrichtungen gemäß Krisenplan, Behandlungshinweisen, Krisenpass« ⇠

⇨ Folie: Akute Krise

» Sollte sich Ihr seelischer Gesundheitszustand trotz der bis dahin eingesetzten Bewältigungsstrategien drastisch verschlechtern, dann schauen Sie in Ihren Krisenplan auf Seite 9 in der Krisenbroschüre

und rufen einen Ihrer dort vermerkten Ansprechpartner an. Falls Sie in ein Krankenhaus gehen, sollten Sie neben Ihren persönlichen Dingen, die Sie vielleicht schon gepackt haben, die Krisenbroschüre oder Ihren Krisenpass mit ins Krankenhaus nehmen und den Behandelnden die Seite mit Ihren persönlichen Behandlungshinweisen vorlegen. Denn in einer akuten Krise ist man oft so durcheinander, dass man gar nicht genau sagen kann, welche Medikamente in welcher Dosierung gut sind, was man ansonsten noch für Krankheiten hat, ob man allergisch gegen etwas ist oder was man gar nicht verträgt. Wünsche zu äußern, fällt dann ebenfalls häufig schwer. Aber wenn Sie wissen, dass diese wichtigen Informationen in Ihrer Broschüre oder Ihrem Krisenpass stehen, müssen Sie das nicht alles im Kopf haben.
Nach dem Abklingen einer akuten Krise sind Sie in der Regel nicht sofort vollständig gesund. Sie können sich auf ähnliche Weise wie vor der Krise selbst unterstützen oder unterstützen lassen. Auch hier bitte unbedingt auf Ihr gesundheitsförderndes Verhalten achten! «
Falls noch notwendig, können Sie die abfallenden Phasen wie die ansteigenden Phasen in umgekehrter Reihenfolge anhand der Präsentationsfolien oder Ihrer Skizze erklären und die Bewältigungs- und Unterstützungsmöglichkeiten erläutern.

5. Einzelarbeit und Aufgabe zur nächsten Sitzung ⇐

⇒ Folie: Einzelarbeit und Aufgabe zur nächsten Sitzung

1. Variante (wenn Sie lediglich die Krisenbroschüre ausgegeben haben): Die Teilnehmenden sollen bereits in der Sitzung beginnen, die Krisenbroschüre auszufüllen, damit diese im Bedarfsfall tatsächlich zur Anwendung kommen kann. Geben Sie dazu das Arbeitsblatt 11.1 a aus. ⇐ Lesen Sie es vor. Gegen Ende der Sitzung erkundigen Sie sich, ob die Teilnehmenden ihre Krisenbroschüren schon ausfüllen konnten, und helfen ihnen, wenn es ihnen allein schwerfällt. Machen Sie darauf aufmerksam, dass auch in der nächsten Sitzung noch einmal Gelegenheit sein wird, Ideen dazu auszutauschen und eventuelle Schwierigkeiten beim Erstellen zu besprechen.

⇒ Arbeitsblatt 11.1 a

2. Variante (Krisenbroschüre & Krisenpass): Falls Sie einen Krisenpass für die Teilnehmenden vorbereitet haben, können Sie sie bitten, diesen nach der Bearbeitung der Krisenbroschüre zusätzlich bis zur nächsten Sitzung auszufüllen. Geben Sie in dem Fall das Arbeitsblatt 11.1 b aus ⇐ und lesen es vor. Fragen Sie, ob die Aufgabe verstanden wurde, und wenn Fragen gestellt werden, beantworten Sie sie.

⇒ Arbeitsblatt 11.1 b

Folie: Abschluss

6. Abschluss

Zusammenfassung, offene Fragen, Abschlussrunde und Verabschiedung
Fassen Sie kurz das Wichtigste der Sitzung zusammen und erkundigen Sie sich, ob es noch weitere Fragen oder thematische Wünsche für die nächste Sitzung gibt. Weisen Sie darauf hin, dass die nächste Sitzung die letzte (des Basismoduls) ist und es somit sinnvoll wäre, bislang vielleicht noch aufgesparte Fragen dann zu äußern. Falls Sie nach der Sitzung 12 weitere Vertiefungssitzungen oder -module zu bestimmten Themen oder das Angehörigenmodul anbieten wollen, besprechen Sie das geplante weitere Vorgehen mit den Teilnehmenden und nehmen Sie Vorschläge und Wünsche auf. Welche Themen, wie viele zusätzliche Sitzungen sind geplant? Lassen Sie sich eine kurze Rückmeldung über das bestehende Interesse der Gruppenteilnehmenden geben.

In der Abschlussrunde sollen die Teilnehmenden in Form eines Blitzlichtes, ohne Kommentare durch andere, ihre momentane Befindlichkeit mitteilen.

Geben Sie das Handout aus, verabschieden Sie die Teilnehmenden und bedanken Sie sich für ihr Mitwirken.

Sitzung 12: Psychotherapie, aufsuchende, teilstationäre und ambulante Behandlungsangebote, unterstütztes Wohnen und Arbeiten, komplementäre Versorgungs- und Beratungsangebote und Selbsthilfe

Schwerpunkt der Sitzung 12: Viele Patientinnen und Patienten benötigen nach ihrem Klinikaufenthalt oder in Ergänzung zu ihrer ambulanten Behandlung Informationen über Unterstützunges- und Behandlungsangebote, um ein für sich passendes Angebot zu finden. In dieser Sitzung erhalten sie deshalb eine umfassende Orientierung und detaillierte Informationen zur weiteren Versorgung. Da die Angebote stark von Region zu Region variieren und es auch häufig Ergänzungen und neue gesetzliche Vorgaben gibt, sollten Sie diese Sitzung sorgfältig und auf die Angebote Ihrer Region abgestimmt vorbereiten. Wir empfehlen, für diese Sitzung eine Kollegin bzw. einen Kollegen des psychosozialen Fachdienstes um Unterstützung zu bitten. Falls Sie keine weiteren Sitzungen geplant haben, sollten Sie unter Punkt 5 zum Abschluss eine kurze Reflexion über die Inhalte und den Verlauf des Seminars einplanen.

☞ Wenn Sie nach dem Basismodul noch weitere Module zur Vertiefung oder das Angehörigenmodul anbieten wollen, müssten Sie spätestens vor Beginn dieser Sitzung das weitere Vorgehen geplant haben. Sollten Sie vertiefende Informationen über psychosoziale Therapien beispielsweise anhand von »TheraPart direkt (Gühne, U. u.a., 2021)« anbieten wollen, können Sie dies auch an dieser Stelle bekannt geben und die Teilnehmenden dazu einladen. Falls Sie zu den weiteren Angeboten eine Präsentationsfolie zeigen wollen, fertigen Sie diese vor der Sitzung an und besprechen Sie sie in dem Fall mit der Gruppe, und halten die Rückmeldungen unter Punkt 5 kurz. Planen Sie eine Pause von ca. zehn Minuten ein, wenn die Sitzung länger als sechzig Minuten dauern soll.

Benötigte Materialien

- Teilnehmerliste
- ggf. Evaluationsbogen und Symptomcheckliste (z. B. SCL-90-S), Eppendorfer Schizophrenie-Inventar (ESI) oder Beck-Depressions-Inventar (BDI-II) zur Überprüfung der Wirksamkeit oder zur Begleitforschung
- Informationsblatt: Aufsuchende, teilstationäre und ambulante Behandlungsangebote, unterstütztes Wohnen und Arbeiten, komplementäre Versorgungs- und Beratungsangebote und Selbsthilfe
- Handout zur Sitzung 12
- Arbeitsblätter 11.1 a bzw. 11.1 b, 12.1 und 12.2
- Computer mit Beamer oder großem Bildschirm
- Präsentationsfolien zu den Sitzungen 11 und 12
- Whiteboard oder Flipchart
- Moderationskoffer oder Moderationsmaterialien
- Kugelschreiber

Ablauf & Inhalte

1. Begrüßung, Vorstellen der thematischen Inhalte der Sitzung 12 und Anfangsrunde
2. Kurze Wiederholung von Sitzung 11
3. Besprechen der Aufgabe aus Sitzung 11
4. Neues Thema: Psychotherapie, aufsuchende, teilstationäre und ambulante Behandlungsangebote, unterstütztes Wohnen und Arbeiten, komplementäre Versorgungs- und Beratungsangebote und Selbsthilfe
   - Kleingruppenaustausch: Unterstützungsangebote
   - Psychotherapie
   - Aufsuchende, teilstationäre und ambulante Behandlungsangebote
   - Außerklinische Behandlungs- und Betreuungsangebote
   - Komplexbehandlungen
   - Leistungen zur Teilhabe
     - Wohnen
     - Arbeiten

   Weitere Unterstützungsmöglichkeiten
   - Tagesstätten
   - Kontakt- und Freizeitclubs
   - Beratungsangebote

5. Rückschau und Ausblick
6. Abschluss

Durchführung

1. Begrüßung, Vorstellen der thematischen Inhalte der Sitzung 12 und damit letzten Sitzung des Basiscurriculums und Anfangsrunde

Folie: Sitzung 12

Heißen Sie die Teilnehmenden zur 12. und damit letzten Sitzung des Basismoduls willkommen und geben Sie die Teilnehmerliste aus. Bitten Sie darum, sich einzutragen. Stellen Sie den geplanten Ablauf und die vorgesehenen thematischen Inhalte der 12. Sitzung vor. Zeigen Sie dazu die Präsentationsfolie »Ablauf & Inhalte der 12. Sitzung«.

Folie: Ablauf & Inhalte der 12. Sitzung

Bitten Sie anschließend die Patientinnen und Patienten, in Form eines Blitzlichtes mitzuteilen, wie es ihnen im Moment geht, und fragen Sie, ob es etwas mitzuteilen gibt, das für die heutige Gruppenarbeit relevant sein könnte.

Fragen Sie auch, ob es noch weitere Wünsche zur Gestaltung oder zum Inhalt der Sitzung gibt, und nehmen Sie eventuelle Vorschläge, wenn sie zum Thema »Psychotherapie, aufsuchende, teilstationäre und ambulante Behandlungsangebote, unterstütztes Wohnen und Arbeiten, komplementäre Versorgungs- und Beratungsangebote und Selbsthilfe passen, auf, ansonsten verweisen Sie auf weiterführende Behandlungsangebote oder Quellen, wo die jeweiligen Informationen zu finden sind.

2. Kurze Wiederholung von Sitzung 11

Folie: Kurze Wiederholung der letzten Sitzung

Die thematischen Inhalte der letzten Sitzung werden mittels der Notizen am Whiteboard/Flipchart oder der Präsentationsfolien der letzten Sitzung oder der Stichpunkte auf dieser Präsentationsfolie kurz mit den Teilnehmenden interaktiv wiederholt (Krisenbroschüre und Krisenpass). Eventuell ist es in dieser Sitzung nicht notwendig, viel zu wiederholen, da die Teilnehmenden die Krisenbroschüre und vielleicht auch den Krisenpass bereits als Hausaufgabe vervollständigt haben und darauf unter dem Punkt »Aufgabe aus Sitzung 11« näher eingegangen wird. Gibt es darüber hinaus wichtige ergänzende Beiträge der Teilnehmenden, sollten diese selbstverständlich besprochen werden. Erkundigen Sie sich, ob es noch Fragen zum letzten Treffen gibt. Gehen Sie, wenn es wichtig ist, kurz darauf ein. Falls Fragen aufkommen, die innerhalb dieses Curriculums nicht mehr bearbeitet werden können, verweisen Sie an die Personen, Institutionen, Bücher oder das Internet, wo entsprechende Hilfe und Antworten zu finden sind.

⇨ Folie: Aufgabe aus der letzten Sitzung

3. Besprechen der Aufgabe aus Sitzung 11 ⇦

Die Teilnehmenden sollten die Krisenbroschüre und evtl. den Krisenpass ergänzend bearbeiten. Schwierigkeiten beim Erstellen und weitere Ideen sollen in dieser Sitzung besprochen werden.
Fragen Sie die Teilnehmenden, wer von ihnen die Broschüre und den Pass weiter bearbeitet hat, und gehen Sie auf das in der letzten Sitzung und als Hausaufgabe Erarbeitete ein. Sie können dazu Fragen stellen und sich Ergänzungen schildern lassen, zum Beispiel so:
» Zum Krisenplan: Gibt es noch weitere Telefonnummern, die hilfreich sind? Mögen Sie uns mitteilen, wen Sie als Vertrauensperson eingetragen haben? Welche Frühwarnzeichen oder Frühsymptome haben Sie notiert, die noch nicht in der Krisenbroschüre genannt wurden? Sind Ihnen eigene Bewältigungsstrategien eingefallen, die noch nicht vorgeschlagen wurden? «

⇨ Folie: Neues Thema

4. Neues Thema: Psychotherapie, aufsuchende, teilstationäre und ambulante Behandlungsangebote, unterstütztes Wohnen und Arbeiten, komplementäre Versorgungs- und Beratungsangebote und Selbsthilfe ⇦

→ 1. Vorschlag zum Vorgehen

Auch in der letzten Sitzung des Basismoduls können Sie zum Einstieg eine Kleingruppenarbeit anregen:

⇨ Folie: Kleingruppenaustausch

⇨ Folie: Arbeitsblatt 12.1

Kleingruppenaustausch: Unterstützungsangebote: ⇦ Bilden Sie wieder Kleingruppen von drei bis vier Personen. Geben Sie das Arbeitsblatt 12.1 ⇦ aus und lesen Sie den Text vor. Die Patientinnen und Patienten sollen sich darüber austauschen, welche Erfahrungen sie mit unterschiedlichen Unterstützungsangeboten gemacht haben. Dazu sollen sie sich einige Stichpunkte auf dem Arbeitsblatt notieren. Fragen Sie, ob die Aufgabe verstanden wurde und ob es noch Fragen dazu gibt.
Planen Sie nicht mehr als ca. zehn Minuten für diesen Erfahrungsaustausch ein. Es soll sich nur um einen kurzen Einstieg handeln.

Auswertung der Kleingruppenarbeit: Lassen Sie sich kurz die in den Kleingruppen zusammengetragenen Erfahrungen schildern und merken Sie sich dabei die bereits genannten Unterstützungsmöglichkeiten, um die Erfahrungen der Gruppenteilnehmenden im weiteren Verlauf der Sitzung nutzen zu können. Diskutieren Sie nicht zu lange, da Sie im Weiteren noch viele Informationen vermitteln wollen.

→ Folie: Auswertung der Kleingruppenarbeit

Fragen Sie die Patientinnen und Patienten, welche Versorgungseinrichtungen zur Behandlung und Betreuung sie über die bereits genannten hinaus noch kennen, wovon Sie schon einmal gehört haben und worüber Sie Näheres erfahren möchten. Sammeln Sie die Wortmeldungen am Whiteboard oder Flipchart und gehen Sie im Weiteren auf die Informationswünsche ein. Ergänzen Sie wichtige Versorgungseinrichtungen aus Ihrem Einzugsgebiet, falls diese noch nicht genannt wurden. Dazu können Sie die unter dem zweiten Vorgehen dargestellten Informationen und die entsprechenden Präsentationsfolien nutzen.

Von uns beschriebene Unterstützungsmöglichkeiten, die nicht in Ihrer Region vorgehalten werden, lohnen nicht, besprochen zu werden. Löschen Sie diese Angaben schon vor der Sitzung aus Ihrem Foliensatz. Wir haben uns bemüht, alles, was uns zum Thema dieser Sitzung bekannt ist, auf den Präsentationsfolien festzuhalten und jeweils eine kurze Beschreibung dazu im Manual aufzunehmen. Falls es in Ihrer Region von uns nicht erwähnte Unterstützungsmöglichkeiten gibt, ergänzen Sie diese bitte auf Ihren Folien. Aber denken Sie daran, dass weniger oft mehr ist, und beschränken Sie sich auf das, was Ihre Gruppenteilnehmerinnen und -teilnehmer interessiert, ansonsten »überfluten« Sie sie eventuell.

→ 2. Vorschlag zum Vorgehen

Sie lassen die Kleingruppenarbeit aus und beschränken sich auf die Informationsweitergabe anhand der Präsentationsfolien. Beginnen Sie Ihre Ausführungen zu den Versorgungsangeboten mit den Informationen zur Psychotherapie.

Psychotherapie

In der Sitzung 2 ging es um die historische Entwicklung und inhaltliche Beschreibung der psychotherapeutischen Richtlinienverfahren. Heute soll es schwerpunktmäßig um die gesetzlichen Rahmenbedingungen gehen, um administrative Schritte und somit um konkrete Hilfestellung beim Finden einer geeigneten Psychotherapeutin oder eines Psychotherapeuten.

⇨ Folie: Psychotherapie (I)

Welche Verfahren werden von den Krankenkassen bezahlt? ⇦

» Wie bereits in der 2. Sitzung erläutert, gelten nur die Verfahren, deren Effizienz in wissenschaftlichen Studien nachgewiesen werden konnte, als sogenannte Richtlinienverfahren und werden von den gesetzlichen Krankenkassen bezahlt. Dazu zählen aktuell die Verhaltenstherapie, die Tiefenpsychologisch fundierte Psychotherapie, die Analytische Psychotherapie und die Systemische Therapie. «

Anmerkung: Wollte man früher – vor dem Psychotherapeutengesetz 1999 – eine Psychotherapie beginnen, musste man vorher einen Arzt konsultieren, der dann per »Delegationsverfahren« Psychotherapie anordnen konnte. Das ist heute nicht mehr so. Im Psychotherapeutengesetz wurden hohe und bundesweit einheitliche Standards für den Umfang und die Inhalte einer Psychotherapieausbildung festgelegt, deren erfolgreicher Abschluss somit Voraussetzung für das Erwerben des geschützten Titels »Psychologischer Psychotherapeut« darstellt. Eine »Psychologische Psychotherapeutin«, ein »Psychologischer Psychotherapeut« ist nach Ablegen der Prüfung »approbiert«, also von staatlicher Seite ermächtigt, eine Heilbehandlung durchzuführen, und kann somit die Indikation für Psychotherapie selbst stellen. Nach der Novellierung des Psychotherapeutengesetzes 2021 ist es jetzt möglich, ein Studium zu absolvieren, auf dessen Grundlage die Approbation in Psychotherapie erteilt werden kann. Um Psychotherapie in der Niederlassung ausüben zu dürfen, bedarf es dann jedoch wie bei der ärztlichen Weiterbildung einer umfangreichen Fachweiterbildung wie bereits in der 2. Sitzung dargestellt. Ein Arzt oder eine Ärztin wird heute weiterhin »konsiliarisch« (beratend) zur Abklärung der körperlichen Seite beim Psychotherapieantrag vom Therapeuten hinzugezogen, um somatische Ursachen für die psychischen Symptome auszuschließen.

⇨ Folie: Psychotherapie (II)

Wie einen Psychotherapeuten finden? ⇦

An dieser Stelle können Sie über die in Ihrer Region üblichen Zugangswege zur Psychotherapie informieren. Dazu empfiehlt es sich, die Adressen gleich auf einem Informationsblatt bereitzuhalten. Schildern Sie den Teilnehmenden:

» Die Wege zu einer Psychotherapie sind vielfältig. Empfehlungen von Betroffenen, aus der Selbsthilfegruppe oder dem Freundeskreis können hilfreich sein, weil sie mit persönlichen Erfahrungen verbunden sind; gleichzeitig gehen die Bedürfnisse und Erwartungen auch unter Freunden oft weit auseinander, sodass es auf jeden Fall lohnt, sich zunächst eigene Gedanken zu machen und zu überlegen, worauf es in Ihrer Psychotherapie ankommen soll und dementsprechend, welche Verfahren und welche Schwerpunkte einer Therapeutin oder eines Therapeuten dafür am ehesten für Sie persönlich infrage kommen. «

Anmerkung: Eine Analytische Psychotherapie im Liegen, mit dem Schwerpunkt auf Regression und freiem Assoziieren, halten wir für unsere Patientinnen und Patienten, insbesondere für die schwerer erkrankten, ›assoziativ gelockerten‹ oder denkzerfahrenen, für kontraindiziert. Liegt ein Trauma bzw. eine Posttraumatische Belastungsstörung (PTBS) vor, empfiehlt sich eine Psychologische oder Ärztliche Psychotherapeutin mit einer speziellen Traumatherapie-Ausbildung. Das EMDR, Eye Movement Desensitization and Reprocessing (deutsch: Augenbewegung-Desensibilisierung), ist 2006 durch den wissenschaftlichen Beirat Psychotherapie als wissenschaftliche Methode anerkannt worden und kann bei PTBS-Patienten im Rahmen einer verhaltenstherapeutischen oder tiefenpsychologischen Therapie mit beantragt werden. Ein weiteres effektives Traumabehandlungsverfahren stellt die »Imagery Rescripting and Reprocessing«-Therapie nach Mervin Schmucker dar – ein auf Imagination basierendes Verfahren zur Traumaverarbeitung (einschließlich Stabilisierungstechniken), bei der visuelle und verbale Interventionen kombiniert werden, um Zugang zu belastenden Erinnerungen und Bildern zu gewinnen, zu verarbeiten und emotional zu bewältigen.

» Eine praktische und reichhaltige Informationsquelle ist heute das Internet. Sie können über Suchmaschinen die folgenden Begriffe und den Namen Ihrer Stadt eingeben, dann kommen Sie auf die Seiten der entsprechenden Informationsdienste Ihrer Region. Hier einige Beispiele:

- Psychotherapie-Informations-Dienst (PID)
- Berufsverband deutscher Psychologen e. V. (BDP)
- Deutsche Gesellschaft für Verhaltenstherapie e. V. (DGVT)

Sie können alternativ auch folgende Internetadressen eingeben: www.psychotherapiesuche.de; www.bdp-verband.de/bdp/verband/pid.shtml; www.psych-info.de oder www.therapie.de. Es handelt sich dabei um seriöse Suchmaschinen, mit deren Hilfe Sie ebenfalls Psychotherapeutinnen und -therapeuten in Ihrer unmittelbaren Umgebung, nach Therapieverfahren und weiteren Kriterien unter-

teilt, finden können. Unter www.emdria.de finden Sie speziell Therapeuten mit einer EMDR-Traumatherapieausbildung. Sie können auch bei Ihrer Krankenkasse anrufen und sich eine Liste mit approbierten Psychotherapeuten und deren Telefonsprechzeiten zuschicken lassen. Die Psychotherapeutenkammern und die kassenärztliche Vereinigungen (KVen) stehen Ihnen bei der Suche ebenfalls als Ansprechpartner zur Verfügung. «
Die Bundes-Psychotherapeuten-Kammer, Klosterstr. 64, 10179 Berlin, hat eine Broschüre »Wege zur Psychotherapie« erstellt. Wenn Sie die Broschüre vor der Sitzung bezogen haben, können Sie sie an die Patientinnen und Patienten ausgeben. Hier finden sich ebenfalls aufschlussreiche Informationen rund um das Thema Psychotherapie. Sie können aber auch auf die Internetseite verweisen: https://www.bptk.de/bptk-patienteninformation-wege-zur-psychotherapie (aufgerufen 11.02.2022).

Aufsuchende, teilstationäre und ambulante Behandlungsangebote des Krankenhauses

Menschen mit psychischen Erkrankungen steht neben der vollstationären Krankenhausbehandlung, den fachärztlichen, psychotherapeutischen und ergotherapeutischen Behandlungen im niedergelassenen Bereich zudem ein umfangreiches Hilfesystem zur Verfügung. ⇠ Dieses umfasst sowohl weitere Therapieangebote des Krankenhauses als auch außerklinische Gruppen oder Einzelbehandlungen im Rahmen der Nachsorge, Rehabilitation oder der Prävention durch unterschiedliche Anbieter. Entsprechend ihrer Ausrichtung werden sie durch verschiedene Kostenträger finanziert: So werden therapeutische Behandlungen von den Krankenkassen getragen, Rehabilitationsleistungen (in der Regel) von den Rentenversicherungen, Teilhabe an Arbeit von der Arbeitsagentur, soziale Teilhabe und Teilhabe Wohnen vom Sozialamt. Pflege ist eine Versicherungsleistung. Einige weitere außerklinische Unterstützungsleistungen müssen je nach den finanziellen Ressourcen der Patienten zum Teil auch selbst finanziert werden, da es sich um Sozialleistungen handelt. Da die Angebote von Region zu Region unterschiedlich sind, ist es wichtig, dass Sie sich zur Vorbereitung der Sitzung einen Überblick über die in Ihrer Region möglichen Unterstützungsmöglichkeiten für Ihre Patientinnen und Patienten verschaffen. Weisen Sie die Patientinnen und Patienten darauf hin, dass sie in der Klinik kompetente Ansprechpartner zur Beratung

⇒ Folie: Aufsuchende, teilstationäre und ambulante Behandlungsangebote, unterstütztes Wohnen und Arbeiten, komplementäre Versorgungs- und Beratungsangebote und Selbsthilfe (I)

beim sozialen Fachdienst finden. Im ambulanten Bereich können sie sich durch den sozialpsychiatrischen Dienst, aber auch durch die unabhängige Teilhabeberatung (EUTB®) sowie durch Beratungsstellen und die jeweiligen Kostenträger und Anbieter der jeweiligen Leistungen beraten lassen. In vielen Regionen gibt es auch gute Beratungsführer, die als Broschüren vorliegen oder im Internet heruntergeladen werden können.

Wir beziehen uns auf die von uns zusammengestellten Informationen auf die »S3-Leitlinie Psychosoziale Therapien bei schweren psychischen Erkrankungen« der DGPPN (2019) sowie uns durch Experten bereitgestellte Informationen. Informationen finden Sie zudem auch im Internet.

Fragen Sie die Teilnehmerinnen und Teilnehmer nach ihren Kenntnissen über Hilfsangebote innerhalb und außerhalb des Krankenhauses. Falls es in Ihrer Klinik auch ein Angebot zur Akutbehandlung im häuslichen Umfeld gibt, beziehen Sie dies in Ihrer Fragestellung mit ein. Die Frage erübrigt sich, falls Sie die von uns vorgeschlagene Kleingruppenarbeit am Anfang dieses Abschnitts bereits durchgeführt haben.

Damit die Informationen, die von den Patientinnen und Patienten gegeben werden, nicht verloren gehen, sammeln Sie diese am Whiteboard/Flipchart und berücksichtigen Sie sie bei der Vorstellung der von Ihnen vorbereiteten Informationen.

Aufsuchende Behandlung in der Häuslichkeit ⇦

⇨ Folie: Aufsuchende, teilstationäre und ambulante Behandlungsangebote, unterstütztes Wohnen und Arbeiten, komplementäre Versorgungs- und Beratungsangebote und Selbsthilfe (II)

In einer wachsenden Zahl von Regionen in Deutschland gibt es die Möglichkeit einer Akutbehandlung im häuslichen Umfeld unter Berücksichtigung und Einbezug des sozialen Umfeldes. Kliniken können neben der vollstationären Behandlung inzwischen diese Form der Behandlung anbieten. Die DGPPN (2019) empfiehlt ausdrücklich in seiner Leitlinie »S3-Leitlinie: Psychosoziale Therapien bei schweren psychischen Erkrankungen« auch die Behandlung von Menschen mit schweren psychischen Erkrankungen in akuten Krankheitsphasen durch ein mobiles Behandlungsteam. Sie betont, dass diese Art von Behandlung sogar in einigen Aspekten der vollstationären Behandlung überlegen sei. Die aufsuchende Behandlung durch ein mobiles Team im häuslichen Umfeld stellt damit eine Alternative zur vollstationären Krankenhausbehandlung dar. Eine frühere Entlassung aus der stationären Intensivbehandlung kann außerdem durch dieses zeitlich begrenzte ambulante spezifische Behandlungsangebot ermöglich werden.

Die Behandlung im häuslichen Umfeld erfolgt durch ein multiprofessionelles Team, welches sich aus Fachärztinnen, Psychologen, Psychologischen Psychotherapeutinnen, Pflegekräften und therapeutischen Fachkräften (beispielsweise Ergotherapeuten) sowie Sozialpädagoginnen zusammensetzen sollte. Die Versorgung wird 24 Stunden an 7 Tagen der Woche sichergestellt und erfolgt nach einem gezielten auf die Bedürfnisse des Patienten abgestimmten Behandlungsplans unter Berücksichtigung der Belange der Personen, die in der Häuslichkeit des Patienten leben. Es werden regelmäßige Hausbesuche durchgeführt, bei Bedarf auch mehrmals täglich. Diese neue Form der Behandlung wird entweder als Stationsäquivalente Behandlung (StäB) oder im Rahmen von Modellprojekten angeboten.
Falls es in Ihrer Klinik ein solches Behandlungsangebot gibt, sollten Sie es an dieser Stelle vorstellen. Wichtig ist auch, dass die Patientinnen und Patienten erfahren, an wen sie sich wenden können, um von diesem Angebot zu profitieren. Weitergehende Informationen zur Behandlung in der Häuslichkeit finden Sie u.a. in der »S-3 Leitlinie Psychosoziale Therapien bei schweren psychischen Erkrankungen« der DGPPN (2019) und bei Weinmann, S.; Bechdolf A.; Greve N. (2021): Psychiatrische Krisenintervention zu Hause. Das Praxisbuch zu Stäb & Co und bei Längle G., Holzke M., u.a. (2022): Psychisch Kranke zu Hause versorgen: Handbuch zur Stationsäquivalenten Behandlung (StäB).

Teilstationäre Behandlungsangebote

Hierbei handelt es sich vor allem um Tageskliniken. In einigen Regionen gibt es neben den Tageskliniken jedoch auch Nachtkliniken.
Tageskliniken: Die Tagesklinik ist eine teilstationäre Krankenhausbehandlungseinheit, die ihre Patientinnen und Patienten nach einem bestimmten Konzept ärztlich und therapeutisch behandelt, die aber – im Unterschied zur stationären Behandlung – nur tagsüber aufgesucht wird. Den Abend und die Nacht verbringt die Patientin/der Patient entweder zu Hause oder in einer Wohneinrichtung. Behandlungsziele können neben der Stimmungsstabilisierung und der Behandlung der Symptome einer schweren psychischen Erkrankung auch der Aufbau einer sinnvollen Tagesstrukturierung, die Normalisierung des Tag-Nacht-Rhythmus, die Auseinandersetzung mit dysfunktionalen Verhaltens- und Erlebensmustern, das Erlernen von Bewältigungsfertigkeiten bei aufkommenden

Symptomen oder Hilfestellungen bei der Überwindung von Lebensschwierigkeiten oder Lebenskrisen und die Verbesserung des Kontaktes zu anderen Menschen sein.
Voraussetzung für eine tagesklinische Behandlung sind in der Regel ein Vorgespräch, eine ärztliche Verordnung, eine eigene Wohnmöglichkeit der Patientin oder des Patienten, die Fähigkeit, die Tagesklinik selbstständig aufzusuchen und sich eigenständig nachts und am Wochenende zu versorgen. In der allgemeinpsychiatrischen Tagesklinik können keine Patientinnen und Patienten mit akuter Suizidalität oder mit demenzieller oder im Vordergrund stehender Suchterkrankung behandelt werden. Diese Patientinnen und Patienten werden in der Regel in konzeptionell auf den besonderen Bedarf bei diesen Störungen ausgerichteten tagesklinischen Einrichtungen behandelt. In Tageskliniken werden vor allem Gruppentherapien angeboten. Ergänzt werden diese durch ärztliche und therapeutische Einzelgespräche.
Nachtkliniken: Diese sind für Patienten und Patienten gedacht, die tagsüber arbeiten und oder anderweitig versorgt werden, nachts jedoch Unterstützung benötigen. Die Patientinnen und Patienten kommen nur zur Übernachtung in die Klinik. Diese Form der teilstationären Behandlung gibt es nur sehr selten. Falls es in Ihrer Klinik eine nachtklinische Einheit gibt, erläutern sie die Funktion und das spezifische Konzept.

Psychiatrische Institutsambulanzen

Zur Versorgung schwer psychisch erkrankter Menschen gibt es an den meisten Fachabteilungen für Psychiatrie und Psychotherapie oder entsprechenden Kliniken psychiatrische Institutsambulanzen mit unterschiedlichen Schwerpunkten und Bezeichnungen (Sozialpsychiatrische Ambulanz, Verhaltenstherapeutische Ambulanz, Trauma-Ambulanz, Gerontopsychiatrische Ambulanz, etc.). Dort können Betroffene sich behandeln lassen, die aufgrund der Schwere ihrer Erkrankung durch niedergelassene Psychiater und Psychotherapeuten nicht ausreichend versorgt werden können. Die Nutzerinnen und Nutzer leben im eigenen Wohnraum und kommen nach Terminabsprache zur Behandlung in die Ambulanz.
Ambulanzen bieten in der Regel neben der medizinisch-medikamentösen Behandlung auch fachkrankenpflegerische Leistungen, psychologische Diagnostik und Beratung sowie Psychotherapie an. Auch können Menschen in schweren Krisen, die durch ihre Erkrankung in eine soziale Notlage gekommen sind, hier sozialpäda-

gogische Unterstützung finden. Viele Ambulanzen können darüber hinaus Betroffene auch durch z. B. Ergo- oder Bewegungstherapie gezielt unterstützen und fördern. Neben den Einzelbehandlungen werden oftmals auch Gruppentherapien angeboten. Einige Ambulanzen bieten zudem auch Hausbesuche an.

→ Folie: Aufsuchende, teilstationäre und ambulante Behandlungsangebote, unterstütztes Wohnen und Arbeiten, komplementäre Versorgungs- und Beratungsangebote und Selbsthilfe (III)

Außerklinische Behandlungs- und Betreuungsangebote ←

Soziotherapie

Die Soziotherapie dient ebenfalls der Unterstützung schwer psychisch Erkrankter mit dem Ziel, einer stationären Behandlung vorzubauen und präventiv tätig zu sein. Im Gegensatz zu vielen anderen Unterstützungsmöglichkeiten wird die Soziotherapie fachärztlich oder psychotherapeutisch verordnet und ist damit eine Krankenkassenleistung. Erwachsene Patienten haben ein Anspruch auf 120 Stunden Soziotherapie innerhalb von 3 Jahren.

Psychiatrische häusliche Krankenpflege

Ambulante psychiatrische Pflegedienste übernehmen im Fall schwerer psychischer Erkrankungen die Krankenpflege zu Hause. Sie unterstützen bei der Durchführung fachärztlich verordneter Maßnahmen, z. B. der Medikamenteneinnahme und dienen der kurzfristigen Unterstützung für die Dauer von bis zu ca. vier Monaten. Es handelt sich um eine ärztlich verordnete Maßnahme. Die Kostenträger sind die Krankenkassen.

Genesungsbegleitung (EX-IN)

Genesungsbegleiterinnen und Genesungsbegleiter sind Menschen mit eigener psychiatrischer Erkrankungserfahrung, die andere Menschen im Genesungsprozess unterstützen. In Deutschland wurde 2006 im Rahmen des EU-geförderten Projekts Experienced-Involvement (EX-IN) ein Curriculum für Genesungsbegleiterinnen und -begleiter entwickelt, in dessen Folge zunehmend Erfahrungsexperten in der psychiatrischen Versorgung beteiligt werden. Sie arbeiten sowohl in stationären als auch in ambulanten Einrichtungen oder Teams mit.

Komplexbehandlungen ⇠

⇢ Folie: Aufsuchende, teilstationäre und ambulante Behandlungsangebote, unterstütztes Wohnen und Arbeiten, komplementäre Versorgungs- und Beratungsangebote und Selbsthilfe (IV)

Für Patientinnen und Patienten mit komplexem Hilfebedarf gibt es eine wachsende Anzahl von Angeboten, die darauf abzielen, die vorhandenen Hilfen besser zu vernetzen. Dies geschieht zum Beispiel durch Medizinische Versorgungszentren (MVZ), die Integrierte Versorgung (IV) oder Netzwerkverbünde.

Medizinische Versorgungszentren (MVZ)

Sie können Ihren Patientinnen und Patienten ein MVZ wie folgt erklären:

» Ein MVZ ist eine Einrichtung der ambulanten medizinischen Versorgung. Unter einer ärztlichen Leitung arbeiten Fachärzte unterschiedlicher medizinischer Fachrichtungen zusammen. Seit ca. 2004 findet auch die Behandlung psychisch Erkrankter zunehmend in solchen medizinischen Versorgungszentren statt. Hier werden Patientinnen und Patienten von Ärzten und Psychotherapeuten, die dort angestellt sind, im Rahmen der gesetzlichen und privaten Krankenkassenbudgets behandelt. Diese Zentren bieten in der Regel sowohl Gruppen- wie Einzelbehandlung an und sind zum Teil auch an der im Anschluss dargestellten Integrierten Versorgung beteiligt.

Einige medizinische Versorgungszentren sind Krankenhäusern angegliedert, manche haben eine andere Trägerschaft. Es gibt auch medizinische Versorgungszentren für ausschließlich körperliche Erkrankungen. Falls es ein Medizinisches Versorgungszentrum in Ihrer Nähe gibt oder eines Ihrer Klinik angeschlossen ist, können Sie sich erkundigen, ob dort auch psychische Erkrankungen behandelt werden. «

Falls es in Ihrem Krankenhaus oder in Ihrer Region ein MVZ gibt, können Sie die Patientinnen und Patienten gesondert darauf hinweisen.

Integrierte Versorgung

Die Integrierte Versorgung dient ebenfalls der Behandlung und Betreuung von Patientinnen und Patienten mit schweren psychischen Erkrankungen. Die Integrierte Versorgung soll die Vernetzung verschiedener medizinischer Disziplinen (Hausärzte, Fachärzte etc.) und der beiden Sektoren (ambulant und stationär) des Gesundheitswesens befördern. Mit der Gesundheitsreform 2000 wurde die notwendige gesetzliche Grundlage hierfür geschaffen. Erst durch eine weitere Reform 2004, die geeignete Rahmenbedingungen für die

Realisierung des Konzeptes geschaffen hat und eine Anschubfinanzierung ermöglichte, verbesserte sich die Umsetzung.
Ziel der Integrierten Versorgung ist eine qualitative Verbesserung der Patientenversorgung und damit einhergehend eine nachhaltige Senkung der mit der Behandlung verbundenen Kosten.
Dazu werden im Rahmen der Integrierten Versorgung Selektivverträge mit Krankenkassen ausgehandelt. Dabei variieren die Inhalte von Krankenkasse zu Krankenkasse und nur wer bei der entsprechenden Krankenkasse versichert ist, kann die entsprechend ausgehandelten Leistungen erhalten. Es handelt sich hierbei jedoch immer um ein zusätzliches Angebot zur Regelversorgung.
Da das Angebot von Krankenkasse zu Krankenkasse stark variiert, sollten Sie Ihre Teilnehmenden an ihre entsprechenden Krankenkassen verweisen. Sie können trotzdem einige allgemeingültigen Informationen vermitteln.

Vermittlung

» Bei der Integrierten Versorgung (IV) handelt es sich um eine Sonderleistung einiger gesetzlicher Krankenversicherungen. Ob Ihre Krankenkasse dazu gehört, erfahren Sie bei Ihrer Krankenkasse und Sie erhalten dort auch Informationen über deren krankenkassenspezifischen Leistungen. Die Angebote unterscheiden sich von Krankenkasse zu Krankenkasse.
Ziel der Integrierten Versorgung ist es, durch eine gezielte, besser koordinierte ambulante Versorgung Krankenhausaufenthalte zu reduzieren oder zu vermeiden. Ansprechpartner der Integrierten Versorgung sind in der Regel rund um die Uhr an 7 Tagen der Woche verfügbar und in akuten Krisen soll eine Fachkraft innerhalb von 1 Stunde dem Betroffenen zur Verfügung stehen. Fachkräfte verschiedener Berufsgruppen arbeiten in einem multiprofessionellen Team und Netzwerk eng zusammen. Die Versorgung wird in der Regel von Sozialarbeitern, Soziotherapeuten, Pflegekräften und häufig auch aus Psychiatrie-Erfahrenen in Zusammenarbeit mit Fachärzten und Psychotherapeuten gewährgeleistet. Dabei wird dem an der Integrierten Versorgung Teilnehmenden in der Regel eine feste Fallmanagerin zugeordnet. Diese koordiniert im Rahmen eines stringenten Behandlungsplans die vorgesehene Behandlung, die dazu beitragen soll, weitere Krisen abzuwenden und die Genesung zu fördern. Manche Krankenkassen halten innerhalb der Integrierten Versorgung auch sogenannte »Krisenbetten« oder »Krisenhäuser« bereit, die in einer akuten Krise als Alternative zur Klinik genutzt können.

Manche Krankenkassen bieten in diesem Rahmen auch Psychoedukationsgruppen an und helfen bei der Vermittlung von Psychotherapieplätzen. Das genaue Versorgungsmodell und die jeweils damit verknüpften Versorgungsleistungen unterscheiden sich unter Umständen in Art und Umfang je nach den örtlichen Bedingungen (Ballungs- oder ländliche Gebiete) und je nach Krankenkasse wie bereits erwähnt und nach Erkrankung. «

Fragen Sie ihre Patientinnen und Patienten nach ihren Erfahrungen und regen Sie einen Austausch an, falls Sie Zeit dazu haben, ansonsten beschränken Sie sich darauf, die Teilnehmenden über diese Betreuungs- und Behandlungsmöglichkeit zu informieren. Wenn möglich, halten Sie Informationsmaterial der regional verfügbaren Angebote der Integrierten Versorgung bereit und ermutigen Sie interessierte Patientinnen und Patienten, bei ihren Krankenkassen nachzufragen, ob diese integrierte Versorgung anbieten.

Netzwerkverbünde

Da Menschen mit psychischen Erkrankungen in der Regel einen hohen komplexen Hilfebedarf haben, die Versorgungsleistungen jedoch oft unkoordiniert nebeneinanderstehen und es den Betroffenen somit häufig nicht möglich ist, sich koordiniert behandeln zu lassen, wurde die Möglichkeit geschaffen, dass unterschiedliche Leistungserbringer sich in Netzwerkverbünden organisieren. Wie diese Netzwerkverbünde arbeiten, ist von Region zur Region unterschiedlich und zum Teil werden Netzwerkverbünde erst aufgebaut. Falls es in ihrer Region Netzwerkverbünde bereits gibt und Ihnen die Koordination einzelner teilnehmender Leistungserbringer bekannt ist, stellen Sie sie an dieser Stelle vor.

Leistungen zur Teilhabe ⇠

⇢ Folie: Aufsuchende, teilstationäre und ambulante Behandlungsangebote, unterstütztes Wohnen und Arbeiten, komplementäre Versorgungs- und Beratungsangebote und Selbsthilfe (V)

Hierbei handelt es sich um Leistungen der Eingliederungshilfe, die eine Teilhabe am gesellschaftlichen Leben aufrechterhalten oder wiederherstellen und eine seelische Behinderung vermeiden oder abmildern sollen. Die individuelle Unterstützung dient der Verbesserung der Alltagsbewältigung und wird auf die Bedarfe der Betroffenen abgestimmt. Sie kann vielerlei Maßnahmen umfassen, z. B. Begleitung bei Behördenbesuchen, Unterstützung bei administrativen Angelegenheiten bis hin zur Hilfestellung im Bereich Wohnen, Ausbildung und Arbeiten. Die ergänzende unabhängige Teilhabeberatung (EUTB®) unterstützt und berät Menschen mit

Behinderungen, von Behinderung bedrohte Menschen, aber auch deren Angehörige unentgeltlich bundesweit zu Fragen der Rehabilitation und Teilhabe. Weitere Informationen und Adressen in Ihrer Nähe finden Sie unter www.teilhabeberatung.de.
Zur »Teilhabe« haben wir für Sie einige Informationen zusammengestellt, die Sie vermitteln und durch eigene ergänzen können:

Unterstütztes Wohnen

Für Menschen mit seelischen Erkrankungen stehen eine Vielzahl von Unterstützungsmöglichkeiten im Bereich Wohnen im Rahmen der Eingliederungshilfe bzw. des Bundesteilhabegesetzes zur Verfügung. Ziel ist es, eine selbstständige Lebensführung zu erhalten bzw. zu erreichen, sodass ein Wohnen unter sozialer Betreuung langfristig nicht mehr notwendig ist. Welcher Hilfebedarf besteht, wird individuell ermittelt und in einem Betreuungsvertrag zwischen Leistungserbringer und Betreutem festgelegt.
Betreuung im eigenen Wohnraum: Psychisch Erkrankten stehen verschiedene Möglichkeiten zur Verfügung, sich im eigenen Wohnraum betreuen zu lassen. Dies kann von einem Zentrum aus geschehen, durch fachpsychiatrische Krankenpflege oder beispielsweise auch durch Soziotherapie. Durch qualifiziertes Betreuungspersonal soll gewährleistet werden, dass Betroffene Unterstützung bei der Bewältigung des Alltags und im Umgang mit psychischer Erkrankung erhalten. Die Betreuung orientiert sich am individuellen Bedarf der Betroffenen und soll damit den weitgehenden Erhalt ihrer Autonomie ermöglichen. Das ambulante Betreute Wohnen ist Hilfe zur Selbsthilfe bei gleichzeitiger Unterstützung in Krisensituation sowie bei der Einleitung und Koordinierung weiterführender Hilfen. Das Betreute Wohnen stellt Hilfesuchenden (nicht gesetzliche) Betreuer in Form von festen Ansprechpartnern zur Seite, mit denen sie auch regelmäßige Gespräche vereinbaren können.
Ambulant Betreutes Wohnen: Manche Menschen mit psychischen Erkrankungen haben Schwierigkeiten, eigenen Wohnraum anzumieten. Diesen bieten einige Trägervereine eigenen Wohnraum in Form von Einzelwohnungen oder Wohngemeinschaften an. Dabei bieten die Träger ebenfalls Hilfe zur Selbsthilfe an. Sie unterstützen in der Wohnung beispielsweise dabei, diese in Ordnung zu halten und unterstützen bei der Selbstversorgung. Auch werden häufig Hilfen angeboten, den Alltag zu strukturieren, die Kontaktgestaltung zu verbessern und geben Unterstützung im Bereich

Arbeiten, Ausbildung oder bei Schwierigkeiten in Behördenangelegenheiten. Die Betreuung orientiert sich dabei an den individuellen Bedarfen des Betroffenen und soll ihm den weitgehenden Erhalt seiner Autonomie ermöglichen bzw. diese wiederherzustellen. In Krisensituationen stehen kompetente Ansprechpartner zur Verfügung. Ziel ist es, eine selbstständige Lebensführung zu erreichen, sodass ein Wohnen unter sozialer Betreuung langfristig nicht mehr notwendig ist.

Wohnen in Gastfamilien: In einigen Bundesländern ist es auch möglich, in einer »Gastfamilie« zu leben. Ziel ist es, an dem Alltag der Familie teilzunehmen und sich an »gesundem« Erleben zu orientieren. So können ganz »normale« Beziehungen aufgebaut werden. Die Gastfamilie erhält dabei professionelle Begleitung durch ein Fach-Team, eine Aufwandsentschädigung und Betreuungsgeld im Rahmen der Eingliederungshilfe. Falls diese Möglichkeit in Ihrer Region besteht, stellen Sie das Angebot hier ebenfalls vor.

Ausbildung und Arbeit

In diesem Bereich werden die Kosten von unterschiedlichen Kostenträgern übernommen. Verweisen Sie bei Fragen dazu, falls sie keine direkte Unterstützung durch den psychosozialen Fachdienst in dieser Sitzung vor Ort haben, an den psychosozialen Fachdienst Ihrer Klinik. Die Patienten können sich selbstverständlich auch direkt an die entsprechenden Einrichtungen mit dieser Fragestellung wenden.

Das **Integrationsamt** ist für die Förderung der Eingliederung schwerbehinderter Menschen in das Arbeitsleben, also auch für aus psychischen Gründen als schwerbehindert anerkannte Menschen, zuständig. Bei drohender Kündigung oder bei Bedarf einer begleitenden Hilfe am Arbeitsplatz ist es wichtig, sich an das Integrationsamt zu wenden. Sie helfen dabei Arbeitsplätze (auch beispielsweise durch finanzielle Unterstützung des Arbeitgebers) zu sichern, aber auch neue zu schaffen.

Integrationsfachdienste unterstützen Betroffene mit Schwerbehinderung oder ihnen gleichgestellte Personen und deren Arbeitgeber im Berufsalltag durch Beratung - auch direkt am Arbeitsplatz und arbeiten eng mit dem Integrationsamt zusammen. Sie helfen bei der Aufnahme, Ausübung und Sicherung von möglichst dauerhafter Beschäftigung. Das Angebot ist für Betroffene kostenfrei.

Berufliche Rehabilitation: Im Rahmen der beruflichen Rehabilitation unterstützen unterschiedliche Träger Betroffene durch Schulung und Training in ihrer Arbeitsfähigkeit und Belastbarkeit nach längerer Erkrankung. Sie helfen bei der Reintegration in den ersten bzw. zweiten oder auch geschützten Arbeitsmarkt.

Berufliche Qualifizierung: Für jüngere Betroffene eignen sich Berufsbildungswerke, da sie über die berufliche Qualifizierung mit dem Ziel der Teilhabe am ersten Arbeitsmarkt hinaus umfassende Hilfen geben, damit die Integration in die Gesellschaft gelingt. Dazu gibt es häufig auch begleitende Wohnangebote.

Berufsförderungswerke bieten Qualifizierungen und Unterstützungsmöglichkeiten an, um die Rückkehr ins Arbeitsleben zu ermöglichen.

Berufliche Trainingszentren helfen durch Training und unterstützende Angebote Menschen bei dem Wiedereinstieg in das Arbeitsleben, auch mittels Vorbereitung auf eine Ausbildung oder Umschulung.

Rehabilitationseinrichtungen für psychisch Kranke und Behinderte (RPK) sind voll- oder teilstationäre außerklinische Einrichtungen, die der medizinischen und beruflichen Rehabilitation dienen. Die Rehabilitationsdauer in einer RPK beträgt in der Regel sechs Monate bis ein Jahr.

Geschützte Arbeitsplätze: An geschützten Arbeitsplätzen (in Inklusionsbetrieben oder Werkstätten für behinderte Menschen) können Menschen mit psychischen Erkrankungen ihren Möglichkeiten entsprechend arbeiten.

⇒ Folie: Aufsuchende, teilstationäre und ambulante Behandlungsangebote, unterstütztes Wohnen und Arbeiten, komplementäre Versorgungs- und Beratungsangebote und Selbsthilfe (VI)

Weitere Unterstützungsangebote ⇐

Tagesstätten

Die Tagesstätte ist eine außerklinische teilstationäre Einrichtung unterschiedlicher Träger und Anbieter. Nutzerinnen und Nutzer sind tagsüber in der Tagesstätte und nachts zu Hause. Die Tagesstätte unterstützt die private Rehabilitation mit dem Schwerpunkt auf ergo- und milieutherapeutische Maßnahmen. Im geschützten Rahmen werden Möglichkeiten zur Geselligkeit und Entspannung sowie zu Belastungstrainings angeboten. Die Nutzerinnen und Nutzer haben beispielsweise die Möglichkeit, verschiedene Sportarten auszuüben und an gemeinsamen Ausflügen, Besuchen von Ausstellungen, Konzerten, Kino und Theater teilzunehmen. Während die Angebote der Tagesstätten von Region zu Region und von Ort und zu Ort unterschiedlich sind - bieten sie jedoch gleichermaßen Hilfen bei der Alltagsplanung und sinnvollen Tagesgestaltung an. Viele Tagesstätten halten darüber hinaus auch psychotherapeutische, ergotherapeutische und arbeitstherapeutische sowie sozialpädagogische Unterstützung vor. In den meisten Fällen gibt es keine ärztliche Präsenz vor Ort. Dann werden die Nutzer von niedergelassenen Ärztinnen und Ärzten mitbehandelt.

Kontakt- und Freizeitclubs

In manchen Regionen findet man Kontakt- und Freizeitclubs mit einem speziellen Angebot für psychisch Erkrankte. Sie halten Freizeit- und Gesprächsangebote (z. T. durch einen Arzt, Psychologen oder Sozialarbeiter geleitet) für psychisch beeinträchtigte Menschen bereit und sind häufig den ambulanten Trägervereinen der ambulanten Sozialpsychiatrie angeschlossen.

Beratungsangebote

Sozialpsychiatrischer Dienst (SPDi): Der dem Gesundheitsamt (manchmal auch anderen Trägern) unterstellte SPDi ist Ansprechpartner für alle erwachsenen Menschen einer bestimmten Region oder eines Bezirks und bietet Beratung und Hilfe bei seelischen Problemen an - auch in akuten Krisensituationen und gegebenenfalls auch direkt vor Ort. Nicht nur Betroffene selbst, auch Angehörige, Freunde, Nachbarn und andere, die sich Sorgen um Menschen mit psychischen Problemen machen, können sich an den SPDi wenden und die Mitarbeitenden der Beratungsstelle um allgemeine Beratung, konkrete Empfehlungen oder auch praktische Hilfen im Umgang mit betroffenen Mitmenschen bitten. Der Sozialpsychiatrische Dienst besteht aus Sozialarbeitern, Ärzten, Psychologen und Verwaltungskräften. Eine ärztliche Behandlung kann in der Regel nicht durchgeführt werden, aber der Sozialpsychiatrische Dienst erteilt persönliche und telefonische Auskünfte, informiert und vermittelt Behandlungs- und Therapiemöglichkeiten sowie individuelle Hilfen. Er berät und unterstützt außerdem in Angelegenheiten der Sozialgesetzgebung sowie bei Fragen zum Betreuungs- und Unterbringungsrecht. Das Angebot der Beratungsstelle ist kostenfrei.

Begegnungsstätten, Psychosoziale Kontakt- und Beratungsstellen bieten Beratung für Menschen in psychischen Krisen an, häufig darüber hinaus auch Gruppen- und Freizeitangebote wie z. B. Frühstück, Mittagessen, Gesprächsgruppen und Kreativgruppen. Sie können auch bei Schwierigkeiten in sozialen Angelegenheiten helfen. Die Angebote sind in der Regel kostenfrei und es wird besonderer Wert auf die Möglichkeit der Anonymität gelegt sowie auf die Einhaltung der Schweigepflicht.

Frauenberatungsstellen: Hier gibt es Beratungs- und Gruppenangebote für Frauen. Es wird speziell in Fragen beraten, die – unabhängig von einer Erkrankung – zumeist Frauen betreffen, z. B. zum Thema Kinderwunsch, bei Problemen als Alleinerziehende, bei der Verknüpfung von Mutterrolle und Berufstätigkeit und ähnlichen frauenspezifischen Lebens- und Alltagsthemen. Manche Frauenberatungsstellen halten gleichzeitig auch Beratungs- und Gruppenangebote für psychisch erkrankte Frauen vor. Einige Beratungsstellen helfen auch bei der Vermittlung und beim Aufbau von Selbsthilfegruppen für Frauen.

Die Psychiatrie-Erfahrenen und die Angehörigen psychisch erkrankter Menschen haben sich zu regionalen, landes- und bundesweiten Verbänden zusammengeschlossen und bieten auf diesen Ebenen Beratung und Unterstützung an. Informationen bieten die Webseiten https://bpe-online.de und https://www.bapk.de. Beide Verbände engagieren sich auch in der Interessenvertretung in politischen Gremien.

Krisendienste

In einigen Kommunen gibt es psychiatrische Krisendienste. Sie bieten Menschen in akuten Krisen- und Notsituationen fachkompetente und kostenfreie Beratung und Hilfe an, besonders an Wochenenden und Feiertagen. Oft sind die Krisendienste anderen sozialpsychiatrischen Einrichtungen und Verbünden angeschlossen. Krisendienste gibt es nicht in allen Regionen.

→ Folie: Aufsuchende, teilstationäre und ambulante Behandlungsangebote, unterstütztes Wohnen und Arbeiten, komplementäre Versorgungs- und Beratungsangebote und Selbsthilfe (VII)

Selbsthilfe ←

Auch bei Menschen mit Psychiatrieerfahrung und deren Angehörigen spielt die Selbsthilfe eine bedeutende Rolle.

Regionale Kontakt- und Informationsstellen für Selbsthilfegruppen (z. B. KISS) beraten Interessierte und vermitteln Betroffene und Angehörige in Selbsthilfegruppen. Sie unterstützen bestehende Gruppen und helfen bei der Gründung neuer Selbsthilfegruppen in der Region.

Die Nationale Kontakt- und Informationsstelle zur Anregung und Unterstützung von Selbsthilfegruppen (NAKOS) regt auf nationaler Ebene die Gründung von Selbsthilfegruppen an. Über die Weitergabe von Adressen eröffnet sie Interessierten Kontaktmöglichkeiten zu bundesweit tätigen Selbsthilfeorganisationen, zu örtlichen Selbsthilfekontaktstellen und – bei seltenen Erkrankungen und Problemen – zu Gleichbetroffenen.

Achtung: Weisen Sie die Teilnehmenden darauf hin, dass Selbsthilfegruppen keine professionelle Leitung haben. Dies ist aus unserer Erfahrung häufig nicht bekannt.

Das Bundesnetzwerk Selbsthilfe seelische Gesundheit (www.netzg.org) unterstützt die Selbsthilfe im psychiatrischen Bereich.

Weitere Informationen finden Sie u. a. auf der Internetseite des Psychiatrienetzwerkes: www.psychiatrie.de
www.teilhabekompass.de
www.thera-part.de

Literaturempfehlung hierzu auch:

Dörner, K., Plog, U., Bock, T., Brieger P. Heinz, A., Wendt F. (Hg.) (2017): Irren ist menschlich. Lehrbuch der Psychiatrie und Psychotherapie. Köln: Psychiatrie Verlag.

Giertz, K.; Große, L.; Röh, D. (Hg.) (2022): Soziale Teilhabe professionell fördern. Grundlagen und Methoden der Unterstützung. Köln: Psychiatrie Verlag.

Gühne, U.; Quittschalle, J.; Kösters, M.; Riedel-Heller, S. G.(2021): TheraPart direkt. Psychosoziale Therapien für eine verbesserte Partizipation am gesellschaftlichen Leben. Schulungsmaterial zur Informationsveranstaltung für Menschen mit (schweren) psychischen Erkrankungen. Köln: Psychiatrie Verlag.

Geben Sie im Anschluss der Darstellung der umfangreichen psychiatrischen Hilfen das Informationsblatt »Aufsuchende, teilstationäre und ambulante Behandlungsangebote, unterstütztes Wohnen und Arbeiten, Komplementäre Versorgungs- und Beratungsangebote und Selbsthilfe« aus. Falls das Informationsblatt »Psychotherapie und ergänzende Therapien« (in der zweiten Sitzung eventuell bereits verteilt) einigen Seminarteilnehmenden noch fehlt, reichen Sie es an dieser Stelle nach.

5. Rückschau und Ausblick

Bitten Sie die Teilnehmenden abschließend um eine Rückmeldung zum Seminar. Geben Sie dazu das Arbeitsblatt 12.2 aus ⇐. Lesen Sie den Text vor. Auf diesem Arbeitsblatt können sich die Patientinnen und Patienten vor der Rückmeldung ein paar Notizen machen. Anschließend zeigen Sie die Präsentationsfolie »Rück-

⇒ Folie: Rückschau und Ausblick, Arbeitsblatt 12.2

Folie: Rückmeldung zum Seminar

meldung zum Seminar« und bitten die Teilnehmenden um ihre Rückmeldungen anhand folgender Fragen:

- Was hat Ihnen besonders gut gefallen?
- Welche Themen hätten Sie gern noch darüber hinaus besprochen?
- Welche zusätzlichen Ideen oder Anregungen möchten Sie uns zu den Inhalten oder zur Gestaltung des Seminars mitteilen?
- Wovon haben Sie am meisten profitiert?
- Was wird Ihnen durch die Teilnahme an dem Seminar künftig leichter fallen?
- Was sind Ihre nächsten Schritte auf dem Weg Ihrer Genesung?

5.1 Weitere Module

(Wenn Sie zur Strukturierung eine Präsentationsfolie vorbereitet haben, zeigen Sie sie an dieser Stelle). Falls Sie weitere Sitzungen nach diesem Basismodul anfügen wollen, machen Sie darauf aufmerksam. Wir haben folgende Zusatzmodule für Sie vorbereitet, die Sie als Grundlage verwenden können. Gerne können Sie diese für Ihre Bedarfe ändern und anpassen:

- Ernährung,
- Stressbewältigung bei psychischen Erkrankungen,
- Beteiligung von Angehörigen,
- Entlassungsvorbereitung.

Erklären Sie kurz Ihr weiteres Vorgehen, laden Sie die Patientinnen und Patienten zur Teilnahme an den Zusatzmodulen ein, die Sie anbieten wollen, und sagen Sie kurz etwas über die geplanten Inhalte. Falls Sie das Zusatzmodul zur Beteiligung von Angehörigen anschließen wollen, sollten Sie die besonderen Bedingungen für dieses Modul und sein spezielles Vorgehen an dieser Stelle kurz beschreiben und die Patientinnen und Patienten bitten, Ihre Angehörigen zu den entsprechenden Sitzungen einzuladen.

Falls Sie keine weiteren Sitzungen durchführen wollen und den Punkt 5, Rückschau und Ausblick, abgeschlossen haben, geben Sie nun Ihrerseits eine kurze Rückmeldung an die Seminarteilnehmenden. Bedanken Sie sich für das Interesse der Teilnehmenden, die aktive Mitarbeit und Bereitschaft, sich mit den vorgeschlagenen Aufgaben auch zwischen den Sitzungen zu Hause oder während des Krankenhausaufenthaltes zu beschäftigen. Wenn Sie darüber hinaus etwas besonders erwähnenswert finden, äußern Sie dies.

6. Abschluss ⇠

⇢ Folie: Abschluss

Zusammenfassung, Abschlussrunde und Verabschiedung
Fassen Sie kurz das Wichtigste der Sitzung zusammen.
In der Abschlussrunde sollen die Teilnehmenden ein letztes Mal in Form eines Blitzlichtes, ohne Kommentare durch andere, ihre momentane Befindlichkeit mitteilen.
Geben Sie das Handout und die Fragebögen zur Seminarevaluation aus und bitten Sie die Teilnehmenden, Ihnen diese später zukommen zu lassen (etwa im Dienstzimmer abzugeben, zuzuschicken, vorbeizubringen oder zum nächsten Einzeltermin mitzubringen).
Verabschieden Sie die Teilnehmenden und bedanken Sie sich für ihr Mitwirken.

ZUSATZMODULE

Ernährung

Viele Patientinnen und Patienten mit psychischen Erkrankungen haben Schwierigkeiten, sich regelmäßig und vorteilhaft zu ernähren. Dies liegt u. a. darin begründet, dass es Menschen in psychischen Krisen meist ganz allgemein schwerer fällt, ihre Bedürfnisse (also auch Hunger und Sättigung) wahrzunehmen und gut für sich zu sorgen. So schleichen sich insbesondere im Rahmen depressiver Erkrankungen, aber auch in manischen oder akuten Phasen schizophrener Erkrankungen häufig ungünstige Ernährungsgewohnheiten ein. Das Gewicht kann in dem Zusammenhang schnell ansteigen oder abfallen und neben der psychischen leidet dann auch die körperliche Gesundheit.

Zusätzlich führen bedauerlicherweise einige Psychopharmaka innerhalb kurzer Zeit zu erheblicher Gewichtszunahme. Wie kommt das? Unterschiedliche Ursachen werden derzeit diskutiert: Die Gewichtszunahme könnte mit der antidepressiven Wirkung der Medikamente zusammenhängen und damit, dass nun ein zuvor depressionsbedingter Appetitmangel wegfällt. Der Stoffwechsel hatte jedoch in der Zeit der Unterversorgung auf Mangel umgeschaltet und verwertet die Nahrung jetzt so, als würde die nächste Dürre schon bevorstehen – er legt Vorräte an. Diese akute Gewichtszunahme ist unter der Bezeichnung »Jojo-Effekt« auch als Folge von kurzfristig angelegten Hungerdiäten bekannt, weswegen das schlichte Auslassen von Mahlzeiten als Gewichtsreduktionsstrategie von uns nicht empfohlen wird. Zum anderen wird durch einige Psychopharmaka vermutlich die Blockade solcher Rezeptoren ausgelöst, welche normalerweise die Sättigung signalisieren. Setzt das Sättigungsgefühl nun zu stark verzögert oder gar nicht ein, wird der Essvorgang zu spät gestoppt und zu viele Kalorien werden aufgenommen – das Körpergewicht steigt.

Im Bereich der Neuroleptika sind besonders Clozapin und Olanzapin für erhebliche Gewichtszunahme bekannt. Aber auch Antidepressiva und Phasenprophylaktika können zu merklichen Gewichtssteigerungen beitragen. Oftmals überwiegt jedoch der zu erwartende Nutzen der Medikation gegenüber der Gefährdung durch die Gewichtssteigerung. Aber auch, wenn die Betroffenen in diesen Fällen nicht durch eigenes ungünstiges Verhalten verant-

wortlich sind für ihre Gewichtszunahmen, so haben sie doch die Folgen zu tragen.
Massives Übergewicht belastet die Organe und das Skelettsystem und führt dadurch häufig zu somatischen Folgeerkrankungen wie Rücken- und Gelenkschäden, die mit starken Schmerzen einhergehen können, sowie zu unter anderem Diabetes mellitus Typ 2, Herz-Kreislauf-Erkrankungen und Krebs. Darüber hinaus sind Betroffene oft durch den gewichtsbedingten Abbau der allgemeinen Fitness in ihrer Alltagsbewältigung erheblich belastet. Einkaufstüten zu tragen, Treppen zu steigen, schon kürzere Strecken zu Fuß zu gehen, das Bad zu putzen, sich überhaupt zu bücken – dies alles ist dadurch oft so erschwert, dass Menschen mit starkem Übergewicht schon wegen dieser Schwierigkeiten insgesamt passiver werden und sich immer mehr zurückziehen, auch von Freunden und Bekannten und auch von freudespendenden Aktivitäten. Oftmals hilft nur ein ganz bewusstes Ernährungsverhalten, um einer weiteren Gewichtszunahme entgegenzuwirken und wieder auf das Normalgewicht zu kommen. Aber nicht nur Übergewicht, auch zu starkes Untergewicht kann zu einer ernsthaften Bedrohung für die körperliche und psychische Gesundheit werden.
Um die Ernährungsgewohnheiten positiv zu beeinflussen, können Sie deshalb im Rahmen der diagnosenübergreifenden Psychoedukationsgruppe drei Zusatzsitzungen zum Thema »Ernährung« anbieten.
Vorschläge zur Durchführung: Sie können dieses Modul zum Beispiel parallel zur Psychoedukationsgruppe an einem anderen Wochentag durchführen. In diesem Fall sollten nur Patientinnen und Patienten teilnehmen, die an ihrem Gewicht etwas verändern wollen oder deren Teilnahme medizinisch/psychotherapeutisch indiziert ist.
Wenn Sie sich dafür entscheiden, diese Sitzungen allen Patientinnen und Patienten Ihrer Psychoedukationsgruppe anzubieten, können Sie dieses Zusatzmodul mit insgesamt drei Sitzungen aber auch beispielsweise im Anschluss an die 9. Sitzung (Gesundheitsförderndes Verhalten) durchführen. Sie können dann die Gruppensitzungen 9a, 9b und 9c (statt E 1, E 2, E 3) nennen. Dazu können Sie entsprechend die Präsentationsfolien abändern. Damit bleiben Sie in der Reihenfolge der im Manual vorkonzipierten Gruppensitzungen und müssen nicht alle nachfolgenden Sitzungen umbenennen.
Drei Sitzungen reichen sicherlich nicht aus, um dauerhafte Verhal-

tensänderungen zu bewirken – sie können jedoch für Teilnehmerinnen und Teilnehmer durch Bewusstseinsbildung einen Grundstein legen und den Einstieg in eine sinnvolle Ernährungsumstellung bedeuten. Falls Sie in Ihrer Einrichtung ohnehin eine Ernährungsgruppe für adipöse Patientinnen und Patienten anbieten, überwinden die Teilnehmenden der diagnosenübergreifenden Psychoedukation eventuell schneller ihre Hemmungen und erleichtern sich dadurch den Zugang zu einer Adipositas-Ernährungsgruppe. Die Teilnahme an diesem Ernährungsmodul kann außerdem dazu beitragen, dass die Teilnehmenden eher den Mut fassen, sich einer Selbsthilfegruppe anzuschließen oder sich an ihre Ärztin oder Arzt mit diesem Problem zu wenden. Diese können eine ärztliche Notwendigkeitsbescheinigung (https://www.vdoe.de/wp-content/uploads/2021/01/Aerztliche-Notwendigkeitsbescheinigung-f.-Ernaehrungsintervention-nach-%C2%A7-43-SGB-V-final-Stand-01-2021-Verbaende-4.pdf) für eine ernährungstherapeutische Intervention durch eine Diätassistentin, einen qualifizierten Oecotrophologen oder eine Ernährungswissenschaftlerin, sodass ihre Krankenkasse in der Regel bei Indikation zumindest einen Teil der Kosten übernimmt. Betroffene können sich aber auch direkt an eine Stelle für Ernäherungsberatung wenden. Diese kennen sich mit der Kostenübernahme bzw. mit der Beantragung eines Zuschusses aus. Auch bieten einige Krankenkassen spezielle Kurse für Menschen mit Gewichtsproblemen an, von denen unsere Patientinnen und Patienten profitieren können. Ermutigen Sie sie, sich entsprechend zu erkundigen!

Sitzung E 1: Bestandsaufnahme: Gewicht und Ernährungsgewohnheiten

Schwerpunkt der Sitzung E 1: Die Teilnehmenden sollen durch eine »Bestandsaufnahme« ihrer eigenen Essgewohnheiten für eine gesundheitsförderliche Ernährung sensibilisiert werden.
Planen Sie eine Pause von ca. zehn Minuten ein, wenn die Sitzung länger als sechzig Minuten dauern soll.

Benötigte Materialien

- Teilnehmerliste
- Arbeitsblätter E 1.1 a, E 1.1 b und E 1.2
- Handout der Sitzung E 1
- Waage
- Ernährungsprotokollhefte (je Teilnehmer ein Heft sowie zwei für die Moderatoren. Die Hefte stehen zum Download bereit.)
- Kalorientabelle
- Computer mit Beamer oder großem Bildschirm
- Präsentationsfolien zur Sitzung E 1 (und evtl. Sitzung 9)
- Whiteboard oder Flipchart
- Moderationskoffer oder Moderationsmaterialien
- Kugelschreiber

Ablauf & Inhalte

1. Begrüßung, Vorstellen der thematischen Inhalte der Sitzung E 1 und Anfangsrunde
2. Kurze Wiederholung der letzten Sitzung (Achtung: Präsentationsfolie vor der Sitzung erstellen!)
3. Aufgabe aus der letzten Sitzung (Achtung: Präsentationsfolie ebenfalls vor der Sitzung erstellen!)

4. Neues Thema: Ernährung I – Bestandsaufnahme: Gewicht und Ernährungsgewohnheiten
   - Sich wiegen
   - Body-Mass-Index (BMI)
   - Normwerte zum BMI
   - Einzelarbeit: Ernährungsverhalten
   - Bewegung und Energieverbrauch
5. Aufgabe zur nächsten Sitzung
6. Abschluss

Durchführung

⇒ Folie: Sitzung E 1

1. Begrüßung, Vorstellen der thematischen Inhalte der Sitzung E 1 zur Ernährung und Anfangsrunde ⇐

⇒ Folie: Ablauf & Inhalte der Sitzung E 1

Heißen Sie die Teilnehmenden zur Sitzung willkommen und geben Sie die Teilnehmerliste aus. Bitten Sie darum, sich einzutragen. Stellen Sie den geplanten Ablauf und die vorgesehenen thematischen Inhalte der Sitzung E 1 vor. Zeigen Sie dazu die Präsentationsfolie »Ablauf & Inhalte der Sitzung E 1« ⇐. Geben Sie in diesem Zusammenhang die Anzahl der eingeplanten Zusatzsitzungen bekannt. Wenn Sie unserem Vorschlag folgen, sind es insgesamt drei Sitzungen zum Thema »Ernährung«. Bitten Sie anschließend die Patientinnen und Patienten, in Form eines Blitzlichtes mitzuteilen, wie es ihnen im Moment geht, und fragen Sie, ob es noch weitere Themenwünsche oder etwas Wichtiges mitzuteilen gibt, das für die heutige Gruppenarbeit relevant sein könnte.
Nehmen Sie die genannten Vorschläge, wenn sie zum Thema »Ernährung« passen, auf, ansonsten schreiben Sie sie in den Themenspeicher, um sie an gegebener Stelle zu bearbeiten.

⇒ Folie: Kurze Wiederholung der letzten Sitzung

2. Kurze Wiederholung der letzten Sitzung ⇐

Wenn alle Patientinnen und Patienten der laufenden Psychoedukationsgruppe teilnehmen, wiederholen Sie kurz die thematischen Inhalte der letzten Sitzung mithilfe der Notizen am Whiteboard/Flipchart, der Präsentationsfolien der letzten Sitzung oder der Stichpunkte auf dieser Folie, die Sie aus den Inhalten der letzten Sitzung vorher selbst ergänzen müssten, da es sich heute um die erste Sitzung des Zusatzmoduls zum Thema »Ernährung« handelt.

Erkundigen Sie sich, ob es noch Fragen zum letzten Treffen gibt. Gehen Sie, wenn es thematisch wichtig ist, kurz darauf ein. Falls sehr persönliche Fragen geäußert werden, die den Rahmen der Gruppe überschreiten, verweisen Sie höflich an den behandelnden Psychotherapeuten oder die behandelnde Ärztin.

3. Besprechen der Aufgabe aus der letzten Sitzung

Folie: Aufgabe aus der letzten Sitzung

Falls Sie sich entschlossen haben, das Modul »Ernährung« in den Ablauf einer Psychoedukationsgruppe für alle Patienten nach der 9. Sitzung einzufügen, können Sie die Präsentationsfolie entsprechend der vorherigen Sitzung gestalten.
Falls alle Patientinnen und Patienten ein Ernährungsprotokoll als Aufgabe zu dieser Sitzung gemäß der Anleitung im Protokollheft geführt haben oder Sie für die Hausaufgabe eine entsprechende Teilgruppe gebildet hatten, können Sie an dieser Stelle das Ernährungsprotokoll besprechen. Für die ggf. zweite Teilgruppe aus der 9. Sitzung, die entweder den Tagesplaner oder das Arbeitsblatt zur Tagesgestaltung (Arbeitsblatt 9.3) bearbeitet hat, können Sie entsprechend den Tagesplaner oder das Arbeitsblatt zur Tagesgestaltung auswerten. Falls Sie entschieden haben, dass alle Patientinnen und Patienten nach der letzten Sitzung (in diesem Fall Sitzung 9) den Tagesplaner oder das Arbeitsblatt zur Tagesgestaltung bearbeiten sollten, besprechen Sie diese.
Falls Sie keine Aufgabe gestellt haben, entfällt der Punkt.

4. Neues Thema: Ernährung I – Bestandsaufnahme: Gewicht und Ernährungsgewohnheiten

Folie: Neues Thema

Zum Einstieg können Sie an die Sitzung 9 anknüpfen, in der bereits angeführt wurde, dass eine gesunde Ernährung zur Verbesserung der psychischen Befindlichkeit beiträgt. Erklären Sie, weshalb es bei psychischen Erkrankungen zu erheblichen Gewichtsschwankungen kommen und dass auch die Einnahme einiger Psychopharmaka zur Gewichtszunahme beitragen kann. Begründen Sie auch, warum nicht bei jeder Gewichtszunahme automatisch eine Medikamentenumstellung erfolgt, sondern dass die Medikation dann fortgesetzt wird, wenn die Vorteile der Wirkungsweise der Medikamente die Nachteile einer Gewichtszunahme überwiegen, und dass natürlich auch in letzterem Fall der Gewichtszunahme entgegengewirkt werden kann und sollte.

Folie: Sich wiegen

Sich wiegen

Fragen Sie die Teilnehmenden, ob sie eine Vorstellung davon haben, wie viel sie wiegen sollten, und ob sie sich normal-, über- oder untergewichtig einschätzen. Stellen Sie es den Teilnehmenden frei, ihre eigene Schätzung zu überprüfen, indem sie sich wiegen. Machen Sie aber darauf aufmerksam, dass eine Gewichtskontrolle, so unangenehm die Anzeige auf der Waage mitunter auch sein mag, notwendig ist, um feststellen zu können, ob das Gewicht stabil bleibt, sich reduziert oder steigt. Zeigen Sie dazu die Präsentationsfolie »Sich wiegen« und erläutern Sie die Empfehlungen.

» Sie sollten sich einmal wöchentlich, möglichst morgens gleich nach dem Aufstehen möglichst unbekleidet wiegen. Das Wiegen dient der Gewichtskontrolle. Es fällt den meisten Menschen mit psychischen Erkrankungen – ob nun ohne oder mit medikamentöser Behandlung – schwer, einzuschätzen, ob sie ihr Gewicht halten, zu- oder abnehmen. Das Wiegen zeigt Ihnen an, ob Sie mit Ihren Bemühungen, ihr Gewicht zu halten, zu- oder abzunehmen, erfolgreich sind. Bei Übergewicht ist es oft bereits ein Erfolg, nicht noch weiter zuzunehmen. Entsprechendes gilt bei Untergewicht. Beides können Sie nur beurteilen, wenn Sie sich wiegen. «

Folien: Body-Mass-Index, Normwerte zum BMI

Body-Mass-Index

Rechnen Sie mit den Patientinnen und Patienten, die sich gewogen haben, den BMI aus (Anleitung auf der Präsentationsfolie und im Ernährungsprotokollheft). BMI-Rechner finden Sie auch im Internet. Damit die Patienten einschätzen können, ob sie in einem tolerablen Gewichtsbereich liegen, schreiben Sie dazu die Normwerte (BMI) an die Tafel oder zeigen die Präsentationsfolie »Normwerte zum BMI«.

Erklären Sie anschließend, dass man weder zu- noch abnimmt, wenn sich die Energieaufnahme durch unsere Nahrung und der Energieverbrauch unseres Körpers die Waage halten. Wenn man jedoch mehr isst, also mehr Energie aufnimmt, als verbraucht, kommt es zu einer Gewichtszunahme. Umgekehrt führt eine Energiezufuhr, die unter dem körperlichen Verbrauch liegt, kurzfristig zu einer Gewichtsabnahme. (Bei längerfristiger Mangelzufuhr reguliert der Körper den Stoffwechsel jedoch herunter und versucht, die Unterversorgung durch einen geringeren Energieumsatz zu kompensieren.) Machen Sie darauf aufmerksam, dass das Gewicht bei jedem Menschen (u.a. in Abhängigkeit von der Flüssigkeitsspeicherung) ein wenig hin- und herschwankt und dass Gewichtsschwankungen um 500 Gramm im Tagesverlauf normal sind. Wenn das Gewicht jedoch ungewollt von einer Woche zur anderen steigt oder fällt, könnte dies schon ein Hinweis auf ein ungünstig verändertes Essverhalten sein. Oft wissen wir gar nicht so genau, was wir im Laufe des Tages alles zu uns nehmen. Um dafür ein Bewusstsein zu entwickeln, ist es zunächst sinnvoll, das eigene Verhalten zu beobachten und schriftlich festzuhalten.

Einzelarbeit: Ernährungsverhalten ⇐

⇒ Folie: Einzelarbeit, Arbeitsblatt E 1.1 a

Geben Sie dazu das Arbeitsblatt E 1.1 a aus und lesen Sie den Text vor. Fragen Sie, ob die Aufgabe verstanden wurde und ob es noch Fragen dazu gibt. Lassen Sie die Patientinnen und Patienten aufschreiben, was sie in den letzten 24 Stunden zu sich genommen haben, wie zufrieden sie mit ihrem Ernährungs- und Trinkverhalten waren und ob Sie Verbesserungsideen haben.
Falls Ihre Patientinnen und Patienten zuvor ein Ernährungsprotokoll (Aufgabe zur nächsten Sitzung aus Sitzung 9) geführt haben, können Sie trotzdem das Arbeitsblatt bearbeiten lassen. Sie können dann auf die Unterschiede zwischen dem Gedächtnisprotokoll und dem Ernährungsprotokollheft aufmerksam machen. Sie verdeutlichen damit, dass es retrospektiv immer zu Verzerrungen kommt, weil die Erinnerung nie so genau ist wie die aktuelle Beobachtung, und Sie begründen damit Ihre Empfehlung, das Protokollheft stets unmittelbar nach der Mahlzeit zu führen. Sie können alternativ aber auch die Eintragungen im Ernährungsprotokollheft zugrunde legen.

Auswertung der Einzelarbeit ⇐

⇒ Folie: Auswertung: Austausch zur Einzelarbeit, Arbeitsblatt E 1.1 b

Geben Sie anschließend das Arbeitsblatt E 1.1 b zur Auswertung aus, damit die Patientinnen und Patienten sich Notizen machen können. Zeigen Sie parallel dazu die Folie »Auswertung: Austausch zur Einzelarbeit«. Fragen Sie, ob jemand berichten mag:

» Was haben Sie zum Frühstück, zu Mittag und zu Abend gegessen? Gab es Zwischenmahlzeiten? Wie viel haben Sie getrunken? Was war gut an der Ernährung? Wie zufrieden waren Sie mit sich? Sind Ihnen Verbesserungsvorschläge eingefallen? «

Lassen Sie sich anschließend noch weitere Arbeitsergebnisse vorstellen. Was halten die Teilnehmenden für gut oder bedenklich: Fett, Zucker, Eiweiß, Vitamine: zu viel, zu wenig? Trinkverhalten:

zu viel, zu wenig? Machen Sie darauf aufmerksam, dass besonders fetthaltige Nahrungsmittel viel Energie enthalten und von Menschen mit Übergewichtsproblemen gemieden werden sollten. Fragen Sie die Teilnehmenden, auf welche Nahrungsmittel Menschen mit Übergewicht verzichten sollten (Hamburger, Würstchen, fettes Fleisch, Schokoriegel u. a.). Sammeln Sie diese Ideen am Whiteboard oder Flipchart.
Nachdem Sie die Vorschläge gesammelt haben, fragen Sie, was aus der bisherigen Arbeit für die Teilnehmenden an weiteren Verbesserungsideen folgt (z. B. regelmäßiger essen, warme Mahlzeiten, gesünder essen, Verzicht auf Süßigkeiten, bei Untergewicht mehr essen). Sammeln Sie diese Beispiele ebenfalls am Whiteboard oder Flipchart, sodass die Teilnehmenden gleich mitschreiben und aus dem bislang Erarbeiteten weitere persönliche Verbesserungsvorschläge ableiten und auf ihrem Auswertungsbogen notieren können.
Wenn Sie Patientinnen und Patienten mit starkem Untergewicht in der Gruppe haben, fragen Sie, was sie zu sich nehmen könnten, um an Gewicht zuzunehmen. Sammeln Sie auch diese Vorschläge am Whiteboard oder Flipchart.

➔ Folie: Bewegung und Energieverbrauch

Bewegung und Energieverbrauch

Zum Abschluss sollten Sie in motivierender Weise auf die Bedeutung von Bewegung für den Energieverbrauch, die Fitness und die allgemeine Gesundheit hinweisen. Veranschaulichen Sie, wie Muskeln aufgebaut und die Energieverbrennung angekurbelt werden können. Schildern Sie auch die positiven »Neben«-Effekte von Bewegung wie eine bessere Körperwahrnehmung und Koordinationsfähigkeit, eine vermehrte Produktion und Ausschüttung der »körpereigenen Antidepressiva« wie u. a. Serotonin, Entspannung und nicht zuletzt Spaß und soziale Kontakte. Dadurch wird den Patientinnen und Patienten auch plausibler, wozu sie an einem Bewegungsprogramm, z. B. in der Klinik, in der Ambulanz oder in einem anderen Bereich der psychiatrischen Versorgung oder nach dem Klinikaufenthalt beispielsweise im Sportverein, teilnehmen sollten. Fragen Sie im Anschluss, welche Möglichkeiten jeder Einzelne sich für die kommende Woche vorstellen kann, um sich mehr zu bewegen: Frühsportgruppe, Fahrrad fahren, spazieren gehen usw.

5. Aufgabe zur nächsten Sitzung

→ Folie: Aufgabe zur nächsten Sitzung, Arbeitsblatt E 1.2, Ernährungsprotokollhefte

Die Teilnehmenden sollen bis zur nächsten Sitzung ein Ernährungsprotokoll führen. Dies gilt auch für diejenigen, die bereits nach der 9. Sitzung eines geführt haben, da nur das längerfristige Führen eines Ernährungsprotokolls Aufschluss über generelle Ernährungs- und Trinkgewohnheiten gibt. Teilen Sie die Ernährungsprotokollhefte aus. Erklären Sie, wie das Ernährungsprotokoll geführt werden soll, falls Sie das Heft zum ersten Mal ausgeben. Lesen Sie dazu das Arbeitsblatt E 1.2 und die Anleitung im Protokollheft vor und besprechen Sie die Protokollseiten. Machen Sie auf die untere Rubrik aufmerksam, in der die Protokollanten das Ausmaß ihrer Zufriedenheit mit ihrem Ernährungsverhalten einschätzen sollen. Zusätzlich können sie auch noch eine sportliche Aktivität vermerken. Damit möchten wir die Bewusstheit über das eigene Handeln und somit die Eigenverantwortung und Selbsteffizienz der Teilnehmenden fördern.

6. Abschluss

→ Folie: Abschluss

Zusammenfassung, offene Fragen, Abschlussrunde und Verabschiedung
Fassen Sie kurz das Wichtigste der Sitzung zusammen und erkundigen Sie sich, ob es noch offene Fragen oder thematische Wünsche für die nächste Sitzung gibt. Falls die Fragen kurz beantwortet werden können und Sie ausreichend Zeit haben, tun Sie es an dieser Stelle, ansonsten nehmen Sie sie in den Themenspeicher auf und beantworten sie zu Beginn der nächsten Sitzung. Falls es eine Frage zu einem Thema einer späteren Sitzung ist, verweisen Sie auf die entsprechende Sitzung und gehen Sie dann erst darauf ein.
In der Abschlussrunde sollen die Teilnehmenden in Form eines Blitzlichtes, ohne Kommentare durch andere, ihre momentane Befindlichkeit mitteilen.
Geben Sie das Handout aus, verabschieden Sie die Teilnehmenden und bedanken Sie sich für ihr Mitwirken.

Sitzung E 2: Verbesserungsvorschläge für die eigene Ernährung

Schwerpunkt der Sitzung E 2: In dieser Sitzung sollen einige Ernährungsempfehlungen gegeben und weitere Verbesserungsvorschläge für die eigene Ernährung erarbeitet werden.

Benötigte Materialien

- Teilnehmerliste
- Arbeitsblätter E 1.2, E 2.1 und E 2.2
- Informationsblatt: Ernährungshinweise bei psychischen Erkrankungen
- Informationsblatt: Vollwertig essen und trinken nach den 10 Regeln der DGE (Die zehn Regeln sind im Internet über die Homepage der Deutschen Gesellschaft für Ernährung e. V. frei zugänglich, sodass Sie sie von dort beziehen können.)
- Handout der Sitzung E 2
- Ernährungsprotokollhefte (ein Heft je Teilnehmer sowie zwei für die Moderatoren. Die Hefte stehen zum Download bereit.)
- Kalorientabelle
- Waage
- Präsentationsfolien zu den Sitzungen E 1 und E 2
- Computer mit Beamer oder großem Bildschirm
- Whiteboard oder Flipchart
- Metaplankarten und Metaplanwand
- Moderationskoffer oder Moderationsmaterialien
- Kugelschreiber

Ablauf & Inhalte

1. Begrüßung, Vorstellen der thematischen Inhalte der Sitzung E 2 und Anfangsrunde
2. Kurze Wiederholung der letzten Sitzung

3. Aufgabe aus der letzten Sitzung
4. Thema: Ernährung II – Verbesserungsvorschläge für die eigene Ernährung
   - Sich wiegen – Erfahrungsaustausch
   - DGE-Ernährungskreis (Ernährungskreis der Deutschen Gesellschaft für Ernährung e. V.)
   - Kleingruppenarbeit: Nahrungsmittelverteilung
   - Wie viele Kilokalorien enthält ...?
   - Wozu dienen die verschiedenen Nährstoffe?
   - Ernährungshinweise bei psychischen Erkrankungen – Informationsblätter
     - Ernährungshinweise bei psychischen Erkrankungen
     - Vollwertig essen und trinken nach den zehn Regeln der DGE
5. Aufgabe zur nächsten Sitzung
6. Abschluss

Durchführung

1. Begrüßung, Vorstellen der thematischen Inhalte der Sitzung E 2 zur Ernährung, Anfangsrunde ⇠

⇢ Folie: Sitzung E 2

Heißen Sie die Teilnehmenden zur Sitzung willkommen und geben Sie die Teilnehmerliste aus. Bitten Sie darum, sich einzutragen. Stellen Sie den geplanten Ablauf und die vorgesehenen thematischen Inhalte der Sitzung E 2 vor. Zeigen Sie dazu die Folie »Ablauf & Inhalte der Sitzung E 2« ⇠. Bitten Sie anschließend die Patientinnen und Patienten, in Form eines Blitzlichtes mitzuteilen, wie es ihnen im Moment geht, und fragen Sie, ob es noch weitere Themenwünsche oder etwas Wichtiges mitzuteilen gibt, das für die heutige Gruppenarbeit relevant sein könnte.

⇢ Folie: Ablauf & Inhalte der Sitzung E 2

Nehmen Sie die genannten Vorschläge, wenn sie zum Thema »Ernährung« passen, auf, ansonsten schreiben Sie sie in den Themenspeicher, um sie an gegebener Stelle zu bearbeiten.

2. Kurze Wiederholung von Sitzung E 1 ⇠

⇢ Folie: Kurze Wiederholung der letzten Sitzung

Die thematischen Inhalte der letzten Sitzung werden entweder mithilfe der Notizen am Whiteboard/Flipchart, der Präsentationsfolien der letzten Sitzung oder anhand der Stichpunkte auf dieser Folie kurz mit den Teilnehmenden interaktiv wiederholt (Sich wie-

gen; Body-Mass-Index; Normwerte zum BMI; Einzelarbeit: Ernährungsverhalten; Bewegung und Energieverbrauch).
Erkundigen Sie sich, ob es noch Fragen zum letzten Treffen gibt. Gehen Sie, wenn es thematisch wichtig ist, kurz darauf ein. Wenn Fragen gestellt werden, die in einer späteren Sitzung vertieft behandelt werden, verweisen Sie auf die entsprechende Sitzung oder nehmen Sie die Fragen im Themenspeicher auf. Falls sehr persönliche Fragen geäußert werden, die den Rahmen der Gruppe überschreiten, verweisen Sie höflich an den behandelnden Psychotherapeuten oder die behandelnde Ärztin.

⇨ Folien: Aufgabe aus der letzten Sitzung (I, II)

3. Besprechen der Aufgabe aus Sitzung E 1 ⇦

Die Patientinnen und Patienten sollten ein Ernährungsprotokoll führen. Lesen Sie dazu das Arbeitsblatt E 1.2 aus der letzten Sitzung nochmals vor. Fragen Sie, wer ein Ernährungsprotokollheft geführt hat und welche Erfahrungen damit gemacht worden sind. Lassen Sie diejenigen, die möchten, darüber berichten. Fragen Sie nach, was dem Einzelnen gut gelungen ist, ob es Schwierigkeiten gab und ob Fragen entstanden sind. Als Leitfaden für die Auswertung dient die Präsentationsfolie »Aufgabe aus der letzten Sitzung (II)«.

⇨ Folie: Thema

4. Thema: Ernährung II – Verbesserungsvorschläge für die eigene Ernährung ⇦

Zeigen Sie die Folie »Thema: Ernährung II«, damit die Teilnehmenden wissen, dass nun mit dem inhaltlichen Schwerpunkt begonnen wird. Steigen Sie in das Thema ein, indem Sie die Teilnehmenden bitten, sich zu wiegen. Fragen Sie, wer zugenommen oder abgenommen hat. Machen Sie deutlich, dass die Entscheidung, sich zu wiegen, jedem freisteht, dass es aber für die Gruppenarbeit leichter ist und jeder Einzelne mehr davon profitiert, wenn sich alle beteiligen und sich dadurch gegenseitig unterstützen. Diskutieren Sie die Fragen analog zur Präsentationsfolie »Sich wiegen – Erfahrungsaustausch« ⇦ (Abgenommen? Zugenommen? Was habe ich gut gemacht? Was kann so bleiben? Was kann ich verbessern?). Manchmal empfiehlt es sich, nochmals auf die Ernährungsprotokolle zurückzukommen, falls jemand Fragen äußert oder stark zu- oder abgenommen hat. Fragen Sie immer um Erlaubnis, wenn Sie ein Ernährungsprotokoll

⇨ Folie: Sich wiegen – Erfahrungsaustausch

einsehen und besprechen möchten. Fragen Sie die Betreffenden immer vorher, ob Sie etwas dazu sagen dürfen, wenn Sie eine Idee haben, wie das Verhalten verbessert werden könnte, oder ob die Betreffenden Anregungen von den anderen Gruppenteilnehmenden entgegennehmen möchten. Damit drücken Sie Ihren Patientinnen und Patienten gegenüber Ihre Wertschätzung aus und werden diesem sensiblen Thema gerecht.

DGE-Ernährungskreis

(der Deutschen Gesellschaft für Ernährung e. V.)

Im nächsten Schritt stellen Sie den DGE-Ernährungskreis vor ⇆.

⇨ Folie: DGE-Ernährungskreis

Fragen Sie einleitend, welche Lebensmittelgruppen die Patientinnen und Patienten erkennen und ob sie einschätzen können, in welchem Mengenverhältnis die empfohlenen Lebensmittelgruppen stehen sollten. Schreiben Sie die Schätzungen an das Whiteboard oder Flipchart. Die größte Lebensmittelgruppe stellen die Getränke dar, gefolgt von der Gruppe Gemüse und Salat, der Gruppe Getreide, Getreideprodukte, Kartoffeln und der Gruppe Obst. Diese pflanzlichen Lebensmittel sind die Basis einer vollwertigen Ernährung. Ergänzt wird mit den tierischen Lebensmitteln wie Milch und Milchprodukte sowie Fleisch, Wurst, Fisch und Eiern. Letztere müssen nicht jeden Tag gegessen werden. Schließlich findet sich noch die Gruppe Fette und Öle. Trotz der vergleichsweisen geringen Mengen kommt es hier vor allem auf die Qualität an. Pflanzliche Fette sind den tierischen Fetten vorzuziehen. Die DGE empfiehlt, vor allem Rapsöl für die Zubereitung von Speisen zu verwenden.

Um den Patientinnen und Patienten diese Empfehlungen zu verdeutlichen, haben wir die Orientierungswerte ebenfalls von der DGE übernommen und auf den nächsten zwei Präsentationsfolien ⇆ aufgenommen. Nachdem Sie die Folien gezeigt und besprochen haben, machen Sie abschließend darauf aufmerksam, dass ausreichend getrunken werden sollte. Die DGE empfiehlt, mindestens 1,5 L Wasser pro Tag zu trinken. Bei warmen Temperaturen und körperlicher Belastung sollte mehr getrunken werden. Zu viel getrunkene Flüssigkeiten schaden dem Organismus nicht, sie werden einfach über die Nieren wieder ausgeschieden. Durst ist ein Zeichen für Flüssigkeitsmangel.

⇨ Folien: Orientierungswerte für die einzelnen Lebensmittelgruppen (I, II)

Es hilft auf das Durstgefühl zu achten und über den Tag verteilt immer mal wieder ein Glas Wasser zu trinken.

Aufgrund psychischer Erkrankungen kann es jedoch vorkommen, dass Betroffene es nicht oder zu spät merken, dass sie durstig sind und wenn sie dann erst trinken, wenn sie sehr durstig sind, warten sie zu lange, da sie das Warnsignal für Flüssigkeitsdefizite zu spät wahrgenommen haben.
Ältere und Stressgeplagte verspüren ebenfalls oft keinen Durst oder ein vermindertes Durstempfinden und sollten daher besonders darauf achten, regelmäßig und genug zu trinken. Wir empfehlen mindestens 2 Liter, da unsere Patientinnen und Patienten erfahrungsgemäß eher zu wenig trinken und dies entspricht auch der aktuellen Empfehlung der DGE bei Übergewicht und Adipositas.
Erläutern Sie den Patientinnen und Patienten, dass sie bei einer Nahrungsaufnahme, die sich an den aktuellen Vorgaben der Deutschen Gesellschaft für Ernährung e.V. orientiert, ihrem Körper eine vollwertige Ernährung bieten, die eine Aufnahme aller wichtigen Stoffe aus den Lebensmitteln gewährleistet.
Um das Vorgestellte zu vertiefen, können Sie folgende Kleingruppenarbeit anregen.

→ Folie: Kleingruppenarbeit, Arbeitsblatt E 2.1

Kleingruppenarbeit: Nahrungsmittelverteilung ←

Teilen Sie Kleingruppen mit drei bis vier Teilnehmenden ein. Geben Sie das Arbeitsblatt E 2.1 aus und lesen Sie den Text vor. Nachdem die Patientinnen und Patienten etwas über die Mengenverteilung der Lebensmittelgruppen gehört haben, sollen sie zunächst jeder für sich die gestrige Seite ihres Ernährungsprotokollheftes anschauen und beurteilen, was sie gut gemacht haben und was sie verbessern können. Anschließend sollen sie sich in der Kleingruppe darüber austauschen und Stichpunkte dazu auf Metaplankarten festhalten.

→ Folie: Auswertung der Kleingruppenarbeit

Auswertung der Kleingruppenarbeit: ← Während die Patientinnen und Patienten zusammenarbeiten, können Sie die Metaplanwand vorbereiten mit den zwei Kategorien: »Womit waren Sie zufrieden?«, »Gibt es Verbesserungsideen?«. Damit Ihre Patientinnen und Patienten den Ablauf leichter mitverfolgen, können Sie zur Unterstützung der Auswertung die entsprechende Folie zeigen. Lassen Sie die Teilnehmenden ihre Metaplankarten an die Metaplanwand heften und erläutern.

Wie viele Kilokalorien enthält ...? ⇐

⇒ Folie: Wie viele Kilokalorien enthält ...?

Nach der Kleingruppenarbeit können Sie allgemeine Informationen zum Energiegehalt der Hauptnährstoffgruppen sowie über Vitamine und Mineralstoffe vermitteln. Sie können darauf hinweisen, dass der Energiegehalt von Lebensmitteln in zwei Einheiten angegeben wird: der Kilokalorie (kcal) und dem Kilojoule (kJ). Die Kilokalorie ist eigentlich eine veraltete Einheit und wurde in der Wissenschaft vom Kilojoule abgelöst. Im Alltag verwenden die meisten aber nach wie vor die Kilokalorie, weswegen sie weiterhin auf den meisten Verpackungen neben dem Kilojoule zu finden ist. 1 kcal ist die Energie, die man aufbringen muss, um einen Liter Wasser von 14,5 °C auf 15,5 °C zu erhitzen. 1 Kilokalorie entspricht ca. 4,2 Kilojoule. Machen Sie darauf aufmerksam, dass Fett etwa doppelt so viel Energie enthält wie Kohlenhydrate und Proteine. Vitamine und Mineralstoffe enthalten keine Energie, sind aber wichtig für die Aufrechterhaltung von Körperfunktionen.

Wozu dienen die verschiedenen Nährstoffe?

Schreiben Sie die Nahrungsbestandteile Fette, Kohlenhydrate, Proteine (Eiweiße), Vitamine, Mineralstoffe und Wasser an das Whiteboard oder Flipchart und tragen Sie mit den Teilnehmenden (im Brainstorming) die Funktionen dieser Nahrungsbestandteile zusammen.

Zeigen Sie im Anschluss die Präsentationsfolie. ⇐ Unsere Angaben erheben nicht den Anspruch auf Vollständigkeit, geben den Patientinnen und Patienten jedoch einen guten Einblick in die unterschiedlichen Funktionen von Nährstoffen.

⇒ Folie: Wozu dienen die verschiedenen Nährstoffe?

Falls Sie noch Zeit haben, können Sie die Ernährungshinweise bei psychischen Erkrankungen anhand des gleichnamigen Informationsblattes oder/und die Empfehlungen »Vollwertig essen und trinken nach den 10 Regeln der DGE« mit den Patientinnen und Patienten durchgehen und so das Thema abrunden. Geben Sie dazu die entsprechenden Informationsblätter aus. ⇐

⇒ Folie: Ernährungshinweise bei psychischen Erkrankungen

5. Aufgabe zur nächsten Sitzung ⇐

⇒ Folie: Aufgabe zur nächsten Sitzung, Arbeitsblatt E 2.2, Ernährungsprotokollhefte

Nachdem die Patientinnen und Patienten nun wieder einiges zum Thema »Ernährung« gehört und sich Wichtiges erarbeitet haben, sollen sie wie bereits in der letzten Woche ein Ernährungsproto-

koll gemäß der Anleitung in der Broschüre führen. Geben Sie dazu die Ernährungsprotokollhefte aus. Übung macht die Meisterin und den Meister!
Da außerdem Bewegung für die körperliche und psychische Fitness und für die Gewichtsregulierung unerlässlich ist, sollen die Gruppenteilnehmerinnen und -teilnehmer sich eine zusätzliche Bewegungseinheit pro Tag vornehmen, z. B. 15 Minuten spazieren gehen, 15 Minuten joggen, schwimmen oder 30 Minuten Fahrrad fahren, und diese in ihrem Ernährungsprotokollheft notieren. Lesen Sie dazu das Arbeitsblatt E 2.2 vor und fragen Sie, ob die Aufgabe verstanden worden ist.
Falls Sie die Ernährungshinweise und die 10 Regeln der DGE zur vollwertigen Ernährung nicht behandelt haben, können Sie die Informationsblätter »Ernährungshinweise bei psychischen Erkrankungen« und »Vollwertig essen und trinken nach den 10 Regeln der DGE« an dieser Stelle ausgeben und die Patientinnen und Patienten bitten, sich diese zu Hause durchzulesen. Sagen Sie, dass Sie auf eventuelle Fragen dazu in der nächsten Sitzung eingehen werden.

→ Folie: Abschluss

6. Abschluss ←

Zusammenfassung, offene Fragen, Abschlussrunde und Verabschiedung
Fassen Sie kurz das Wichtigste der Sitzung zusammen und erkundigen Sie sich, ob es noch offene Fragen oder thematische Wünsche für die nächste Sitzung gibt. Falls die Fragen kurz beantwortet werden können und Sie ausreichend Zeit haben, tun Sie es an dieser Stelle, ansonsten nehmen Sie sie in den Themenspeicher auf und beantworten sie zu Beginn der nächsten Sitzung. Falls es eine Frage zu einem Thema einer späteren Sitzung ist, verweisen Sie auf die entsprechende Sitzung und gehen Sie dann erst darauf ein.
In der Abschlussrunde sollen die Teilnehmenden in Form eines Blitzlichtes, ohne Kommentare durch andere, ihre momentane Befindlichkeit mitteilen.
Geben Sie das Handout aus, verabschieden Sie die Teilnehmenden und bedanken Sie sich für ihr Mitwirken.

Sitzung E 3: Empfehlungen zur Nährstoffverteilung, Reflexion und Ausblick

Schwerpunkt der Sitzung E 3: In dieser Sitzung werden weitere Informationen zum Thema Ernährung gegeben, empfohlene Richtwerte für die Nährstoffzufuhr vorgestellt und Empfehlungen zur Aufteilung des täglichen Energiebedarfs und zur Nährstoffverteilung ausgesprochen. Zum Abschluss soll das Wichtigste aus den drei Sitzungen des Moduls reflektiert werden, und jeder Einzelne soll eine Perspektive hinsichtlich seines persönlichen weiteren Vorgehens gewinnen.

Benötigte Materialien

- Teilnehmerliste
- Arbeitsblätter E 2.2, E 3.1 und E 3.2
- Handout der Sitzung E 3
- Ernährungsprotokollhefte (eines pro Moderator)
- Kalorientabelle
- Waage
- Präsentationsfolien zu den Sitzungen E 2 und E 3
- Computer mit Beamer oder großem Bildschirm
- Whiteboard oder Flipchart
- Metaplankarten und Metaplanwand
- Moderationskoffer oder Moderationsmaterialien
- Kugelschreiber

Ablauf & Inhalte

1. Begrüßung, Vorstellen der thematischen Inhalte der Sitzung E 3 und Anfangsrunde
2. Kurze Wiederholung der letzten Sitzung

3. Aufgabe aus der letzten Sitzung
4. Thema: Ernährung III – Empfehlungen zur Nährstoffverteilung, Reflexion und Ausblick
   - Sich wiegen – Erfahrungsaustausch
   - Energiebedarf ist abhängig von ...
   - Richtwerte für die Nährstoffzufuhr
   - Aufteilung des täglichen Energiebedarfs
   - Nährstoffverteilung
   - Partnerarbeit: Empfehlungen für eine gesunde Ernährung bei psychischen Erkrankungen
5. Rückblick und Ausblick zum Thema Ernährung
6. Abschluss

Durchführung

1. Begrüßung, Vorstellen der thematischen Inhalte der Sitzung E 3 zur Ernährung, Anfangsrunde

Folie: Sitzung E 3

Heißen Sie die Teilnehmenden zur Sitzung willkommen und geben Sie die Teilnehmerliste aus. Bitten Sie darum, sich einzutragen. Stellen Sie den geplanten Ablauf und die vorgesehenen thematischen Inhalte der Sitzung E 3 vor. Zeigen Sie dazu die Folie »Ablauf & Inhalte der Sitzung E 3«. Bitten Sie anschließend die Patientinnen und Patienten, in Form eines Blitzlichtes mitzuteilen, wie es ihnen im Moment geht, und fragen Sie, ob es noch weitere Themenwünsche oder etwas Wichtiges mitzuteilen gibt, das für die heutige Gruppenarbeit relevant sein könnte.

Folie: Ablauf & Inhalte der Sitzung E 3

Nehmen Sie die genannten Vorschläge, wenn sie zum Thema »Ernährung« passen, auf, ansonsten schreiben Sie sie in den Themenspeicher, um sie an gegebener Stelle zu bearbeiten.

Da es sich heute um die letzte Sitzung zum Thema »Ernährung« handelt, verweisen Sie, falls Ihnen die Vorschläge oder Fragen zu differenziert für diese Sitzung erscheinen, an den behandelnden Psychotherapeuten, die behandelnde Ärztin oder eine Ihnen bekannte Beratungsstelle oder Einrichtung, wo die Teilnehmenden Rat und Hilfe bekommen können.

2. Kurze Wiederholung von Sitzung E 2 ⇠

⇨ Folie: Kurze Wiederholung der letzten Sitzung

Die thematischen Inhalte der letzten Sitzung werden mithilfe der Notizen am Whiteboard/Flipchart, der Präsentationsfolien der letzten Sitzung oder der Stichpunkte auf dieser Folie kurz mit den Teilnehmenden interaktiv wiederholt (Sich wiegen – Erfahrungsaustausch; DGE-Ernährungskreis; DGE-Empfehlung: Orientierungswerte für die einzelnen Lebensmittelgruppen; Kleingruppenarbeit: Nahrungsmittelverteilung; Wie viele Kalorien enthält ...?; Wozu dienen die verschiedenen Nährstoffe?; Informationsblätter: Ernährungshinweise bei psychischen Erkrankungen und Vollwertig essen und trinken nach den 10 Regeln der DGE).
Erkundigen Sie sich, ob es noch Fragen zum letzten Treffen gibt. Gehen Sie, wenn es thematisch wichtig ist, kurz darauf ein. Wenn Fragen gestellt werden, die in einer späteren Sitzung vertieft behandelt werden, verweisen Sie auf die entsprechende Sitzung oder nehmen Sie die Fragen im Themenspeicher auf. Wenn dies die letzte Sitzung des Seminars ist, verweisen Sie an den behandelnden Psychotherapeuten, die behandelnde Ärztin oder an eine entsprechende Beratungsstelle oder Einrichtung.

3. Besprechen der Aufgabe aus Sitzung E 2 ⇠

⇨ Folien: Aufgabe aus der letzten Sitzung (I, II)

Die Patientinnen und Patienten sollten erneut ein Ernährungsprotokoll führen, zusätzlich eine Bewegungseinheit planen und durchführen und diese in ihrem Ernährungsprotokollheft vermerken. Zeigen Sie dazu die Präsentationsfolie »Aufgabe aus der letzten Sitzung (I)« und lesen Sie das Arbeitsblatt 2.2 aus der letzten Sitzung vor. Anschließend zeigen Sie die Präsentationsfolie »Aufgabe aus der letzten Sitzung (II)«, um einen Leitfaden für die Auswertung vorzugeben. Fragen Sie, wer das Ernährungsprotokoll geführt, wer welche Erfahrungen gemacht hat und ob Gewichtsveränderungen beim Wiegen zu Hause festgestellt und ob zusätzliche sportliche Aktivitäten ausgeführt wurden. Weisen Sie darauf hin, dass sich die Patientinnen und Patienten im Sitzungsverlauf wiegen können.

4. Thema: Ernährung III – Empfehlungen zur Nährstoffverteilung, Reflexion und Ausblick ⇠

⇨ Folie: Thema

Zeigen Sie die Folie »Thema: Ernährung III«, damit die Teilnehmenden wissen, dass Sie jetzt mit dem inhaltlichen Schwerpunkt beginnen. Zur Fortsetzung des Themas bitten Sie die Patienten,

⇨ Folie: Sich wiegen – Erfahrungsaustausch

sich zu wiegen. Zeigen Sie dazu die Folie »Sich wiegen – Erfahrungsaustausch«. ⇦ Sie können darauf hinweisen, dass es sinnvoll ist, sich nochmals im Rahmen der Sitzung zu wiegen, auch wenn die Patientinnen und Patienten sich gemäß Ernährungsprotokollheft zu Hause gewogen haben. Das hat den Grund, vergleichbare Werte von Sitzung zu Sitzung auf derselben Waage und zum selben Tageszeitpunkt zu bekommen. Auf die Tagesschwankungen haben Sie ja eingangs bereits hingewiesen. Waagen können auch unterschiedlich geeicht sein. Hauptsächlich aber hat das Wiegen in der Gruppe einen motivierenden und wegen der gemeinschaftlichen Erfahrung einen verbindenden Effekt. Nachdem sich die Patienten gewogen haben, gehen Sie zur Auswertung über. Stimmt das Wiegeergebnis mit dem Ernährungsprotokoll überein? Da die Patienten in der Gruppe generell mit Kleidung, manchmal auch mit Schuhen, gewogen werden, wird das Ergebnis höher liegen. Als Referenzwert sollte das in der letzten Sitzung ermittelte Gewicht gelten. Lassen Sie die Patientinnen und Patienten kurz darüber reflektieren, ob sie ab- oder zugenommen haben, was sie gut gemacht habe, was sie beibehalten und was sie verbessern wollen. Falls die Gruppe zu groß ist, können Sie auch ein Partnergespräch mit dem jeweiligen Sitznachbarn anregen. Falls jemand erheblich zu- oder abgenommen hat, wäre es gut, die Hintergründe zu reflektieren und ein Fazit zu ziehen, in dem Sinne, was diejenige oder derjenige daraus lernen möchte. Dabei kann auch ein Blick in das jeweilige Ernährungsprotokollheft hilfreich sein. Aber bitte denken Sie auch diesmal daran: Wenn Sie persönliche Daten eines Einzelnen vor der Gruppe besprechen wollen, bitten Sie immer vorher um Erlaubnis! Fragen Sie in die Runde, wer sein Wochenergebnis vorstellen möchte und betonen Sie, dass alle Teilnehmenden im gleichen Boot sitzen und dass sie sowohl von Erfolgen als auch von dem offenen Umgang mit Hürden und Fehlschlägen profitieren, weil diese vollkommen normal sind und zur langfristigen Änderung von Ernährungsgewohnheiten dazu gehören. Der Umgang mit nicht erreichten Zielen, das Ermutigen zum immer wieder neu Starten und Dran bleiben und sich gegenseitig bestärken sind wesentliche Wirkfaktoren der Gruppe. Würdigen Sie Beiträge von Teilnehmenden und ermutigen Sie dadurch auch die anderen Gruppenmitglieder zum offenen Umgang mit dem Thema. Bedenken Sie dennoch stets, dass dies dem Betroffenen auch unangenehm sein könnte, und vermeiden Sie in jedem Fall ein Bloßstellen von einzelnen Teilnehmerinnen und Teilnehmern vor der Gruppe!

Energiebedarf ist abhängig von ...

Nachdem Sie in der letzten Sitzung bereits darauf hingewiesen haben, dass der Energiebedarf, den wir für die Aufrechterhaltung unserer Körperfunktionen benötigen, von verschiedenen Faktoren abhängig ist, können Sie nun genauer darauf eingehen.
Sie können das Interesse und Mitdenken Ihrer Teilnehmenden anregen, wenn Sie die folgende Folie ⇐ interaktiv bearbeiten und fragen, wer einen höheren Energiebedarf hat: Frauen oder Männer? Jüngere oder Ältere? Etc.

⇒ Folie: Energiebedarf ist abhängig von ...

Richtwerte für die Nährstoffzufuhr ⇐

⇒ Folie: Richtwerte für die Nährstoffzufuhr

Anhand dieser Tabelle können Sie die allgemeinen Richtwerte besprechen, die sich auf Menschen mit geringer körperlicher Aktivität und einem BMI im Normbereich beziehen. Da sich unsere Patientinnen und Patienten unserer Erfahrung nach eher zu wenig bewegen, erscheinen uns diese Richtwerte angemessen, auch wenn bekannt ist, dass ein Teil der Menschen mit Übergewicht mehr Kilokalorien zu sich nehmen können, ohne noch mehr zuzunehmen.

TABELLE 1 Richtwerte zur Nährstoffzufuhr (DGE 2015)

Alter	kcal/Tag	
	m	w
19–25 Jahre	2400	1900
25–51 Jahre	2300	1800
51–65 Jahre	2200	1700
65 und älter	2100	1700

Aus der Tabelle wird deutlich, dass Frauen weniger zu sich nehmen sollten als Männer und dass der Energiebedarf im Alter sinkt. Erläutern Sie, dass einige Menschen in Abhängigkeit von ihrem Stoffwechsel mehr essen können als andere, ohne dass sie zunehmen, und dass es gleichzeitig Menschen gibt, die einen niedrigeren Stoffwechselumsatz haben und deshalb schon bei weniger Kalorienaufnahme schneller zunehmen. Darauf haben wir keinen Einfluss. Aber einen hohen Einfluss haben wir auf unseren Muskelanteil: Wer sich viel bewegt, hat mehr Muskeln. Und wer mehr Muskeln hat, verbrennt mehr Energie. Und wer mehr Energie verbrennt, kann auch mehr essen, ohne zuzunehmen.

Aufteilung des täglichen Energiebedarfs

Unserer Erfahrung nach ist es günstig für das Ernährungsverhalten unserer Patientinnen und Patienten, mehrmals möglichst regelmäßig über den Tag verteilt zu essen, um den Blutzuckerspiegel konstant zu halten und damit Heißhungeranfällen und Anspannung vorzubeugen. Wie bereits erwähnt, ist es ebenfalls wichtig, auf zuckerhaltige Nahrungsmittel und Getränke zu verzichten.

→ Folie: Nährstoffverteilung

Nährstoffverteilung ←

Um zu verdeutlichen, welche Nährstoffverteilung günstig ist, zeigen wir die diesbezüglichen Empfehlungen der Deutschen Gesellschaft für Ernährung e.V. (DGE u.a. 2021). Damit schließen wir den Informationsteil für diese Sitzung ab.

→ Folie: Partnerarbeit, Arbeitsblatt E 3.1

Partnerarbeit: Empfehlungen für eine gesunde Ernährung bei psychischen Erkrankungen ←

Bilden Sie Zweiergruppen und geben Sie das Arbeitsblatt E 3.1 aus. Lesen Sie den Text vor. Die Patientinnen und Patienten sollen sich zunächst im Zweier-Team darüber austauschen, welche Erkenntnisse sie in Bezug auf gesunde Ernährung gewonnen haben, welche Tipps und Tricks sie für besonders wertvoll halten und was sie persönlich davon umsetzen möchten, und dies auf ihrem Arbeitsblatt und auf Metaplankarten notieren. Der Zweite Teil des Arbeitsblattes ist für den Austausch in der Großgruppe gedacht. Kündigen Sie das so an.

→ Folie: Auswertung der Partnerarbeit

Auswertung der Partnerarbeit: ← Bereiten Sie während der Partnerarbeit (oder auch vor der Sitzung) eine Metaplanwand zur Auswertung vor. Schreiben Sie als Überschrift: »Empfehlungen für eine gesunde Ernährung – Tipps und Tricks«. Lassen Sie die einzelnen Paare ihre Metaplankarten anheften und erklären. Die Patientinnen und Patienten können auf ihren Arbeitsblättern zusätzliche nützliche Tipps nun hier im zweiten Teil vermerken.

→ Folie: Rückblick und Ausblick zum Thema Ernährung, Arbeitsblatt E 3.2

5. Rückblick und Ausblick zum Thema Ernährung ←

Lassen Sie sich eine Rückmeldung in Form eines Blitzlichts zu den Punkten auf der Folie geben. Je nach der Ihnen zur Verfügung stehenden Zeit können Sie dies kurz halten oder auch etwas ausführlicher gestalten. Dazu können Sie das Arbeitsblatt E 3.2 ausgeben, auf dem die Patientinnen und Patienten ihre abschließenden Notizen vermerken können.

6. Abschluss

Zusammenfassung, offene Fragen, Abschlussrunde und Verabschiedung
Fassen Sie kurz das Wichtigste der Sitzung zusammen und erkundigen Sie sich, ob es noch offene Fragen gibt. Beantworten Sie diese kurz oder verweisen Sie an den behandelnden Psychotherapeuten, die behandelnde Ärztin, eine Beratungsstelle oder Facheinrichtung. Auch das Internet kann hilfreiche Informationen liefern. Wenn Sie nach der letzten Sondersitzung zur Ernährung mit dem Basiscurriculum fortfahren, stellen Sie kurz das Thema der nächsten Sitzung vor und fragen Sie, ob es noch thematische Wünsche dazu gibt.

In der Abschlussrunde sollen die Teilnehmenden in Form eines Blitzlichtes, ohne Kommentare durch andere, ihre momentane Befindlichkeit mitteilen. Geben Sie das Handout aus, verabschieden Sie die Teilnehmenden und bedanken Sie sich für ihr Mitwirken.

Stressbewältigung bei psychischen Erkrankungen

Da Stress ein wesentlicher Faktor bei der Entstehung, Aufrechterhaltung und (Wieder)-Auslösung von psychischen Krisen und Erkrankungen spielt, ist es wichtig, Patienten in ihrer Stress-Erkennungskompetenz und ihrer Stress-Bewältigungskompetenz zu stärken. Hierzu erscheinen uns die von Professor Gerd Kaluza zusammengestellten und erforschten Hintergrundinformationen und das Vorgehen, das von ihm wiederholt publiziert wurde, auch für unsere Patienten sehr gut geeignet. Hierbei möchten wir besonders auf das Buch »Gelassen und sicher im Stress« von ihm hinweisen. Er beschreibt darin die wesentlichen Aspekte der Entstehung von Stress, wie diese zu erkennen sind und wie Menschen ihre Bewältigungskompetenz stärken können. Dies können Sie auch ihren Patienten empfehlen. Für unsere Zwecke haben wir daraus wichtige Informationen zusammengestellt und für die Psychoedukationsgruppe 2 Sitzungen vor dem Hintergrund der bereits erarbeiteten Inhalte aus dem Basismodul und unter Verwendung der bereits bekannten Modelle und Struktur konzipiert. Das komplexe Thema »Stress« soll dabei anhand evolutionsbiologischer Erklärungen und mithilfe illustrierter Präsentationsfolien anschaulich und nachvollziehbar vermittelt werden.

Sie können dieses Zusatzmodul parallel zur Psychoedukationsgruppe anbieten, z.B. an einem anderen Tag nur für diejenigen Patienten, welche vertieft an ihrer Stresserkennungs- und -bewältigungskompetenz arbeiten wollen, oder Sie bieten es für die Gesamtgruppe im Anschluss an die dritte oder nach der letzten Sitzung des Basismoduls an. Sie können die Gruppensitzungen im ersten Fall dann 3a und 3b nennen. Damit bleiben Sie in der Reihenfolge des im Basismodul vorkonzipierten Ablaufs und müssen nicht alle nachfolgenden Gruppensitzungen umbenennen. Selbstverständlich können Sie auch mehr Sitzungen zu dem Thema anbieten. Aus unserer Erfahrung eignet sich das von uns zusammengestellte Material gut für sechs Sitzungen (drei Sitzungen zur Stärkung der Stresserkennungskompetenz, drei Sitzungen zur Stärkung der Stressbewältigungskompetenz).

In unserem Vorgehen haben wir uns, wie bereits erwähnt, vor allem an Kaluza orientiert und auch die Aufträge für die Kleingruppenarbeit entsprechend konzipiert.

Als Vertiefungsliteratur schlagen wir vor:

Blech, J. (2014): Die Heilkraft der Bewegung. Wie Sie Krankheiten besiegen und Ihr Leben verlängern. Frankfurt am Main: Fischer.

Drexler, D. (2014): Das integrierte Stressbewältigungsprogramm ISP: Manual und Materialien für Therapie und Beratung. 4. Aufl., Stuttgart: Klett-Cotta.

Kaluza, G. (2020): Salute! Was die Seele stark macht. Programm zur Förderung psychosozialer Gesundheitsressourcen. überarb. und erw. Neuaufl., Stuttgart: Klett-Cotta.

Kaluza, G. (2018): Stressbewältigung. Trainingsmanual zur psychologischen Gesundheitsförderung. 4., korr. Aufl., Heidelberg: Springer.

Kaluza, G. (2018): Gelassen und sicher im Stress. Das Stresskompetenz-Buch: Stress erkennen, verstehen, bewältigen. 7. Aufl. Heidelberg: Springer.

Hammer, M. (2020): SBT: Stressbewältigungstraining für psychisch kranke Menschen. Ein Handbuch zur Moderation von Gruppen. Psychosoziale Arbeitshilfen 24. 7., überarb. Aufl., Köln: Psychiatrie Verlag.

Meichenbaum, D. (2012): Intervention bei Stress. Anwendung und Wirkung des Stressimpfungstrainings. 3. Aufl., Bern: Hans Huber.

Ratey, J.; Hagermann, E. (2013): Superfaktor Bewegung. Das Beste für Ihr Gehirn. Kirchzarten: VAK Verlag.

Ratey, J.; Loehr, J. (2011): The positive impact of physical activity on cognition during adulthood: a review of underlying mechanisms, evidence, and recommendations. Reviews in the Neuroscience, 22 (2), 171–185.

Renneberg, B.; Hammelstein, P. (2006): Gesundheitspsychologie. Heidelberg: Springer Medizin Verlag.

Neurobiologische Grundlagen

In den tieferliegenden, evolutionsbiologisch älteren Hirnstrukturen gibt es ein emotionales implizites Gedächtnis, das maßgeblich am Stress- und Angstgeschehen beteiligt ist und wegen seiner anatomischen Beschaffenheit limbisches System genannt wird (»limbus« lateinisch für Saum). Darin findet sich neben anderen wichtigen Funktionen eine Zellansammlung, die aufgrund ihrer Form Mandelkern, lateinisch *Amygdala*, heißt. Sie ist sozusagen die »Alarmglocke« im Gehirn und wirkt auf das gesamte hormonale und vegetative System ein, indem sie Sympathikus und Parasympathikus sowie dopaminerge, noradrenerge und cholinerge Systeme aktiviert, die für Wachheit, Kreislauf, Atemfunktion, Gesichtsmimik, Verteidigungs- und Fluchtreaktionen zuständig sind. Außerdem löst sie über den Hypothalamus, die Hypophyse und die Nebennierenrinde corticotrope und adrenocorticotrope Reaktionen aus. Die Amygdala stellt zugleich das Vermittlungszentrum zwischen erlernten und angeborenen Ängsten einerseits und den autonom-vegetativen Reaktionen andererseits dar, indem sie sensorische Informationen, die über den Thalamus einlaufen, und kontextuelle Gedächtnisinhalte aus dem Hippocampus miteinander verbindet. Das *mesolimbische dopaminerge* Belohnungssystem mit dem Nucleus accumbens gilt als Gegenspieler zur Amygdala – seine Aktivierung reduziert Angst und wird zudem als angenehm und lustvoll erlebt. Alkohol und andere Drogen können die natürliche Belohnungsreaktion dieses Systems imitieren und dadurch kurzfristig Stress- und Angstreaktionen mindern, langfristig jedoch verstärken.

Das Diencephalon (Zwischenhirn), bestehend aus *Thalamus* und *Hypothalamus*, ist die Schaltstelle zwischen Großhirn und Stammhirn. Der Thalamus ist sozusagen das »Tor zum Bewusstsein« – hier kommen die verschiedenen Informationen zunächst an und werden an die entsprechenden »Zubringer« weitergeleitet. Der Hypothalamus reguliert das vegetative und endokrine Nervensystem, indem er überlebenswichtige Funktionen wie Hunger, Durst, Temperatur und Kreislauf überwacht, darauf achtet, die Homöostase im Körper aufrechtzuerhalten, und zu den jeweiligen Zeitpunkten die entsprechenden »Hähne aufdreht«, d. h. die Ausschüttung entsprechender Hormone und Neurotransmitter veranlasst.

Das »Seepferdchen«, lateinisch *Hippocampus*, ist ein bewusstseinsfähiges deklaratives Gedächtnis. Im Hippocampus wird semantisches, verbal codiertes episodisches Wissen (Erfahrungen, Erinnerungen) gespeichert und funktionsspezifisch den verschiedenen Hirnarealen zugeordnet. Schon während der Schwangerschaft prägen erste Erfahrungen die Hirnstrukturen des ungeborenen Kindes. Nach der Geburt wirken dann sichere frühkindliche

Bindungen zur Mutter oder zu anderen Bezugspersonen wie ein Schutz bezüglich späterer Stress-Sensitivität. Der Hippocampus reagiert empfindlich auf das Stresshormon Cortisol und schrumpft bei chronischem Stress. Frühe Trennungen und länger andauernde Verunsicherungen können zu einer erhöhten Sensibilität führen und die Bahnung stärkerer Stress- bzw. Angstreaktionen zur Folge haben. Einige Situationen und Tiere werden von uns auch schon »prädispositionell« – sozusagen »von Haus aus« – eher für gefährlich befunden als andere: Große Höhen, Weiten oder Engen, Spinnen oder Schlangen können bei uns wahrscheinlicher Angstreaktionen hervorrufen als Hasen oder Autos.

Die Amygdala kann in Gefahrensituationen organismische Reaktionen auch unter Umgehung der Großhirnrinde aktivieren. Das kann Leben retten, aber auch zu Kurzschlussreaktionen führen, die in unserem heutigen Alltag gar nicht gut passen, zum Beispiel im Streit mit Kollegen, Freunden oder Partnern unangemessen aggressiv zu reagieren und unbedachte Worte zu sagen. Diese *kurzfristige Aktivierung*, der sogenannte »Ruf zu den Waffen«, erfolgt über das vegetative Nervensystem, den Sympathikus, indem entlang der Nervenbahnen auf bioelektrischem Wege die Impulse transportiert werden wie in einem Stromkabel, daher auch »trockene« Signalübertragung genannt. Ist die Gefahr gebannt, leitet der Parasympathikus vegetative Beruhigung und Erholung des Körpers ein.

Besteht ein Stressor weiter fort, kommt es zur *langfristigen Aktivierung* im Organismus. Der zweite Weg der Signalübertragung erfolgt nun durch in der Hypophyse innervierte Hormone und wird daher »nass« genannt. Über die Hypothalamus-Hypophysen-Nebennierenrindenachse (HHNA-Achse) werden das Corticotropin-Releasing-Hormon (CRH) und das adrenocortikotrope Hormon (ACTH) zur Nebennierenrinde transportiert, die dort die Ausschüttung von mehr Cortisol anregen.

Cortisol steigt in der zweiten Nachthälfte an und sorgt dafür, dass wir allmählich munter werden und morgens aus dem Bett kommen. Bei langfristig erhöhtem Spiegel ist Cortisol für unser Gehirn jedoch toxisch. Und nicht nur für unser Gehirn, auch für unseren Körper. Wir müssen uns vorstellen, dass es bei einer Stressreaktion ursprünglich um Leben oder Tod ging und unser Körper alle anderen wichtigen und regenerativen Programme einstellte, »als gäb´s kein Morgen«. Dieser Zustand über einen längeren Zeitraum – chronischer Stress – bedeutet somit Raubbau an unserer körperlichen und seelischen Gesundheit. Allergien, Bluthochdruck, Angststörungen und Depressionen können u. a. die Folge sein. Und deshalb sind chronische Störfaktoren (»Daily Hassles«) für unsere Gesundheit auch schädlicher als größere Lebensereignisse wie Trennungen und andere Verluste, die nur einmalig verarbeitet werden müssen. Hieraus erklärt sich übrigens auch die bessere Prognose in der Behandlung von Typ-I-Traumata (einmaliges traumatisches Ereignis) gegenüber Typ-II-Traumata (chronische traumatische Erlebnisse).

Chronische Stressoren wirken nicht für jeden Menschen gleich und nicht nur von außen, sondern auch von innen durch unsere Art zu denken. Wir haben nicht nur die Fähigkeit, Stressoren unterschiedlich zu bewerten, sondern wir können körperliche Stressreaktionen auch bei nicht vorhandenen äußeren Stressoren auslösen, allein durch unsere Vorstellungskraft, durch »Antizipation« von Gefahren. Das heißt, wir können uns auch während wir uns objektiv in vollkommener Sicherheit vor Angriffen befinden, z. B. nachts im Bett, in Aufruhr und Stress versetzen, indem wir uns gedanklich mit bevorstehenden oder vermeintlichen Gefahren und Problemen beschäftigen oder indem wir versuchen, eine »im Außen« real bestehende Schwierigkeit (z. B. einen zwischenmenschlichen Konflikt) statt durch Handeln (den anderen anzusprechen) »im Innen« zu lösen (durch ein stundenlang im Kopf geführtes vorwurfsvolles Zwiegespräch) (siehe hierzu auch das Anspannungsregulationstraining in Sitzung 10). Durch beständiges Grübeln und auch durch eine permanent negative Sicht auf die Welt (innere Stressoren bzw. Stressverstärker) simulieren wir in unserem Körper eine fortwährend bestehende Gefahrensituation ohne Ausweichmöglichkeit und somit einen chronischen Überforderungszustand mit den entsprechenden langfristigen gesundheitlichen Folgen.

Sitzung St 1: Stresserkennungskompetenz

Schwerpunkt der Sitzung St 1: Diese Sitzung ist die erste von zwei Vertiefungssitzungen zum Thema »Stressbewältigung bei psychischen Erkrankungen« und soll durch Informationsvermittlung vonseiten der Seminarleitung den theoretischen Wissensstand der Patienten in diesem wichtigen Bereich erhöhen. Auch soll das Bewusstsein der Teilnehmenden dafür geschärft werden, auf welche äußeren Belastungen sie empfindlich reagieren, wie sie selbst zur Verstärkung ihres Stresserlebens beitragen und woran sie erkennen, dass sie gestresst sind. Zudem sollen die Teilnehmenden durch die Möglichkeit des Erfahrungsaustauschs in der Gruppe und in Kleingruppen voneinander lernen können.
Planen Sie eine Pause von zehn Minuten ein, wenn die Sitzung länger als sechzig Minuten dauern soll.

Benötigte Materialien

- Teilnehmerliste
- evtl. Arbeitsblatt: Aufgabe aus der letzten Sitzung
- Arbeitsblätter St 1.1 a, St 1.1 b, St 1.1 c und St 1.2
- Handout zur Sitzung St 1
- Computer mit Beamer oder großem Bildschirm
- Präsentationsfolien zur Sitzung St 1
- Whiteboard oder Flipchart
- zusätzlich am Whiteboard oder Flipchart vorbereitet:
    - eine leere Tabelle mit der Überschrift: »Stressreaktion auf vier Ebenen« und vier Spalten: »Denken«, »Fühlen/Stimmung«, »Körper« und »Verhalten«
    - eine weitere leere Tabelle mit drei Spalten mit den Oberbegriffen: »Äußere Stressoren«, »Innere Stressoren bzw. Stressverstärker« und »Stressreaktionen«
- Moderationskoffer oder Moderationsmaterialien
- Kugelschreiber

Ablauf & Inhalte

1. Begrüßung, Vorstellen der thematischen Inhalte der Sitzung St 1 und Anfangsrunde
2. Kurze Wiederholung der letzten Sitzung
3. Besprechen der Aufgabe aus der letzten Sitzung
4. Neues Thema: Stressbewältigung bei psychischen Erkrankungen I – Stresserkennungskompetenz
   - Bezug zum Entstehungsmodell psychischer Krisen
   - Begriffserklärungen zu Stress
     - Stressreaktion – ein Urprogramm
     - Stressreaktion auf vier Ebenen
   - Kleingruppenarbeit: Stressoren
5. Aufgabe zur nächsten Sitzung
6. Abschluss

Durchführung

Solange die Patienten noch ankommen, können Sie zur auflockernden Einstimmung die zweite Präsentationsfolie »Ich kenne nur zwei Zeiten, in denen ich Stress habe …« zeigen. ⇠ Ansonsten (bzw. wenn alle Patienten eingetroffen sind) gehen Sie (zurück) zur Startfolie »Zusatzmodul Stressbewältigung bei psychischen Erkrankungen«. ⇠

⇢ Folie: Ich kenne nur zwei Zeiten, in denen ich Stress habe …

⇢ Folie: Zusatzmodul Stressbewältigung bei psychischen Erkrankungen

1. Begrüßung, Vorstellen der thematischen Inhalte der Sitzung St 1, Anfangsrunde

Heißen Sie die Teilnehmenden zur Sitzung willkommen. Geben Sie die Teilnehmerliste aus und bitten Sie darum, sich einzutragen. Geben Sie anschließend das Thema »Stressbewältigung bei psychischen Erkrankungen – ›Stresserkennungskompetenz‹« dieser Sitzung bekannt ⇠ und stellen Sie den geplanten Ablauf und die vorgesehenen thematischen Inhalte der Sitzung vor. Zeigen Sie dazu die Präsentationsfolie »Ablauf & Inhalte der Sitzung St 1«. ⇠ Fragen Sie, ob es noch weitere Wünsche gibt, und nehmen Sie diese – wenn sie zum Thema der Sitzung passen – auf. Ansonsten schreiben Sie sie in den Themenspeicher, um sie an gegebener Stelle zu bearbeiten.

⇢ Folie: Sitzung St 1

⇢ Folie: Ablauf & Inhalte der Sitzung St 1

Bitten Sie dann die Teilnehmenden, in Form eines Blitzlichtes kurz die eigene Befindlichkeit zu schildern, und fragen Sie, ob es noch etwas Wichtiges mitzuteilen gibt, das für die heutige Gruppenarbeit relevant sein könnte.

2. Kurze Wiederholung der letzten Sitzung (evtl. von Sitzung 3)

→ Folie: Kurze Wiederholung der letzten Sitzung – Achtung: Folie vorher erstellen!

Wenn Sie sich entschlossen haben, das Zusatzmodul an die Sitzung 3 des Basismoduls anzufügen, wiederholen Sie kurz interaktiv die thematischen Inhalte der Sitzung 3 mithilfe der Notizen am Whiteboard/Flipchart, der Präsentationsfolien der letzten Sitzung oder anhand der Stichpunkte, die Sie vorher auf dieser Folie ergänzt haben.
Wenn Sie das Zusatzmodul an einer anderen Stelle einfügen, verfahren Sie entsprechend und wiederholen die vorangegangene Sitzung. Falls Sie das Zusatzmodul unabhängig von der Psychoedukationsgruppe einsetzen, entfällt dieser Punkt.

3. Besprechen der Aufgabe aus der letzten Sitzung

→ Folie: Aufgabe aus der letzten Sitzung – Achtung: Folie vorher erstellen!

Besprechen Sie die in der letzten Sitzung gestellte Aufgabe. Falls Sie ein Arbeitsblatt ausgegeben haben, lesen Sie es vor und lassen sich die Ergebnisse vorstellen. Falls Sie in der vorangegangenen Sitzung keine Aufgaben gestellt haben, entfällt dieser Punkt.

4. Neues Thema: Stressbewältigung bei psychischen Erkrankungen I – Stresserkennungskompetenz

→ Folie: Neues Thema

Bezug zum Entstehungsmodell psychischer Krisen

→ Folie: Entstehungsmodell psychischer Krisen

Zum Einstieg können Sie die schon aus dem Basismodul bekannte Präsentationsfolie »Entstehungsmodell psychischer Krisen« zeigen. Erläutern Sie, dass es in den nächsten zwei Sitzungen um das Thema Stress und dessen Bewältigung gehen wird. Erläutern Sie den Zusammenhang zwischen unzureichender Stressbewältigung und Vulnerabilität (Erkrankungsanfälligkeit, Erkrankungsbereitschaft) und verdeutlichen Sie das Fehlen von Bewältigungsstrategien als Labilisierungsfaktor für psychische Krisen. Sie können ins Thema folgendermaßen einleiten:

» In Sitzung 3 haben wir uns mit der Entstehung, Aufrechterhaltung und Bewältigung psychischer Krisen beschäftigt. Wir haben gese-

hen, wie sich die Erkrankungsbereitschaft oder »Vulnerabilität« eines Betroffenen und damit die Gefahr, in eine psychische Krise zu geraten, erhöhen kann, wenn seine Fähigkeit, auf Stressoren zu reagieren, zu gering ausgeprägt ist. Mangelnde Stressbewältigung verschlechtert darüber hinaus die Chancen auf Genesung.
Vielen Menschen und erst recht Patientinnen und Patienten, die durch eine psychische Erkrankungsphase verunsichert sind, fällt es schwer, eine Balance zwischen Über- und Unterforderung zu finden, sich also einerseits vor zu großen Reizeinwirkungen und Überlastungen zu schützen und andererseits ein gesundes Selbstvertrauen durch Erprobungen und Belastungen wiederherzustellen bzw. aufzubauen. Die Betroffenen sind darüber hinaus oft verunsichert, was und wie viel sie sich unter dem Einfluss von Medikamenten, etwa Antidepressiva oder Antipsychotika, zumuten können. «

Begriffserklärungen zu Stress (Stressoren, Eustress, Disstress, Stressreaktionen)

Erläutern Sie den Teilnehmerinnen und Teilnehmern diese Begriffe, z. B. so:

» Das Wort Stress wird häufig im Zusammenhang mit der Arbeitswelt, mit Überlastung, Zeit- und Termindruck oder überfordernden Chefs gesehen. Aber wenn es so wäre, dürften Menschen ohne Arbeit gar keinen Stress haben. Das ist aber nicht so. Der Begriff Stress kommt aus dem Englischen und heißt so viel wie Druck und Anspannung. Ursprünglich wurde damit in der Physik beschrieben, wie sich Materialien bei äußerer Krafteinwirkung verhalten, ab welchem Druck sich zum Beispiel eine Eisenstange verbiegt. Der österreichisch-kanadische Mediziner und Biochemiker Hans Selye prägte 1936 den Begriff Stress, um damit die Reaktionen des menschlichen Körpers auf äußere Reize (›Stressoren‹) darzustellen. Eine Stressreaktion ist nicht per se negativ und krankmachend, sondern zunächst einmal eine nützliche Aktivierungs- und Anpassungsreaktion unseres Organismus auf eine Veränderung. Die Stressreaktion hat uns in der Evolution einen großen Überlebensvorteil gebracht – ohne sie würde es uns heute gar nicht geben, denn sie hat unseren Vorfahren in einer gefährlichen Umwelt das Überleben ermöglicht. ⇠ In akuter Gefahr konnten sie dadurch schnell und effektiv reagieren: sich verteidigen, fliehen oder auch erstarren, um nicht entdeckt zu werden – und natürlich: jagen. In der Steinzeit war ein Stressor zum Beispiel

⇒ Folie: Stressreaktion – ein Urprogramm

ein wildes Tier, dem die Menschen entkommen waren oder das sie erlegt und vor dem sie danach erst mal Ruhe und vielleicht sogar eine willkommene Mahlzeit hatten. Das Prinzip von Herausforderung mit anschließender Belohnung und Entspannung wirkt motivierend und leistungssteigernd – ›Eustress‹ nannte Selye diese Form des positiven Stresses. Dieser prinzipielle Wechsel von Aktivierung und Entspannung findet sich auch in unseren organismischen Lebensfunktionen wieder, z. B. im Herzschlag (An- und Entspannung unseres Herzmuskels), im Atmen (An- und Entspannung des Zwerchfells), im Schlaf-Wach-Rhythmus. Wenn wir im Folgenden von Stress sprechen, meinen wir jedoch nicht diese lebenserhaltende Aktivierung und positive Herausforderung, sondern wir meinen den sogenannten ›Disstress‹, den Stress, der uns schadet, den längerfristigen Stress, der nicht mit Erfolgserlebnissen belohnt, sondern überfordernd erlebt wird und mit Ärger, Frustration und Hilflosigkeit einhergeht. «

Gehen Sie über zur Folie »Evolution des Menschen« ⇽ und führen Sie weiter aus:

⇾ Folie: Evolution des Menschen

» In den letzten zweieinhalb Millionen Jahren haben wir uns äußerlich sehr verändert, doch unsere Stressreaktionen sind (leider) noch die alten. «

Um die Aufmerksamkeit und die Mitarbeit der Teilnehmenden zu aktivieren, können Sie an dieser Stelle noch einmal die Präsentationsfolie »Stressreaktion – ein Urprogramm« ⇽ zeigen und fortfahren:

⇾ Folie: Stressreaktion – ein Urprogramm

» Versuchen Sie, sich in die Frau, das Kind und den Mann auf dem Bild hineinzuversetzen und sich vorzustellen, was ihnen gerade durch den Kopf geht, wie sie sich fühlen, was sich in ihrem Körper abspielt, und beschreiben Sie, wie sie sich verhalten. «

Zeigen Sie parallel zur Präsentationsfolie Ihre am Whiteboard oder Flipchart vor der Sitzung vorbereitete leere Tabelle mit der Überschrift »Stressreaktion auf vier Ebenen« und den vier Spalten (Denken, Fühlen/Stimmung, Körper, Verhalten). ⇽

⇾ Folie: Am Flipchart vorbereitete leere Tabelle 1: Stressreaktion auf vier Ebenen – Achtung: Diese Folie nicht zeigen, sie dient lediglich zur Erinnerung für die Moderatoren.

Lassen Sie sich die Eindrücke und Überlegungen der Teilnehmenden zurufen und ordnen Sie die Nennungen in die jeweiligen Spalten Ihrer vorbereiteten Tabelle ein. Beachten Sie, dass Stresserleben ganz individuell ist und es dabei kein »richtig« oder »falsch« gibt. Würdigen Sie jede Mitarbeit und finden Sie einen Weg, alles Genannte einzuordnen.

Wenn Sie möchten, können Sie ergänzend zum Abschluss dieser Arbeitsphase die Präsentationsfolien: »Akute und chronische

→ Folien: Akute Stressreaktionen auf vier Ebenen und Chronische Stressreaktionen auf vier Ebenen

Stressreaktionen auf vier Ebenen« ⇠ zeigen, ansonsten dienen sie als Ergänzung fürs Handout (Tabelle 2 a und b).

TABELLE 2a Akute Stressreaktionen auf vier Ebenen

Denken	Fühlen / Stimmung	Körper	Verhalten
Fokus auf Gefahr oder Fluchtweg: • »Er oder ich!« • »Jetzt oder nie!« • »Ich schaff's nicht!« • »Nichts wie weg!« • »Ich kann das nicht!« • »Das wird nie was!« • »Ich kann nicht mehr!«	• Angst, Panik • Ärger, Wut • Schock • Akute Traurigkeit • Enttäuschung • Unzufriedenheit • Klagsamkeit	• Ausschüttung von Stresshormonen: Adrenalin-, später auch Cortisol • Beschleunigter Herzschlag, Atmung • Muskelspannung erhöht • Schwitzen • Verdauung und Speichelfluss reduziert • Trockener Mund • Vermehrt Fettsäuren & Zucker ins Blut: »Lipolyse«, »Glukoneogenese« • Erhöhte Gerinnung des Blutes • Kurzfristig erhöhte, langfristig verminderte Immunkompetenz & Schmerztoleranz • Libidohemmung	reflexhaftes Verhalten: • Raufen oder Weglaufen (»Fight-Flight«-Reaktionen) oder • Erstarren (sich »unsichtbar/tot stellen«) • Unkonzentriertes Handeln • Streiten • Zu viel oder zu wenig essen • Zu schnell essen

TABELLE 2b Chronische Stressreaktionen auf vier Ebenen

Denken	Fühlen / Stimmung	Körper	Verhalten
• Dichotomes, negatives, abwertendes, pessimistisches bzw. Konkurrenz-Denken • Fokus auf Hilflosigkeit, Sorgen, Ohnmacht, Pech & Katastrophen	• Ängstlichkeit • Melancholie • Niedergeschlagenheit • Depressionen	• Bluthochdruck • Allergien • erhöhte Infektanfälligkeit • Krankheitsanfälligkeit	• Reizbarkeit • Gehetztsein • »Verzetteln« • Rückzug • Vermeiden • Aufschieben

Kleingruppenarbeit zum individuellen Stresserleben

Um von den allgemeinen Informationen über die Stressreaktion als Urprogramm zum heutigen und individuellen Stresserleben der Anwesenden überzuleiten, können Sie eine Selbstreflexion in Form einer Kleingruppenarbeit anregen, z. B. so:

» Nun sieht unser tägliches Leben heute ganz anders aus als damals: Mussten unsere Vorfahren in der Steinzeit noch täglich zehn bis fünfzehn gefahrenvolle Kilometer zurücklegen, um Essen zu finden und sich zu versorgen, haben wir heute den Supermarkt gleich um die Ecke. Gefährliche Raubtiere begegnen uns eher selten – was stresst uns heute? Und wie kann das, was den einen zur Weißglut treibt, die andere kalt lassen? Wie tragen wir selbst zu unserem Stresserleben bei? Woran merken wir, dass wir gestresst sind? Gibt es hier Übereinstimmungen oder Unterschiede im Erleben? Und wenn ja, was macht diese Unterschiede aus? «

In den Kleingruppen sollen die Patientinnen und Patienten sich nun ihr individuelles Stresserleben bewusst machen, indem sie sich über »äußere« und »innere« (psychische) Stressoren sowie Stressreaktionen austauschen. Die Differenzierung der stressrelevanten Aspekte – äußere und innere Stressoren bzw. Stressverstärker sowie körperliche Stressreaktionen sowie die Konzipierung der Kleingruppenarbeit – ist angelehnt an Kaluza 2018).

Erste Kleingruppe: Die Teilnehmenden der ersten Kleingruppe sollen das Arbeitsblatt St 1 a ⇽ bearbeiten und sich äußere Stressoren aus den verschiedenen Bereichen ihres Lebens vor Augen führen. Dabei sollen sie einschätzen, welche davon sie persönlich als belastend empfinden, indem sie den Satz vervollständigen: »Ich gerate in Stress, wenn …«

⇾ Folie: Kleingruppenarbeit, Arbeitsblatt St 1 a

Zweite Kleingruppe: Diese soll das Arbeitsblatt St 1 b ⇽ bearbeiten und ins Gespräch kommen über innere (psychische) Stressoren bzw. Stressverstärker. Die Teilnehmenden sollen den Satz fortsetzen: »Ich setze mich selbst unter Stress, indem …«

⇾ Folie: Kleingruppenarbeit, Arbeitsblatt St 1 b

Dritte Kleingruppe: Die Teilnehmenden der dritten Kleingruppe sollen das Arbeitsblatt St 1 c ⇽ bearbeiten und sich die eigenen körperlichen Stressreaktionen vor Augen führen, indem sie den Satz ergänzen: »Wenn ich im Stress bin, dann …«

⇾ Folie: Kleingruppenarbeit, Arbeitsblatt St 1 c

Geben Sie für den Austausch 10–15 Minuten Zeit. Falls Sie es noch nicht gemacht haben, bereiten Sie während der Arbeitsphase der Kleingruppen am Whiteboard oder Flipchart drei Spalten mit den Oberbegriffen »Äußere Stressoren«, »Innere Stressoren bzw. Stressverstärker« und »Stressreaktionen« vor, in die Sie nachher während der Auswertungsphase die Wortmeldungen entsprechend einordnen können. Unterstützen Sie dann die Teilnehmenden, indem Sie während der Arbeitsphase herumgehen und auf eventuelle Fragen oder Schwierigkeiten eingehen.

→ Folie: Auswertung: Individuelles Stresserleben (am Flipchart vorbereitete leere Tabelle (2)): Achtung: Diese Folie nicht zeigen, sie ist eine Erinnerungsstütze für die Moderation.

Auswertung der Kleingruppenarbeit und Zusammentragen am Whiteboard/Flipchart ←

Fragen Sie nun die Teilnehmerinnen und Teilnehmer nach den Ergebnissen aus ihren Kleingruppen. Lassen Sie pro Gruppe zunächst das Arbeitsblatt vorlesen und sammeln Sie dann die Beiträge am Whiteboard oder Flipchart. Sie können im Anschluss die nachfolgenden Präsentationsfolien zeigen. Wenn Sie dies nicht tun möchten, können Sie die Folien zur Ergänzung im Handout nutzen.

→ Folie: Äußere Stressoren

1. Äußere Stressoren: ← Als äußere Stressoren werden häufig angegeben: Lärm, Hitze, Kälte, Unordnung, Schmutz, schlechte Luft, Zigarettenrauch, Geldmangel, zwischenmenschliche Konflikte, Unpünktlichkeit, Unzuverlässigkeit, aggressives Verhalten oder Alkohol- bzw. sonstiger Drogenkonsum von nahestehenden Menschen, Reizüberflutung bei privaten oder öffentlichen Zusammenkünften, fehlende Tagesstruktur. Im beruflichen Kontext sind es oft zu monotone, zu schwierige oder zu viele Aufgaben gleichzeitig, zu knappe Zeitvorgaben, unklare Verantwortlichkeiten und diffuse oder zu starre hierarchische Strukturen, fehlende Mitgestaltungsmöglichkeiten, kritisch-abwertende Verhaltensweisen von Vorgesetzten oder Mitarbeitenden, die von Berufstätigen als stressend geschildert werden.

→ Folie: Innere Stressoren bzw. Stressverstärker

2. Innere (bewertungsbedingte) Stressoren bzw. Stressverstärker: ← Sie können die Antworten aus der zweiten Kleingruppe noch mit folgenden Ausführungen vertiefen:

» Ein Stressor ist jedoch nicht per se und für jeden Menschen gleichermaßen ein Stressor. Wir haben eben schon festgestellt, dass es hier große Unterschiede unter den Anwesenden gibt. Stress entsteht grundsätzlich durch die subjektiv wahrgenommene Diskrepanz zwischen äußerer Anforderung und eigenen Bewältigungsmöglichkeiten (Lazarus 1966). Individuen können ein und dieselbe Situation in Abhängigkeit von ihren Vorerfahrungen und Bewertungen sehr unterschiedlich wahrnehmen. Es kommt also immer auch darauf an, wie wir die Dinge sehen, sprich: bewerten. Innere Stressoren bzw. Stressverstärker sind bewusste und unbewusste (oft früh gelernte oder auch übernommene) ungünstige Sichtweisen, Überzeugungen, Normen, Haltungen und Denkmuster, die unser Stresserleben bestimmen und unser Verhalten steuern, wie z. B.:

Perfektionismus und Muss-Denken: rigides, unflexibles Denken; nie zufrieden, prinzipiell erst mal (selbst-)kritisch sein; starre Vorstellungen und Erwartungen, wie man selbst, wie ›die Dinge‹ und wie andere Menschen sein sollten.
Personalisieren: alles auf sich beziehen, schnell gekränkt sein, selektive Wahrnehmung, Verallgemeinern negativer Erfahrungen und Ereignisse, generalisierende Opferhaltung: ›Das kann ich nicht. Ich habe keinen Einfluss. Ich werde immer schlecht behandelt. Die Welt ist ungerecht und schlecht. Das klappt nie. Es ist hoffnungslos.‹
Eigene Grenzen missachten: Ungeduld, alles auf einmal wollen. Keine Pausen einlegen, an der Erholung und Regeneration sparen. Kurzfristige, eskapistische (von engl. escape: Flucht), langfristig jedoch schädigende »Abschaltens«-Strategien (Rauchen, Alkohol o. a.).
Überanpassung: bei allen beliebt sein, es allen recht machen wollen, keine eigene Meinung vertreten.
Übersteigertes Kontrollbedürfnis: nicht vertrauen, nicht abgeben können, und wenn doch, soll Delegiertes genauso umgesetzt werden, als hätte man es selbst gemacht; ›Einzelkämpfermentalität«, Forderungshaltungen: ›Das steht mir zu!‹.
Nicht-Akzeptanz von Realitäten, Konzentration auf nicht oder kaum Beeinflussbares: z. B. erlittene Verluste und Schicksalsschläge, Erkrankung, Altern, Wirtschaftskrise, das Wetter etc.
Mangelnde Frustrationstoleranz und Wunschdenken: ›Das Leben sollte Spaß machen, leicht und bequem sein. Andere Menschen sollten stets fair sein und meine Vorstellungen, Werte, Normen und Ziele teilen.‹ ›Könnerziele‹ statt ›Lernziele‹ verfolgen: Fähigkeiten sollen per Entschluss vorhanden sein, ohne lästiges Üben.
Stress als Flucht und Selbstablenkung: vor innerer Leere, Einsamkeit, fehlendem Lebenssinn. «

3. Körperliche Stressreaktionen: ⇐ Nach den Rückmeldungen zur individuellen Wahrnehmung der Körperreaktionen können Sie diese anhand der Präsentationsfolie ergänzend erläutern. Achten Sie darauf, dass Sie sich in Ihrer Ausdrucksweise auf die Bedürfnisse der Patientinnen und Patienten ausrichten.

⇒ Folie: Körperliche Stressreaktionen

5. Aufgabe zur nächsten Sitzung ⇐

⇒ Folie: Aufgabe zur nächsten Sitzung, Arbeitsblatt St 1.2

Die Teilnehmenden sollen beobachten, was sie stresst, wie sie eventuell selbst den Stress verstärken und welche Möglichkeiten sie haben oder einsetzen, ihn zu reduzieren. Dazu erhalten Sie ein

Arbeitsblatt. Lesen Sie das Arbeitsblatt St 1.2 vor und erklären Sie, wie es ausgefüllt werden soll. Machen Sie die Teilnehmenden darauf aufmerksam, dass es bei dem Punkt Stressabbau um die Reduzierung der körperlichen Stresssymptome gehen soll. Ziel der nächsten Sitzung ist dann, in dem Beobachteten eigene Ressourcen, Chancen und ausbaufähige Bereiche zu erkennen und mit neuen Ideen anzureichern.

Folie: Abschluss

6. Abschluss

Zusammenfassung, offene Fragen, Kurzentspannung, Abschlussrunde und Verabschiedung

Fassen Sie kurz das Wichtigste der Sitzung zusammen und erkundigen Sie sich, ob es noch offene Fragen gibt. Falls die Fragen kurz beantwortet werden können und Sie ausreichend Zeit haben, tun Sie es an dieser Stelle, ansonsten nehmen Sie sie in den Themenspeicher auf und beantworten sie zu Beginn der nächsten Sitzung. Falls es eine Frage zu einem Thema einer späteren Sitzung ist, verweisen Sie auf die entsprechende Sitzung und gehen Sie dann erst darauf ein.

Durch die vielen Informationen und die eigene Auseinandersetzung sind die Patienten inzwischen möglicherweise selbst angestrengt und angespannt. Leiten Sie zur Gegenregulierung und zum Unterstreichen Ihrer Empfehlung, sich nach einer Anspannung bewusst zu entspannen, eine Kurzentspannung an, z. B. eine Progressive Muskelentspannung in zwei Minuten. Beginnen Sie in etwa so:

» Um sich bei Stress auch zwischendurch und ohne großen Aufwand entspannen zu können, ist es gut, eine Kurzentspannungsmaßnahme zu kennen und sich deren Anwendung zur Gewohnheit zu machen. Es gibt viele Möglichkeiten – eine davon möchte ich heute mit Ihnen durchführen. Die Übung ist kurz und alltagstauglich, sodass sie Ihnen tatsächlich in weniger als einer Minute nützen und Entspannung ermöglichen kann. Zum Beispiel, während Sie gerade allein in Ihrem Wohnzimmer, Büro oder Home-Office sind oder während Sie auf einem Parkplatz in Ihrem Auto sitzend auf jemanden warten.

Setzen Sie sich dazu bequem auf Ihrem Stuhl zurecht. Achten Sie darauf, dass beide Füße Bodenkontakt haben und Ihr Rücken gut gestützt ist. Wenn Sie mögen, schließen Sie jetzt die Augen. Wenn Sie das nicht möchten, suchen Sie sich einen Punkt im Raum, an

dem sich Ihre Augen ausruhen können. Nehmen Sie jetzt drei tiefe Atemzüge und folgen Sie meiner Anleitung:
Spannen Sie im Sitzen die Unterschenkel an, indem Sie die Fußsohlen in Richtung Knie ziehen. Spannen Sie dann die Beine, den Po und den Beckenboden an. Ballen Sie die Hände zu Fäusten, winkeln Sie die Arme an und ziehen die Schultern zu den Ohren. Als Letztes ziehen Sie die Mundwinkel in Richtung Ohren und die Augenbrauen in Richtung Stirn – JETZT. Und halten ... (ca. 7 Sekunden) und mit dem nächsten Ausatmen loslassen ...
Spüren Sie nach, was diese Kurzentspannung für Sie getan hat ... Verweilen Sie noch ein wenig bei dem Gefühl der Entspannung ... Und wenn Sie so weit sind, öffnen Sie Ihre Augen, rekeln und dehnen Sie sich und kommen mit Ihrer Aufmerksamkeit in den Raum und zur Gruppe zurück. «

Hinweis: Eine Die Anleitung zu einer längeren Version finden Sie in Sitzung 10 des Basismoduls und als Audioversion zum Download unter www.psychiatrie-verlag.de/buecher/detail/book-detail/diagnosenuebergreifende-psychoedukation-1.html. Weitere hilfreiche Entspannungsanleitungen finden Sie auch bei BODEN und FELDT (2015) und in »Blitzschnell entspannt« von Robert SONNTAG (2020).

In der Abschlussrunde sollen die Teilnehmenden in Form eines Blitzlichtes, ohne Kommentare durch andere, ihre momentane Befindlichkeit mitteilen. Geben Sie das Handout aus, verabschieden Sie die Teilnehmenden und bedanken Sie sich für ihr Mitwirken.

Sitzung St 2: Stressbewältigungskompetenz

Schwerpunkt der Sitzung St 2: Schwerpunkt der zweiten Zusatzsitzung zum Thema »Stressbewältigung bei psychischen Erkrankungen« soll die vertiefende Auseinandersetzung mit unterschiedlichen Stressbewältigungsmöglichkeiten sein. Auch in dieser Sitzung orientieren wir uns inhaltlich am Konzept von KALUZA (2018).
Planen Sie eine Pause von zehn Minuten ein, wenn die Sitzung länger als sechzig Minuten dauern soll.

Benötigte Materialien

- Teilnehmerliste
- Arbeitsblätter St 1.2, St 2.1 und St 2.2
- Handout zur Sitzung St 2
- Präsentationsfolien zu den Sitzungen St 1 und St 2
- Computer mit Beamer oder großem Bildschirm
- Whiteboard oder Flipchart
- zusätzlich am Flipchart vorbereitet:
  - drei Spalten mit den Oberbegriffen: »Was löst bei mir Stress aus?«, »Wie verstärke ich Stress?«, »Wie baue ich Stress ab?« (Auswertung der Hausaufgabe aus der Sitzung St 1)
  - ein weiterer Flipchartbogen zur Stressbewältigung auf drei Ebenen mit der Überschrift: »Wie baue ich Stress ab?« In der zweiten Zeile drei Spalten: »außen«, »innen«, »körperlich«
- Moderationskoffer oder Moderationsmaterialien
- Kugelschreiber

Ablauf & Inhalte

1. Begrüßung, Vorstellen der thematischen Inhalte der Sitzung St 2 und Anfangsrunde
2. Kurze Wiederholung der letzten Sitzung

3. Besprechen der Aufgabe aus der letzten Sitzung
4. Neues Thema: Stressbewältigung bei psychischen Erkrankungen II – Stressbewältigungskompetenz
   - Umgang mit Stressoren: Stressbewältigung auf drei Ebenen
     - Außen: instrumentell
     - Innen: psychisch
     - Körperlich: regenerativ
5. Aufgabe zur nächsten Sitzung und Rückmeldung zum Zusatzmodul Stressbewältigung
6. Abschluss

Durchführung

1. Begrüßung, Vorstellen der thematischen Inhalte der Sitzung St 2, Anfangsrunde

Folie: Sitzung St 2

Heißen Sie die Teilnehmenden zur Sitzung willkommen und geben Sie die Teilnehmerliste aus. Bitten Sie darum, sich einzutragen. Stellen Sie den geplanten Ablauf und die vorgesehenen thematischen Inhalte der Sitzung St 2 vor. Zeigen Sie dazu die Präsentationsfolie »Ablauf & Inhalte der Sitzung St 2«. Bitten Sie anschließend die Patientinnen und Patienten, in Form eines Blitzlichtes mitzuteilen, wie es ihnen im Moment geht, und fragen Sie, ob es noch weitere Themenwünsche oder etwas Wichtiges mitzuteilen gibt, das für die heutige Gruppenarbeit relevant sein könnte.

Folie: Ablauf & Inhalte der Sitzung St 2

Nehmen Sie die genannten Vorschläge, wenn sie zum Thema »Stressbewältigung« passen, auf, ansonsten verweisen Sie an die entsprechenden Behandelnden.

2. Kurze Wiederholung der letzten Sitzung

Folie: Kurze Wiederholung der letzten Sitzung

Da es sich um zwei zusammenhängende Sitzungen handelt und die heutige auf den Inhalten der vorangegangenen Sitzung aufbaut, sollte die Wiederholung ausführlicher sein als sonst. Greifen Sie dabei auf die Stichpunkte dieser Präsentationsfolie zurück oder gehen Sie mit den Patienten das Wichtigste der letzten Sitzung noch einmal anhand der Folien der letzten Sitzung durch.

Folie: Aufgabe aus der letzten Sitzung

3. Besprechen der Aufgabe aus der letzten Sitzung

Die Teilnehmenden haben sich in der letzten Sitzung darüber ausgetauscht, welche äußeren Stressoren sie jeweils persönlich als besonders belastend empfinden, welche inneren Stressverstärker ihr Stresserleben erhöhen und wie sie in Stresssituationen reagieren. Sie hatten die Aufgabe, eine Woche lang ihr Bewusstsein für diese Fragestellungen zu schärfen. Sie sollten beobachten, was bei ihnen Stress auslöst, wie sie ihn verstärken und wie sie ihn abbauen. Um den Teilnehmenden einen ersten Austausch über ihre individuellen Erfahrungen zu ermöglichen, schlagen wir an dieser Stelle eine Kleingruppenarbeit vor.

Kleingruppenarbeit

Folie: Auswertung der Aufgabe aus der letzten Sitzung, Arbeitsblatt St 2.1

Teilen Sie die Gruppe dazu in drei kleine Gruppen auf, in denen sich die Patienten jeweils über ihre Beobachtungen der letzten Woche anhand ihrer Hausaufgabe austauschen können. Ermutigen Sie diejenigen, die ihre Aufgabe nicht gemacht haben, sich trotzdem an einer Kleingruppe zu beteiligen. Falls jemand sein Arbeitsblatt nicht dabei hat, teilen Sie es noch einmal aus. Geben Sie für den Austausch ungefähr 10–15 Minuten Zeit. Auf dem Arbeitsblatt St 2.1 sollen die wichtigsten Erkenntnisse der jeweiligen Kleingruppe festgehalten werden.

Bereiten Sie (falls Sie dies noch nicht vor der Sitzung getan haben), während die Kleingruppen arbeiten, am Whiteboard oder Flipchart drei Spalten mit den Oberbegriffen »Was löst bei mir Stress aus?«, »Wie verstärke ich Stress?«, »Wie baue ich Stress ab?« vor, in die Sie nachher während der Auswertungsphase die Wortmeldungen einordnen können. Unterstützen Sie dann die Teilnehmenden, indem Sie während der Kleingruppenarbeitsphase herumgehen, um auf eventuelle Fragen oder Schwierigkeiten reagieren zu können. Anschließend tragen Sie die Erfahrungen in der Großgruppe zusammen und skizzieren kurz die wichtigsten Ergebnisse in den jeweiligen Spalten, sodass die Teilnehmenden ihre eigenen Aufzeichnungen ergänzen können.

4. Thema: Stressbewältigung bei psychischen Erkrankungen II – Stressbewältigungskompetenz ⇠

→ Folie: Thema (Fortsetzung)

Bevor Sie mit der Vertiefung der Bewältigungsstrategien fortfahren, erklären Sie die Stressbewältigung auf drei Ebenen. Zeigen Sie dazu die Folie »Umgang mit Stressoren – Stressbewältigung auf drei Ebenen«. ⇠ Erklären Sie, dass Stress für jeden Menschen normal ist und zum Leben dazugehört. Ganz ohne Stress würden wir uns zurückentwickeln und möglicherweise sogar depressiv werden, weil wir nichts zu bewältigen und keine Erfolgserlebnisse hätten. Aber es ist wichtig, gegen Disstress vorzugehen, insbesondere in psychischen Krisen. Auf Stress und Anspannung sollten möglichst immer wieder auch Phasen der Entspannung folgen. Zu entspannen heißt jedoch *nicht*: nichts tun, sondern zum einen, eine Veränderung im Außen herbeizuführen, sodass man es langfristig und insgesamt leichter hat (instrumentelle Stressbewältigung). Zweitens ist es bei akuter Stressbelastung wichtig, sich zu entschleunigen, sodass man seine inneren Stressoren und Stressverstärker, wie etwa Forderungshaltungen, Ungeduld und Perfektionismus, reflektieren und verändern kann (psychische Stressbewältigung). Da wiederholte akute Stressbelastungen zu chronischen Stressreaktionen führen können, ist es drittens wichtig, die Bedürfnisse des Körpers wahrzunehmen und zu respektieren und sich ausreichend zu bewegen, sich vollwertig zu ernähren und regelmäßig zu entspannen (regenerative Stressbewältigung).

→ Folie: Umgang mit Stressoren – Stressbewältigung auf drei Ebenen

Um zu verdeutlichen, dass Sie mit dem Aufbau von Bewältigungsfertigkeiten auf dem Hintergrund der Erfahrungen der Gruppenteilnehmenden fortfahren wollen, zeigen Sie nochmals die leere Präsentationsfolie »Stressbewältigungsmöglichkeiten« ⇠ und weisen darauf hin, dass es nun um die dritte Spalte »Wie baue ich Stress ab?« gehen wird. Gehen Sie nochmals auf die Auswertung der Hausaufgabe ein, indem Sie sich dabei auf die dritte Spalte konzentrieren, und ordnen Sie die bereits erarbeiteten Stressabbaumöglichkeiten (vom vorherigen Flipchartbogen oder Whiteboard ⇠) in die drei Kategorien »*außen:* instrumentell«, »*innen:* psychisch«, »*körperlich:* regenerativ« ein. Falls Sie vor der Sitzung keinen Flipchartbogen vorbereitet haben, zeichnen Sie am Whiteboard eine Tabelle mit den drei Spalten, um die Vorschläge dort einordnen zu können. Schreiben Sie oben als Titel: »Wie baue ich Stress ab?«. Darunter schreiben Sie drei Spalten: außen – innen – körperlich.

→ Folie: Stressbewältigungsmöglichkeiten

→ Folie: Wie baue ich Stress ab

Wenn es sich anbietet und Sie ausreichend Zeit haben, können Sie die Beiträge aus der Gruppe mit den Ideen auf den folgenden Präsentationsfolien ergänzen, ansonsten können sie als Anregungen im Handout dienen.

Zur Folie »Stressbewältigung (I) – außen: Leistungskurve« können Sie Folgendes sagen: ⇦

[→ Folie: Stressbewältigung (I)

» Eine Patientin wunderte sich, wie es sein könne, dass sie an einem Abend bis tief in die Nacht an der Erledigung ihrer Mails gesessen hatte, ohne etwas zustande zu bringen. Am nächsten Vormittag hatte sie sich nach einem flotten Spaziergang um 10.00 Uhr vormittags nochmals darangesetzt und schon nach einer halben Stunde hatte sie einige Mails erledigt und traute sich nun auch den Rest zu. Leistungskurven sind ziemlich konstant, allerdings von Mensch zu Mensch verschieden – einer schafft am Morgen mehr, ein anderer eher am Nachmittag. Die eigenen Hoch- und »Hänger«-Zeiten zu kennen und knifflige Aufgaben für die Konzentrationshochphasen zu planen, sorgt für Erfolgserlebnisse und spart eine Menge Energie. «

[→ Folie: Stressbewältigung (II)

Zur Folie »Stressbewältigung (II) – außen: Wochenplan«: ⇦

» Den Nutzen eines Wochenplans haben wir schon in anderen Zusammenhängen erwähnt. Er hilft, den Überblick zu behalten und Termine sinnvoll zu planen sowie Energieräuber und Energiespender, Arbeit und Freizeit ausgewogen zu gestalten, Überschneidungen oder zu knapp bemessene Zeitfenster im Vorhinein zu erkennen und dementsprechend unnötigem Stress vorzubeugen. «

Der leere Wochenplan ⇦ dient als Vorlage für die Patienten im Handout.

[→ Folie: Wochenplan

Gehen Sie über zur Folie »Stressbewältigung (III) – innen: zuversichtlicher Blick über die Hürde« ⇦

[→ Folie: Stressbewältigung (III)

» Wenn ein Reiter mit seinem Pferd ein Hindernis ansteuert und dabei das Hindernis fixiert, bleibt das Pferd davor stehen oder es reißt die Latte. Wenn er die Barriere nehmen will, muss er in den Raum dahinter, also über die Hürde hinweg, schauen. In unserem Alltag ist das ähnlich: Fixieren wir uns bei einem Problem ausschließlich auf die Hindernisse, versetzen wir unseren Körper in Anspannung und Stress, wir fangen an zu grübeln und blockieren Ideen und Kräfte zur Überwindung. Die Augen über die Hürde zu lenken, bedeutet, sich auf Ziele zu konzentrieren und damit geistig-seelische Ressourcen freizusetzen und kreative Lösungen und Wege »kognitiv« zu bahnen. Entsprechende neue Synapsenverbindungen bilden sich im Gehirn, unser Gehirn wird flexibler. «

Zur Folie »Stressbewältigung (IV) – innen: fester Stand(-punkt)«: ⇽ ⇾ Folie: Stressbewältigung (IV)

» Springen Sie von einem Thema zum anderen? Fangen Sie vieles an und bringen nichts zu Ende? Richten Sie sich permanent nach den Meinungen und Absichten anderer und wollen es stets allen recht machen? Dann fühlen Sie sich vielleicht wie ein Fähnchen im Wind und chronisch gestresst aus Angst vor Fehlern und Ablehnung. Flexibilität und Kompromissbereitschaft sind wichtige soziale Fähigkeiten, doch jede Tugend braucht ihre Gegen-Tugend, in diesem Fall: eine eigene Meinung, Konstanz und Stehvermögen. Wenn Sie sich in den obigen Beschreibungen wiedererkennen, wiederholen Sie regelmäßig, z.B. vor jedem Zähneputzen, folgende Übung: Stellen Sie sich aufrecht hin, die Füße hüftbreit auseinander mit festem Kontakt zum Boden. Machen Sie sich bewusst, wie Ihre Füße mit dem Boden verwurzelt sind – nichts und niemand kann Sie umwerfen – Sie stehen so fest wie ein Fels in der Brandung und denken an Ihre Stärken und Ihre Ziele. Zählen Sie in Gedanken bis 10, bevor Sie die Übung beenden. «

Zur Folie »Stressbewältigung (V) – innen: Humor«: ⇽ ⇾ Folie: Stressbewältigung (V)

» Lachen über einen Witz ist eine kurze Erleuchtung, soll schon Schopenhauer gesagt haben. Neuropsychologisch schaffen wir durch Humor in kürzester Zeit eine mentale Distanzierung zum Problem und nehmen auf der »Zwinker-Ebene« den Blick von außen ein. Dadurch stoppen wir die Cortisol-Produktion und befreien uns aus dem Tunnelblick der Stressreaktion. Wir können wieder kreativer denken, und durch herzhaftes Lachen werden zudem unzählige Glückshormone freigesetzt. «

Zu den Folien »Stressbewältigung (VI) – regenerativ: Bewegung – Evolution des Menschen« und »Stressbewältigung (VII) – regenerativ: Bewegung« ⇽ ⇾ Folien: Stressbewältigung (VI, VII)

» Frauen wie Männer brauchen von ihrer Organstruktur her die Bewegung heute genauso wie vor zwei Millionen Jahren. Sie müssen jedoch gar nicht so rennen wie unser Läufer hier – schon ein regelmäßiges moderates Laufen genügt, um Stresshormone abzubauen und die körpereigene Produktion von »Glückshormonen« (Serotonin, Endorphine u. a.) anzukurbeln, die Kapillargefäße zu vermehren und dem Gehirn und dem gesamten Körper mehr Sauerstoff zuzuführen. Wenn Sie genügend Sauerstoff im Blut haben, sind Sie wacher und können klarer denken. Außerdem macht Bewegung schlau und kreativ, denn die durch moderaten Sport gesteigerte Produktion von Neurotrophinen begünstigt die Vermehrung und Verzweigung von Nervenzellen. Durch leichte bis mittelschwere

körperliche Anstrengung vermehrt sich zudem die Anzahl fettabbauender Enzyme. Sie verbrennen Fett auch dann, wenn Sie ruhen oder schlafen. «
Falls Sie Zeit haben, regen Sie vor dem Abschluss dieser Einheit noch ein Gespräch in der Großgruppe an, in dem die Teilnehmenden Gelegenheit finden können, die eben vorgestellten Ansätze mit eigenen Ideen, Erfahrungen und Tipps – auch aus den Kleingruppen – zu ergänzen und sich vertiefend darüber auszutauschen.

➔ Folie: Aufgabe zur nächsten Sitzung, Arbeitsblatt St 2.2

5. Aufgabe zur nächsten Sitzung

Falls Sie die Einheit zur Stressbewältigung über mehr als zwei Sitzungen strecken wollen, können Sie folgende Aufgabe zur nächsten Sitzung stellen:
» Versuchen Sie, Ihre Arbeitsergebnisse und die Anregungen zur Stressbewältigung, die Sie in dieser Sitzung erhalten haben, in Ihrem Alltag umzusetzen und notieren Sie auf dem Arbeitsblatt St 2.2, mit welchen Tipps Sie persönlich gute Erfahrungen machen. «
Wenn es sich um die letzte Sitzung handelt, zeigen Sie im Anschluss die Folie »Rückmeldung zum Zusatzmodul« mit den Fragen: Was wollen Sie sich aus den vorangegangenen Sitzungen merken? Was wollen Sie von dem Erarbeiteten in Ihrem Alltag umsetzen?

➔ Folie: Rückmeldung und Ausblick zur Einheit »Stressbewältigung«

➔ Folie: Abschluss

6. Abschluss

Zusammenfassung, offene Fragen, Kurzentspannung, Abschlussrunde und Verabschiedung

Fassen Sie kurz das Wichtigste der Sitzung zusammen und erkundigen Sie sich, ob es noch offene Fragen gibt. Falls die Fragen kurz beantwortet werden können und Sie ausreichend Zeit haben, tun Sie es an dieser Stelle, ansonsten nehmen Sie sie in den Themenspeicher auf und beantworten sie zu Beginn der nächsten Sitzung. Falls es eine Frage zu einem Thema einer späteren Sitzung ist, verweisen Sie auf die entsprechende Sitzung und gehen Sie dann darauf ein. Falls dies die letzte Sitzung ist, verweisen Sie an entsprechende Personen oder Institutionen, an die sich die Betroffenen wenden können.

Kurzentspannung

Auch dieses Mal schlagen wir eine Kurzentspannung in der Gruppe vor. Es handelt sich um eine Entspannungsreise. Beginnen Sie in etwa so:

» Schon in der letzten Sitzung haben wir besprochen, wie günstig es ist, sich bei Stress schnell und ohne großen Zeitaufwand entspannen zu können. Sie haben bereits eine kurze Form der Progressiven Muskelentspannung kennengelernt. Heute möchte ich mit Ihnen eine imaginative Kurzentspannung durchführen und Sie zu einer kleinen Fantasiereise einladen. Suchen Sie sich dafür eine bequeme Haltung auf Ihrem Stuhl. Achten Sie darauf, dass beide Füße Bodenkontakt haben und Ihr Rücken gut gestützt ist. Wenn Sie mögen, schließen Sie jetzt die Augen. Wenn Sie das nicht möchten, suchen Sie sich einen Punkt im Raum, an dem sich Ihre Augen ausruhen können. Nehmen Sie jetzt drei tiefe Atemzüge und folgen Sie meiner Anleitung:
Stellen Sie sich vor, ... Sie begeben sich ... auf eine kleine Wanderschaft ... Der erste Weg ... geht auf einen Berg ... Stellen Sie sich vor, ... Sie gehen ... auf diesen Berg ... und bleiben ein bisschen dort, ... wo Sie sich wohlfühlen ... Der nächste Weg ... geht auf eine schöne große Wiese ... Stellen Sie sich vor, ... Sie gehen auf diese schöne große Wiese ... und bleiben ein bisschen dort, ... wo Sie sich wohlfühlen ... Der nächste Weg ... geht ans Meer, ... an einen schönen Platz am Meer ... Stellen Sie sich vor, Sie gehen ... an diesen schönen Platz am Meer ... und bleiben ein bisschen dort, ... wo Sie sich wohlfühlen ... Genießen Sie noch einen Moment Ihren Ort der Entspannung ... und bereiten Sie sich dann langsam darauf vor, sich von Ihrem Erholungsort zu verabschieden. Lassen Sie die Bilder langsam verblassen ... und wenn Sie so weit sind, strecken und dehnen Sie sich, öffnen Ihre Augen und kommen mit Ihrer Aufmerksamkeit in den Raum und zur Gruppe zurück. «

Leiten Sie dann eine kurze Feedbackrunde an, fragen Sie die Teilnehmerinnen und Teilnehmer:

» Sie waren alle auf unterschiedlichen Bergen, an unterschiedlichen Meeren, jeder in seiner eigenen Vorstellung. Wo hat es Ihnen am besten gefallen? Wo konnten Sie am besten entspannen? «

Kommentieren Sie die Rückmeldungen nur kurz und ergänzen Sie den Hinweis:

» Und wenn Sie abends im Bett mal länger wach liegen, weil Sie sich mit einem Problem auseinandersetzen, das sich nicht durch Denken lösen lässt, dann erinnern Sie sich vielleicht an Ihren schönen

Ort und bringen sich mit seiner Hilfe auf friedvolle, behagliche Gedanken und Bilder, die Sie dann in einen wohltuenden und erholsamen Schlaf begleiten. «

In der Abschlussrunde sollen die Teilnehmenden in Form eines Blitzlichtes, ohne Kommentare durch andere, ihre momentane Befindlichkeit mitteilen. Geben Sie das Handout aus, verabschieden Sie die Teilnehmenden und bedanken Sie sich für ihr Mitwirken.

Beteiligung von Angehörigen

Für den Einbezug von Angehörigen in psychoedukative Angebote spricht eine breite empirische Basis: So legten RODOLICO u.a. 2022 eine umfangreiche Metaanalyse vor: In ihrer Studiendiskussion kommen sie zu dem Schluss, dass die meisten Familieninterventionen das Rückfallrisiko (innerhalb von 12 Monaten, verglichen mit »treatment as usual«) bei schizophren erkrankten Patienten senken. Am erfolgreichsten war dabei die Familienpsychoedukation als alleinige Interventionsmethode – noch vor der Familienpsychoedukation kombiniert mit anderen Therapien wie beispielsweise Familientherapie oder Skills-Training. Bereits 2007 wiesen LINCOLN u.a. in einer Metaanalyse nach, dass Psychoedukation bei Schizophrenien und anderen psychotischen Störungen insbesondere dann effizient ist, wenn auch Familienangehörige mit in die Psychoedukation eingebunden werden.

Auch BÄUML und PITSCHEL-WALZ empfahlen 2020 nochmals ausdrücklich den Einbezug von Angehörigen in die Psychoedukation bei Patienten mit schizophrenen Erkrankungen.

Soweit uns bekannt ist, liegen leider noch keine Studien zur Effizienz von Psychoedukation mit Einbezug von Angehörigen bei anderen psychischen Erkrankungen vor.

Sicher festzuhalten ist jedoch das Bedürfnis von Angehörigen und Patienten nach wechselseitiger Unterstützung wie auch nach Unterstützung und Anregungen durch professionelle Helfer. Dabei spielen die Bedürfnisse nach emotionaler Entlastung, aber auch nach Austausch von Wissen und Erfahrungen eine große Rolle.

Die Sinnhaftigkeit, Angehörige mit in die Behandlung psychisch Erkrankter einzubeziehen, ist im psychoedukativen Kontext keine neue Erkenntnis: Bereits ANDERSON u.a. (1980) messen dem Einbezug von Angehörigen eine zentrale Rolle für die erfolgreiche Behandlung von Patientinnen und Patienten mit schizophrenen Erkrankungen bei. Auch FALLOON u.a. betonen bereits 1984 in ihrem Buch »Family Care of Schizophrenia« die Bedeutung der Angehörigen für Verlauf und Outcome und machen auf das entsprechende Vorgehen unterschiedlicher Arbeitsgruppen aufmerksam.

In unserem in der Bundesrepublik Deutschland größtenteils durch gesetzliche Krankenkassen finanzierten Behandlungsvorgehen stehen wir trotz dieser unumstrittenen Empfehlung, Angehörige in die Behandlung mit einzubeziehen, vor einer großen Herausforderung. Angebote ausschließlich für Angehörige werden gegenwärtig nicht von den gesetzlichen Krankenkassen finanziert. Dies scheint ein wichtiger Grund dafür zu sein, dass die Umsetzung zurzeit als unzureichend zu bezeichnen ist: Nach RUMMEL-KLUGE u. a. (2008) erhalten beispielsweise nur 2 % aller Angehörigen schizophren Erkrankter Psychoedukation. Auch eine neuere Studie konnte keinen signifikanten Zuwachs verzeichnen (RUMMEL-KLUGE u. a. 2013). Auch wenn wir eine gleichermaßen umfangreiche und auf die jeweiligen Bedürfnisse von Patienten und Angehörigen abgestimmte Information und Schulung für sinnvoll und notwendig erachten, erscheint uns momentan zumindest der zeitweilige Einbezug von Angehörigen in psychoedukative Gruppen für Patienten die praktikabelste Lösung.

Inhaltlich lassen sich Argumente sowohl für als auch gegen eine durchgehende gemeinsame Teilnahme von Patienten und ihren Angehörigen an einer diagnosenübergreifenden psychoedukativen Gruppe finden: Sinnvoll erscheint ein derartiges Vorgehen im Hinblick auf gemeinsame Lernprozesse, die Möglichkeit, voneinander zu lernen, kommunikative Kompetenzen gemeinsam zu entwickeln und sich gegenseitig zu unterstützen. Gegen eine gemeinsame Teilnahme spricht eine etwaige subjektive Bedrohung oder Verletzung des Schutzraums von Patienten sowie die nachvollziehbare Hemmung und berechtigte Rücksichtnahme von Angehörigen, sich im Beisein ihrer erkrankten Kinder, Eltern oder Partner offen über ihre Erfahrungen im Umgang mit der Erkrankung auszutauschen.

Wie auch in vielen anderen Kliniken findet in unserer Abteilung für Psychiatrie und Psychotherapie einmal monatlich eine fortlaufende offene Angehörigengruppe statt, an der interessierte Angehörige ohne große Hürden jederzeit unverbindlich und nach Bedarf teilnehmen können. Um die Vorteile der gemeinsamen Arbeit von Patienten und Angehörigen nutzen zu können, bieten wir im ambulanten Setting im Rahmen der diagnosenübergreifenden Psychoedukationsgruppe ein zusätzliches Modul zur Beteiligung der Angehörigen an. Ein solches Zusatzmodul bietet aus unserer Sicht einen besonders geschützten Rahmen, um Betroffene und deren Angehörige zu sensiblen Themen miteinander ins Gespräch zu bringen.

Mit der Darstellung unseres Vorgehens möchten wir Ihnen in diesem Manual Anregungen geben, wie Patienten und Angehörige konstruktiv miteinander ins Gespräch kommen und sich wechselseitig besser unterstützen können. Ein wichtiges didaktisches Element stellt – wie im Basismodul und in den übrigen Zusatzmodulen – auch hier die Kleingruppenarbeit dar. In diesem Rahmen wird den Teilnehmenden die Möglichkeit gegeben, ohne die direkte Einwirkung von Behandelnden und Moderatoren wechselseitig vom Erleben und von den Bedürfnissen der jeweils anderen zu erfahren. Die Hauptaufgabe der Moderatorinnen und Moderatoren sehen wir in diesem Zusammenhang insbesondere in der Strukturierung der Gruppensitzungen, der Zusammenfassung der Arbeitsergebnisse und darin, als Modelle für konstruktive Kommunikation zu dienen. Beachten Sie jedoch, dass Patienten-Angehörigen-Gruppen schwerer zu moderieren sind und von der Gruppenleitung mehr Sicherheit im Umgang mit herausfordernden Gruppensituationen erfordern.

Was den Ablauf betrifft, so schlagen wir für dieses Modul mindestens drei Sitzungen vor, die entweder in den Ablauf des Basiscurriculums eingefügt oder im Anschluss an die zwölf Basissitzungen angeboten werden können. Je nachdem, welche Variante Sie wählen und über welche Kapazitäten Sie bezüglich des weiteren Vorgehens verfügen, können Sie in der dritten Sitzung die Gruppe entscheiden lassen, ob gemeinsam weitergearbeitet oder die Patientengruppe für sich weitergeführt wird, ob die Angehörigen als eigene Gruppe weitere Sitzungen (etwa zur fachlichen Information) erhalten können oder ob keine weiteren Gruppensitzungen durchgeführt werden sollen. Für Ihr gewähltes Konzept können Sie auf Informationsmaterialien aus dem Basismodul und auf die anderen Zusatzmodule zurückgreifen.

Sitzung A 1: Patienten

Schwerpunkt von Sitzung A 1: In der Sitzung A 1 soll der Termin, an dem Patienten und ihre Angehörigen gemeinsam teilnehmen, mit den Patientinnen und Patienten vorbereitet werden.
Planen Sie eine Pause von ca. zehn Minuten ein, wenn die Sitzung länger als sechzig Minuten dauern soll.

Benötigte Materialien

- Teilnehmerliste
- Arbeitsblätter A 1.1, A 1.2 und A 1.3
- Handout der Sitzung A 1
- Computer mit Beamer oder großem Bildschirm
- Präsentationsfolien zur Sitzung A 1
- Whiteboard oder Flipchart
- Moderationskoffer oder Moderationsmaterialien
- Metaplankarten und Metaplanwand
- Kugelschreiber

Ablauf & Inhalte

1. Begrüßung, Vorstellen der thematischen Inhalte der Sitzung A 1 »Vorbereitung der gemeinsamen Sitzung mit den Angehörigen« und Anfangsrunde
2. Kurze Wiederholung der letzten Sitzung (Achtung: Präsentationsfolie vor der Sitzung erstellen!)
3. Besprechen der Aufgabe aus der letzten Sitzung (Achtung: Präsentationsfolie vor der Sitzung erstellen!)
4. Neues Thema: Vorbereitung der gemeinsamen Sitzung mit den Angehörigen
   - Erklärung des geplanten Vorgehens
   - Einstieg: Partnergespräch zum Thema Erwartungen und Befürchtungen

- Kleingruppenarbeit zu:
  - erhaltene Unterstützung durch die Angehörigen
  - Unterstützungswünsche an die Angehörigen
- Was sollten Angehörige über psychische Erkrankungen wissen?
- Umgang mit den Ergebnissen

5. Aufgabe zur nächsten Sitzung
6. Abschluss

Durchführung

1. Begrüßung, Vorstellen der thematischen Inhalte der Sitzung A 1 und Anfangsrunde ⇽

➔ Folie: Sitzung A 1: Patienten

Heißen Sie die Teilnehmenden zur Sitzung willkommen und geben Sie die Teilnehmerliste aus. Bitten Sie darum, sich einzutragen. Stellen Sie den geplanten Ablauf und die vorgesehenen Inhalte der Sitzung A 1 vor. Zeigen Sie dazu die Folie »Ablauf & Inhalte dieser Sitzung«. ⇽ Bitten Sie anschließend die Patientinnen und Patienten, in Form eines Blitzlichtes mitzuteilen, wie es ihnen im Moment geht, und fragen Sie, ob es noch weitere Themenwünsche oder etwas Wichtiges mitzuteilen gibt, das für die heutige Gruppenarbeit relevant sein könnte.

➔ Folie: Ablauf & Inhalte dieser Sitzung

Nehmen Sie die genannten Vorschläge, wenn sie zum Thema »Vorbereitung der gemeinsamen Sitzung mit den Angehörigen« passen, auf, ansonsten schreiben Sie sie in den Themenspeicher, um sie an gegebener Stelle zu bearbeiten, oder, falls dies nicht möglich sein sollte, verweisen Sie an die entsprechenden Behandelnden oder Beratungsstellen.

2. Kurze Wiederholung der letzten Sitzung ⇽

➔ Folie: Kurze Wiederholung der letzten Sitzung – Achtung: Folie vorher erstellen!

Wiederholen Sie kurz die thematischen Inhalte der letzten Sitzung mithilfe der Notizen am Whiteboard/Flipchart, der Präsentationsfolien der letzten Sitzung oder der Stichpunkte auf der Präsentationsfolie zur Wiederholung, die Sie in diesem Fall vor der Sitzung selbst erstellen müssen, da es sich heute um eine Sondersitzung handelt.

Erkundigen Sie sich, ob es noch Fragen zum letzten Treffen gibt. Gehen Sie, wenn es thematisch wichtig ist, kurz darauf ein. Falls sehr persönliche oder therapiebezogene Fragen geäußert werden, die den Rahmen der Gruppe überschreiten, verweisen Sie höflich an den behandelnden Psychotherapeuten oder Arzt.

⇒ Folie: Aufgabe aus der letzten Sitzung – Achtung: Folie vorher erstellen!

3. Besprechen der Aufgabe aus der letzten Sitzung

Bearbeiten Sie interaktiv die eventuell gestellte Aufgabe. Falls Sie in der vorangegangenen Sitzung keine Aufgabe gestellt haben, entfällt dieser Punkt.

⇒ Folie: Neues Thema

4. Neues Thema: Vorbereitung der gemeinsamen Sitzung Patienten & Angehörige

Zum Einstieg können Sie darauf hinweisen, dass der Einbezug von Angehörigen hilfreich im Bewältigungsprozess psychischer Krisen sein kann, da dies zur Entlastung aller Beteiligten beitragen und die Kommunikation untereinander und die gegenseitige Unterstützung verbessern kann. Sie können an dieser Stelle auch darauf hinweisen, dass die höhere Effektivität psychoedukativer Angebote durch die Beteiligung von Angehörigen vielfach wissenschaftlich nachgewiesen ist.

Das geplante Vorgehen

Erklären Sie dann den Ablauf des Zusatzmoduls: Zunächst soll jeweils getrennt voneinander je eine Sitzung ausschließlich mit den Patienten und eine Sitzung ausschließlich mit den Angehörigen stattfinden. Diese zwei getrennten Gruppen dienen der Vorbereitung auf die dritte Sitzung, an der Patienten und ihre Angehörigen dann gemeinsam teilnehmen. Machen Sie darauf aufmerksam, falls Sie es ermöglichen können und geplant haben, dass nach der gemeinsamen Sitzung mit den Angehörigen weitere Sitzungen z. B. zur fachlichen Information der Angehörigen mit oder ohne Patienten angeboten werden können. Wenn Sie das Zusatzmodul innerhalb des Basismoduls durchführen, bieten Sie die Fortsetzung des Basiscurriculums nach Abschluss dieses Sondermoduls mit oder ohne Angehörige an. In diesem Zusammenhang sollten Sie darauf verweisen, dass in der dritten Sitzung gemeinsam mit den Angehörigen über das darauf folgende Vorgehen entschieden wird. Zeigen Sie dazu die Präsentationsfolien »Das geplante Vorgehen (I, II)«, auf denen die Abfolge der Sitzungen grafisch dargestellt sind.

⇒ Folien: Das geplante Vorgehen (I, II)

Partnergespräch: Wünsche und Erwartungen

Um die Wünsche, Erwartungen und Befürchtungen der Patientinnen und Patienten bezüglich einer gemeinsamen Patienten-Angehörigensitzung zu erfassen und auf diese reagieren zu können, schlagen wir als Einstieg ein Partnergespräch vor. ⇠

⇢ Folie: Partnergespräch, Arbeitsblatt A 1.1

Bitten Sie die Teilnehmenden, sich mit ihrem Nachbarn darüber auszutauschen, was sie von der gemeinsamen Sitzung mit ihren Angehörigen erwarten bzw. sich erhoffen, aber auch darüber, was sie möglicherweise befürchten. Verteilen Sie dazu das Arbeitsblatt A 1.1 an die Anwesenden, lesen Sie den Text vor und erkundigen Sie sich nach Fragen zur Aufgabe. Bitten Sie die Teilnehmenden, die Ergebnisse ihres Gesprächs stichpunktartig auf dem Arbeitsblatt zu notieren. Geben Sie einen Zeitrahmen von etwa zehn Minuten vor.

Bitten Sie die Teilnehmenden in der anschließenden Plenumsphase, das ihnen Wichtigste kurz in der Gruppe vorzustellen. ⇠ Fassen Sie die Ergebnisse abschließend zusammen. Achten Sie dabei darauf, dass Erwartungen auch realitätsangemessen bleiben und greifen Sie Befürchtungen auf, indem Sie gemeinsam überlegen, wie damit umgegangen werden kann.

⇢ Folie: Auswertung des Partnergesprächs

Kleingruppenarbeit: Vorbereitung der gemeinsamen Sitzung (Patienten und Angehörige) ⇠

⇢ Folie: Kleingruppenarbeit, Arbeitsblatt A 1.2

Bitten Sie die Patientinnen und Patienten dann, Kleingruppen zu je drei Personen zu bilden und sich darüber auszutauschen, in welcher Weise sie von ihren Angehörigen unterstützt werden, was davon als hilfreich erlebt wird und warum, ob es etwas gibt, was sie stört und als wenig oder gar nicht hilfreich erlebt wird und warum nicht. Und ob sie Wünsche an ihre Angehörigen haben.

Zusätzlich sollen sie überlegen, ob und wie sie ihre Angehörigen unterstützen. Geben Sie dazu das Arbeitsblatt A 1.2 aus und lesen Sie den Text vor. Zeigen Sie dazu zur Unterstützung die Präsentationsfolie. Fragen Sie, ob die Aufgabe verstanden wurde und ob es noch Fragen dazu gibt. Die Ergebnisse sollen auf Metaplankarten festgehalten werden, jede Gruppe sollte Karten in vier verschiedenen Farben bekommen (z. B. grün für »Hilfreiche Unterstützung«, rot für »Wenig oder gar nicht hilfreiche Unterstützung«, orange für »Wünsche an die Angehörigen« und blau für »Wodurch werden die Angehörigen von den Patienten unterstützt?«). Alternativ können die Arbeitsgruppen ihre Stichpunkte auch auf dem Arbeitsblatt festhalten, die dann später von Ihnen auf dem Flipchart oder am Whiteboard gesammelt werden. Kündigen Sie den Zeitrahmen der Kleingruppenarbeit an (etwa zehn bis zwanzig Minuten) und unterstützen Sie die Teilnehmenden, indem Sie während der Arbeitsphase herumgehen, um auf eventuelle Fragen oder Schwierigkeiten reagieren zu können.

⇨ Folien: Auswertung der Kleingruppenarbeit

Auswertung der Kleingruppenarbeit: ⇦ Lassen Sie anschließend die Kleingruppen ihre Ergebnisse vorstellen und bitten Sie sie, ihre Ergebniskarten an der vorbereiteten Metaplanwand (mit vier Überschriften: »Hilfreiche Unterstützung«, »Wenig oder gar nicht hilfreiche Unterstützung«, »Wünsche an die Angehörigen« und »Wodurch werden die Angehörigen von den Patienten unterstützt?«) anzubringen, zeigen Sie dazu die Präsentationsfolien. Lassen Sie sich zunächst schildern, wie die Angehörigen die Patienten unterstützen, und lassen Sie die vortragenden Patientinnen und Patienten beurteilen, ob sie dies als hilfreich oder weniger hilfreich erlebt haben. Lassen Sie anschließend die Teilnehmenden über Gemeinsamkeiten und Unterschiede bei ihren Erfahrungen diskutieren und fassen Sie die Ergebnisse zusammen.

Es geht vor allem darum, die Patienten beim Austausch miteinander zu unterstützen und ein Verständnis dafür zu entwickeln, dass es keine allgemeingültigen Tipps bzw. »richtige« und »falsche« Maßnahmen gibt und dass manches für den einen hilfreicher ist, für den anderen aber weniger. Fragen Sie nach den daraus resultierenden Wünschen der Patienten an ihre Angehörigen, die dann in der gemeinsamen Sitzung von Ihnen oder von den Teilnehmenden selbst angesprochen werden können. Abschließend fragen Sie danach, ob die Patienten ihrerseits ihre Angehörigen unterstützen. Dies dient u. a. dazu, die Betroffenen ihrerseits dafür zu sensibilisieren, dass auch sie durchaus die Angehörigen unterstützen können, da eine schwere Erkrankung von allen gemeinsam getragen werden sollte.

⇨ Folie: Was sollten Angehörige über Ihre psychische Erkrankung wissen?

Ideensammlung: Was sollten Angehörige über Ihre psychische Erkrankung wissen? ⇦

Bitten Sie die Teilnehmerinnen und Teilnehmer nun, in der Großgruppe zusammenzutragen, was Angehörige aus ihrer Sicht über psychische Erkrankungen erfahren sollten. Weisen Sie darauf hin, dass Sie damit ausschließlich Informationen über Erkrankungen meinen, die den Angehörigen im Umgang mit den Betroffenen helfen können, keine persönlichen Inhalte! Halten Sie die Ideen stichpunktartig am Whiteboard/Flipchart fest.

Umgang mit den Ergebnissen

→ Folie: Umgang mit den Ergebnissen

Fragen Sie die Teilnehmenden, ob etwas von den in dieser Sitzung erarbeiteten Ergebnissen den Angehörigen nicht mitgeteilt werden soll. Das Respektieren etwaiger Wünsche an dieser Stelle ist außerordentlich wichtig, damit die Patienten wissen, dass sie sich in Anwesenheit ihrer Angehörigen auf unsere und die Diskretion der Gruppenteilnehmenden verlassen können.

5. Aufgabe zur nächsten Sitzung

→ Folie: Aufgabe zur gemeinsamen Sitzung, Arbeitsblatt A 1.3

Bitten Sie die Teilnehmenden, sich zu überlegen, ob es noch weitere Ideen gibt, wie die Angehörigen die Betroffenen unterstützen können und umgekehrt, und ob es weitere Vorschläge gibt, was Angehörige über die psychischen Erkrankungen der Betroffenen erfahren sollten. Lesen Sie dazu das Arbeitsblatt A 1.3 vor, fragen Sie, ob die Aufgabe verstanden wurde, und geben Sie das Arbeitsblatt aus.

6. Abschluss

→ Folie: Abschluss

Zusammenfassung, offene Fragen, Abschlussrunde und Verabschiedung
Fassen Sie kurz das Wichtigste der Sitzung zusammen und erkundigen Sie sich, ob es noch offene Fragen oder thematische Wünsche für die nächste gemeinsame Sitzung mit den Angehörigen gibt. Falls die Fragen kurz beantwortet werden können und Sie ausreichend Zeit haben, tun Sie es an dieser Stelle, ansonsten verweisen Sie an den behandelnden Psychotherapeuten oder Arzt. Sie sollten sich in diesem Modul ausschließlich auf das Verbessern der Patienten-Angehörigen-Beziehung konzentrieren.

In der Abschlussrunde sollen die Teilnehmenden in Form eines Blitzlichtes, ohne Kommentare durch andere, ihre momentane Befindlichkeit mitteilen.

Geben Sie das Handout aus, verabschieden Sie die Teilnehmenden und bedanken Sie sich für ihr Mitwirken.

Sitzung A 2: Angehörige

Schwerpunkt von Sitzung A 2: In der Sitzung A 2 soll der Termin, an dem Patienten und ihre Angehörigen gemeinsam teilnehmen, mit den Angehörigen vorbereitet werden.
Planen Sie eine Pause von ca. zehn Minuten ein, wenn die Sitzung länger als sechzig Minuten dauern soll.

Benötigte Materialien

- Teilnehmerliste
- Arbeitsblätter A 2.1, A 2.2
- Handout der Sitzung A 2
- Computer mit Beamer oder großem Bildschirm
- Präsentationsfolien zur Sitzung A 2
- Whiteboard oder Flipchart
- Moderationskoffer oder Moderationsmaterialien
- Metaplankarten und Metaplanwand
- Kugelschreiber

Ablauf & Inhalte

1. Begrüßung, Vorstellen der thematischen Inhalte der Sitzung A 2 zur Vorbereitung der gemeinsamen Sitzung von Patienten und Angehörigen sowie Erklärung des Vorgehens im Zusatzmodul »Beteiligung von Angehörigen«.
2. Vorstellen der Moderatoren und Vorstellungsrunde der teilnehmenden Angehörigen
3. Vereinbarungen zum Umgang miteinander (Gesprächsregeln)
4. Thema: Vorbereitung der gemeinsamen Sitzung mit den Patienten
   - Einstieg: Erwartungen und Befürchtungen
   - Kleingruppenarbeit zu:
     - Erfahrungsaustausch über geleistete Unterstützung
     - Gesprächsanliegen für die gemeinsame Sitzung

    - Unterstützungsbedarf durch die Gruppenleitung
    - fachlichen Informationswünschen an die Gruppenleitung
  - Umgang mit den Ergebnissen
5. Aufgabe zur nächsten Sitzung
6. Abschluss

Durchführung

1. Begrüßung, Vorstellen der thematischen Inhalte der Sitzung A 2 und des Vorgehens im Rahmen des Zusatzmoduls ⇠

⇢ Folie: Sitzung A 2

Heißen Sie die Angehörigen zur Sitzung willkommen. Würdigen Sie dabei ausdrücklich ihr Engagement, ihre erkrankten Partner, Kinder, Eltern, Großeltern o.a. zu unterstützen. Erläutern Sie kurz, wie bedeutsam und nützlich es ist, wenn Angehörige in die therapeutische Arbeit mit einbezogen werden, und heben Sie die Vorteile hervor, etwa: in Kontakt miteinander kommen, Kommunikationsschwierigkeiten abbauen, bessere Unterstützung ermöglichen. Schildern Sie anschließend kurz die Merkmale und Ziele einer psychoedukativen Gruppe, indem Sie psychoedukative Gruppen als Angebote beschreiben, welche dem Wissenserwerb über Erkrankungen, über deren Hintergründe, medizinische und therapeutische Behandlungsmöglichkeiten, der Hilfe zur Selbsthilfe und der emotionalen Entlastung der Betroffenen durch Austausch untereinander dienen. Weisen Sie darauf hin, dass in dieser Gruppe diagnosenübergreifend gearbeitet wird. Stellen Sie den geplanten Ablauf und die vorgesehenen Inhalte der Sitzung A 2 vor. Zeigen Sie dazu die Folie »Ablauf & Inhalte dieser Sitzung«. ⇠ Bitten Sie die Teilnehmenden, sich darüber hinausgehende Fragen und Themenwünsche zu merken oder mit bereitliegenden Schreibmaterialien zu notieren und diese dann im Rahmen der Vorstellungsrunde zu äußern.

⇢ Folie: Ablauf & Inhalte dieser Sitzung

Stellen Sie dann das Vorgehen und den Ablauf der Sitzungen im Rahmen des Zusatzmoduls »Beteiligung von Angehörigen« vor. Zeigen Sie dazu die Präsentationsfolien »Das geplante Vorgehen (I, II)«. ⇠ Weisen Sie darauf hin, dass auch die Patientengruppe ihrerseits die gemeinsame Sitzung vorbereitet hat, um allen Beteiligten die Möglichkeit zu geben, optimal von der gemeinsamen Sitzung zu profitieren. Verweisen Sie, wenn Ihnen dies möglich

⇢ Folien: Das geplante Vorgehen (I, II)

ist, auf das Angebot weiterer Sitzungen nach der geplanten gemeinsamen Sitzung mit den erkrankten Angehörigen, entweder ausschließlich zur fachlichen Information für Angehörige oder auch zum weiteren Austausch mit den Patientinnen und Patienten, da diese und die geplante gemeinsame Sitzung mit den Patienten zusammen nicht ausreichen könnten, um die Informations- und Austauschwünsche der Teilnehmenden zu erfüllen. Erklären Sie, dass das Zusatzmodul neben der Verbesserung der Kommunikation zwischen Erkrankten und Angehörigen auch der emotionalen Entlastung der Angehörigen und Betroffenen dienen soll.

[→ Folie: Vorstellungsrunde

2. Kurze Vorstellung der Moderatoren und der teilnehmenden Angehörigen ←]

Falls die Angehörigen Sie noch nicht oder nur mit Namen kennen, sollten Sie sich an dieser Stelle vorstellen und etwas zu Ihrem beruflichen Hintergrund und Ihrer Aufgabe in der Behandlungseinheit sagen. Bitten Sie anschließend die Teilnehmenden, sich kurz vorzustellen. Weisen Sie darauf hin, dass die Stichpunkte auf der Präsentationsfolie als Anregung gedacht sind, notieren Sie die genannten Wünsche und Erwartungen, um gegebenenfalls später darauf zurückzukommen.

[→ Folie: Einige Bitten …

3. Vereinbarung von Gesprächsregeln ←]

Bitten Sie die Teilnehmenden um einen vertraulichen und respektvollen Umgang miteinander, welcher sich in Verschwiegenheit, im Schildern von ausschließlich eigenen Erfahrungen und im gegenseitigen Ausredenlassen zeigt. Verweisen Sie darauf, dass die Gruppe von der aktiven Mitarbeit der Teilnehmenden lebt, und ermutigen Sie dazu, die eigenen Erfahrungen, Erwartungen und Wünsche einzubringen. Weisen Sie auch darauf hin, dass Fragen jederzeit gestellt werden können.

[→ Folie: Thema

4. Thema: Vorbereitung der gemeinsamen Sitzung mit den Patienten (Patienten & Angehörige) ←]

Um die Erwartungen und auch eventuelle Unsicherheiten und Befürchtungen der Angehörigen bezüglich der gemeinsamen nächsten Sitzung zu erfassen und darauf reagieren zu können, schlagen wir zunächst eine Sammlung zu diesen Fragestellungen vor.

Zeigen Sie zur Unterstützung die Präsentationsfolie »Erwartungen und Befürchtungen«. Bitten Sie die Teilnehmenden, Ihnen in Form eines gemeinsamen Brainstormings zuzurufen, was sie von der gemeinsamen Sitzung erwarten bzw. sich erhoffen und auch, welche Befürchtungen sie haben. Sammeln Sie die Punkte auf dem Flipchart oder Whiteboard und gehen Sie sie anschließend kurz gemeinsam durch. Achten Sie dabei darauf, dass die Erwartungen realitätsangemessen bleiben, und greifen Sie Befürchtungen auf, indem Sie gemeinsam überlegen, wie Sie damit umgehen wollen. Wenn die Erwartungen über das hinausgehen, was die Gruppe oder Ihre Behandlungseinheit leisten kann, verweisen Sie z. B. an entsprechende Beratungsstellen oder Selbsthilfegruppen.

→ Folie: Erwartungen und Befürchtungen

Gehen Sie dann weiter zur Kleingruppenarbeit, in der sich die Angehörigen über ihre bisherigen Erfahrungen und Wünsche austauschen sollen.

Kleingruppe: Austausch und Vorbereitung der gemeinsamen Sitzung mit den Patienten

→ Folie:Kleingruppenarbeit, Arbeitsblatt A 2.1

Bitten Sie die Teilnehmenden, sich in Gruppen zu je drei Personen zusammenzufinden und sich dann darüber auszutauschen, wie sie ihre erkrankten Angehörigen bislang unterstützt haben und womit sie dabei gute und auch schlechte Erfahrungen gemacht haben. In einem zweiten Schritt sollen die Teilnehmenden eigene Themen sammeln, die sie in der gemeinsamen Sitzung mit ihren erkrankten Angehörigen besprechen möchten. Im letzten Schritt sollen sie überlegen, welche Unterstützung sie sich von den Moderatoren erhoffen und welche fachlichen Themen sie besonders interessieren. Geben Sie dazu das Arbeitsblatt A 2.1 aus und lesen Sie den Text vor. Erkundigen Sie sich, ob die Aufgabe verstanden wurde und ob es noch Fragen dazu gibt. Die Ergebnisse sollen auf Metaplankarten festgehalten werden, jede Gruppe sollte dazu Karten in vier verschiedenen Farben bekommen (je eine Farbe für »positive Erfahrungen«, »negative Erfahrungen«, »Themenwünsche« und für »Unterstützungs-/Informationswünsche«). Alternativ können die Arbeitsgruppen ihre Stichpunkte auch auf dem Arbeitsblatt festhalten, die dann später von Ihnen auf dem Flipchart oder am Whiteboard gesammelt werden. Kündigen Sie den Zeitrahmen der Kleingruppenarbeit an (etwa dreißig Minuten) und unterstützen Sie die Teilnehmenden, indem Sie während der Arbeitsphase herumgehen, um auf eventuelle Fragen oder Schwierigkeiten reagieren zu können.

⇒ Folie: Auswertung der Kleingruppenarbeit

Auswertung der Kleingruppenarbeit: ⇐ Lassen Sie anschließend die Kleingruppen die Ergebnisse ihres Austauschs vorstellen und bitten Sie sie, ihre Ergebniskarten an der vorbereiteten Metaplanwand anzubringen (mit den Überschriften: »Geleistete Unterstützung« – darunter je eine Spalte für »positive Erfahrungen« und »negative Erfahrungen«, »Themenwünsche« und »Unterstützungs-/Informationswünsche«). Lassen Sie die Teilnehmenden über Gemeinsamkeiten und Unterschiede diskutieren und fassen Sie die Ergebnisse abschließend zusammen. Es geht vor allem darum, die Angehörigen beim Austausch miteinander zu unterstützen und die Informationswünsche zu erfassen. Die Präsentationsfolie »Auswertung der Kleingruppenarbeit« können Sie zur Unterstützung während der Auswertungsphase zeigen.

⇒ Folie: Umgang mit den Ergebnissen

Umgang mit Ergebnissen ⇐

Fragen Sie die Teilnehmenden, ob etwas von den in dieser Sitzung erarbeiteten Ergebnissen den erkrankten Angehörigen nicht mitgeteilt werden soll. Damit unterstreichen Sie, wie wichtig Ihnen der vertrauensvolle und respektvolle Umgang miteinander ist.

⇒ Folie: Aufgabe zur nächsten Sitzung, Arbeitsblatt A 2.2

5. Aufgabe zur nächsten Sitzung ⇐

Bitten Sie die Teilnehmenden, sich zu überlegen, ob es noch etwas Wichtiges gibt, das sie in der gemeinsamen Sitzung mitteilen oder fragen möchten, und empfehlen Sie, auch eventuelle Wünsche an die Gruppenleitung auf dem Arbeitsblatt A 2.2 zu notieren. Lesen Sie dazu das Arbeitsblatt A 2.2 vor. Fragen Sie, ob die Aufgabe verstanden wurde, und geben Sie das Arbeitsblatt an die Gruppenteilnehmenden aus.

⇒ Folie: Abschluss

6. Abschluss ⇐

Zusammenfassung, offene Fragen, Abschlussrunde und Verabschiedung
Fassen Sie kurz das Wichtigste der Sitzung zusammen und erkundigen Sie sich, ob es noch offene Fragen zur heutigen Sitzung gibt. Falls die Fragen kurz zu beantworten sind und Sie ausreichend Zeit haben, tun Sie es an dieser Stelle, ansonsten nehmen Sie sie in den Themenspeicher auf und beantworten sie an gegebener Stelle oder verweisen an die entsprechenden Personen und Beratungsstellen, die Auskunft geben können.

In der Abschlussrunde sollen die Teilnehmenden in Form eines Blitzlichtes, ohne Kommentare durch andere, ihre momentane Befindlichkeit mitteilen. Geben Sie das Handout aus, verabschieden Sie die Teilnehmenden und bedanken Sie sich für ihr Mitwirken.

Sitzung A 3: Patienten und Angehörige

Schwerpunkt von Sitzung A 3: Die Sitzung A 3 soll Patienten und ihre Angehörigen über das Thema »Gegenseitige hilfreiche Unterstützung« ins Gespräch bringen. Dabei werden bisherige Erfahrungen reflektiert, Anliegen ausgesprochen und die Wahrnehmung der innerfamiliären Situation durch Perspektivwechsel erweitert.
Planen Sie eine Pause von ca. zehn Minuten ein, wenn die Sitzung länger als sechzig Minuten dauern soll.

Benötigte Materialien

- Teilnehmerliste
- Arbeitsblätter A 3.1, A 3.2, A 3.3 und A 3.4
- Handout der Sitzung A 3
- Computer mit Beamer oder großem Bildschirm
- Präsentationsfolien zur Sitzung A 3
- Whiteboard oder Flipchart
- Moderationskoffer oder Moderationsmaterialien
- Metaplankarten und Metaplanwand
- Kugelschreiber

Ablauf & Inhalte

1. Begrüßung, Vorstellen der Inhalte der von Patienten und ihren Angehörigen gemeinsam besuchten Sitzung A 3 zum Austausch über gegenseitige hilfreiche Unterstützung
2. Vorstellungsrunde der Teilnehmenden
3. Vereinbarungen zum Umgang und gemeinsamen Vorgehen (Gesprächsregeln)
4. Thema: Gegenseitige hilfreiche Unterstützung
   - Kleingruppenarbeit zum Erfahrungsaustausch über erhaltene und gegebene Unterstützung

- Ergänzungen aus den vorherigen Sitzungen
  - Sammeln wichtiger Mitteilungen (von Patienten an Angehörige und von Angehörigen an Patienten)
- Kleingruppengespräch zur familiären Situation
- evtl. Vorbereitung der nächsten Sitzung(en)

5. (Vorläufiges) Fazit aus den Sitzungen des Zusatzmoduls
6. Abschluss, Rückblick und Ausblick

Durchführung

1. Begrüßung, Vorstellen der thematischen Inhalte der Sitzung A 3 ⇠

⇢ Folie: Sitzung A 3 Angehörige und Patienten

Heißen Sie die Teilnehmenden zur Sitzung willkommen. Betonen Sie dabei die Wichtigkeit, die der hilfreichen Unterstützung durch das soziale Umfeld im Genesungsprozess bei psychischen Erkrankungen zukommt, und bedanken Sie sich bei allen Teilnehmenden dafür, dass sie sich auf einen dahingehenden Austausch einlassen wollen.
Stellen Sie den geplanten Ablauf und die vorgesehenen Inhalte der Sitzung A 3 vor. Zeigen Sie dazu die Folie »Ablauf & Inhalte dieser Sitzung«. ⇠ Nehmen Sie kurz Bezug auf die vorangegangenen Sitzungen, indem Sie die Vorbereitung durch alle Beteiligten hervorheben und darauf verweisen, dass die Teilnehmenden an späterer Stelle die Gelegenheit haben werden, die Ergebnisse dieser Vorbereitungssitzungen kennenzulernen.

⇢ Folie: Ablauf & Inhalte dieser Sitzung

2. Kurze Vorstellung der Teilnehmenden ⇠

⇢ Folie: Vorstellungsrunde

Bitten Sie die Teilnehmenden, sich kurz namentlich vorzustellen und ihre Erwartungen an diese Sitzung zu beschreiben. Notieren Sie sich die genannten Wünsche und Erwartungen, um später nach Möglichkeit darauf zurückkommen zu können. Wir empfehlen, an dieser Stelle eine differenziertere Vorstellungsrunde zu unterlassen, um in diesem »unvertrauten« Rahmen eine Bloßstellung zu vermeiden.

⇒ Folien: Einige Bitten …,

3. Vereinbarung von Gesprächsregeln ⇐

Bitten Sie die Teilnehmenden um einen vertraulichen und respektvollen Umgang untereinander: um Verschwiegenheit, um das Schildern ausschließlich eigener Erfahrungen und darum, sich gegenseitig ausreden zu lassen. Verweisen Sie darauf, dass die Gruppe von der aktiven Mitarbeit der Teilnehmenden profitiert, und ermutigen Sie dazu, die eigenen Erfahrungen, Erwartungen und Wünsche einzubringen. Weisen Sie auch darauf hin, dass Fragen jederzeit gestellt werden können.

⇒ Folie: Das Vorgehen

Zeigen Sie in diesem Zusammenhang noch einmal die Präsentationsfolie zum Vorgehen ⇐, die die Teilnehmenden bereits aus den vorangegangenen Sitzungen kennen, und erläutern Sie, dass die Gruppe sich nun in der 3. Sitzung befindet und am Schluss über das weitere Vorgehen gesprochen werden wird.

⇒ Folie: Thema

4. Thema: Gegenseitige hilfreiche Unterstützung ⇐

Um einen Austausch unter den teilnehmenden Patienten und Angehörigen über die bisherigen Erfahrungen mit gegenseitiger Unterstützung anzustoßen, schlagen wir als Nächstes eine Kleingruppenarbeit vor.

⇒ Folie: Kleingruppenarbeit, Arbeitsblatt A 3.1

Kleingruppenarbeit: Austausch ⇐

Bitten Sie die Teilnehmenden, Kleingruppen mit je zwei Patienten und zwei Angehörigen zu bilden und in der Kleingruppe zu besprechen, welche gegenseitigen Unterstützungsversuche bislang unternommen wurden und welche guten und schlechten Erfahrungen dabei gemacht wurden. Wir empfehlen, dabei vorrangig Angehörige »fremden« Patienten zuzuordnen, damit neue Aspekte für die Familien zutage treten können. In einem nächsten Schritt sollen Ideen zum Thema »Unterstützungsmöglichkeiten« für betroffene Familien gesammelt werden. Geben Sie dazu das Arbeitsblatt A 3.1 aus und lesen Sie den Text vor. Erkundigen Sie sich, ob die Aufgabe verstanden wurde und ob es noch Fragen dazu gibt. Die Ergebnisse sollen auf Metaplankarten festgehalten werden, jede Gruppe sollte Karten in drei verschiedenen Farben bekommen (je eine Farbe für »positive Erfahrungen«, »negative Erfahrungen« und »Ideen für betroffene Familien«). Alternativ können die Arbeitsgruppen ihre Stichpunkte auch auf dem Arbeitsblatt festhalten, die dann später von Ihnen per Zuruf am Flipchart oder Whiteboard gesammelt werden. Kündigen Sie den Zeitrahmen der Kleingruppenarbeit an (etwa zwanzig Minuten) und unterstützen Sie die Teilnehmenden, indem Sie während der Arbeitsphase herumgehen, um auf eventuelle Fragen oder Schwierigkeiten reagieren zu können. Gerade in dieser unvertrauten Gruppensituation ist eine aufmerksame, unterstützende Gruppenleitung für die Teilnehmenden hilfreich!

Auswertung: ⇠ Lassen Sie anschließend die Kleingruppen ihre Ergebnisse vorstellen und bitten Sie sie, ihre Ergebniskarten an der vorbereiteten Metaplanwand anzubringen (mit zwei Überschriften: »Geleistete Unterstützung«, darunter eine Spalte für »positive Erfahrungen« und eine für »negative Erfahrungen«, und »Ideen für betroffene Familien«). Lassen Sie die Teilnehmenden über Gemeinsamkeiten und Unterschiede diskutieren und fassen Sie die Ergebnisse abschließend zusammen. Es geht auch hier vor allem darum, den Austausch miteinander anzuregen.

➔ Folie: Ergebnisse

Ergänzungen aus den vorherigen Sitzungen ⇠

➔ Folie: Ergänzungen aus den vorherigen Sitzungen

Bitten Sie die Teilnehmenden, sich an die Ergebnisse aus den Vorbereitungssitzungen zu erinnern und Ergänzungen zu den Ergebnissen der Kleingruppenarbeit zu äußern. Möglicherweise ist dabei auch der Rückgriff auf die entsprechenden Unterlagen hilfreich.

Optional: Kleingruppengespräch zur familiären Situation ⇠

➔ Folie: Kleingruppengespräch zur familiären Situation, Arbeitsblätter A 3.2, A 3.3

Wenn Sie noch Zeit haben, bitten Sie die Teilnehmenden, zwei Gruppen zu bilden, wobei in der ersten Gruppe die Patienten und in der zweiten Gruppe die Angehörigen zusammenarbeiten sollen, um sich mit der Situation aus der jeweils anderen Perspektive in der Familie zu beschäftigen. Dieses Vorgehen soll die Teilnehmenden dazu anregen, sich in ihr jeweiliges Gegenüber hineinzuversetzen und darüber ein verbessertes Verständnis für dessen Situation zu entwickeln. Geben Sie dazu die Arbeitsblätter A 3.2 (Patienten) und A 3.3 (Angehörige) aus und lesen Sie die Texte vor. Erkundigen Sie sich, ob die Aufgabe verstanden wurde und ob es noch Fragen dazu gibt. Die Ergebnisse sollen auf dem Arbeitsblatt festgehalten werden. Kündigen Sie den Zeitrahmen für das Gespräch an (etwa zehn Minuten) und gehen Sie während der Arbeitsphase zu den Gruppen, um diese bei eventuell auftretenden Schwierigkeiten unterstützen zu können.

⇨ Folie: Auswertung der Kleingruppenarbeit

Auswertung: ⇦ Lassen Sie von der Patientengruppe wie von der Angehörigengruppe die wichtigsten Erkenntnisse berichten und regen Sie, wenn noch ausreichend Zeit ist, ein Gespräch darüber an.

⇨ Folie: Vorbereitung der nächsten Sitzung(en), Arbeitsblatt A 3.4

Optional: Entscheidung über das weitere Vorgehen ⇦
Fragen Sie die Teilnehmenden, welche Wünsche sie zum weiteren Vorgehen im Rahmen dieses Zusatzmoduls haben, und beschreiben Sie die anzubietenden Möglichkeiten (etwa: Fortführung der Patientengruppe »unter sich« oder weiterer Einbezug der Angehörigen oder zusätzliche Sitzung(en) zur fachlichen Information speziell für Angehörige). Versuchen Sie, sich gemeinsam mit der Gruppe auf ein Vorgehen zu einigen.
Um die eventuell folgenden Sitzungen vorzubereiten, können Sie das Arbeitsblatt A 3.4 ausgeben und die jeweiligen Familien dazu beraten lassen. Lesen Sie das Arbeitsblatt vor und fragen Sie, ob die Aufgabe verstanden wurde. Eine kurze Auswertung erfolgt im Plenum. Notieren Sie sich die Wünsche, um Sie in den nächsten Sitzungen bearbeiten zu können.

⇨ Folie: Abschlussrunde, Rückblick und Ausblick

5. (Vorläufiges) Fazit aus den Sitzungen des Zusatzmoduls ⇦

Bitten Sie die Teilnehmenden, in der Abschlussrunde mitzuteilen, was sie in diesen Sitzungen des Zusatzmoduls als hilfreich erlebt haben und worüber sie sich eventuell auch innerhalb ihrer Familie weiter austauschen möchten. Falls dies die Abschlusssitzung ist, weisen Sie auf geleitete Angehörigengruppen und/oder Selbsthilfegruppen hin. Falls Sie nicht wissen, wo sich die nächste Informationsstelle für Selbsthilfegruppen in Ihrer Region befindet, können Sie sich bei der Nationalen Kontakt- und Informationsstelle zur Anregung und Unterstützung von Selbsthilfegruppen (NAKOS), dem Bundesverband Psychiatrie-Erfahrener oder dem Bundesverband der Angehörigen psychisch Kranker erkundigen. Die Kontaktadressen finden Sie im Internet.

6. Abschluss

Zusammenfassung, offene Fragen, (Abschlussrunde), Verabschiedung
Fassen Sie das Wichtigste der Sitzung zusammen und erkundigen Sie sich, ob es noch offene Fragen gibt. Falls die Fragen kurz beantwortet werden können, tun Sie es, ansonsten verweisen Sie an Personen oder Institutionen, die Auskunft geben können. Falls Sie eine

nächste Sitzung planen, können Sie die Fragen in den Themenspeicher aufnehmen und zu Beginn der nächsten Sitzung beantworten. Falls Sie es für sinnvoll halten, können Sie an dieser Stelle noch die gewohnte Abschlussrunde machen. Wir verzichten meistens darauf, da unter Punkt 5 bereits das Wichtigste gesagt wurde. In der gewohnten Abschlussrunde sollen die Teilnehmenden in Form eines Blitzlichtes, ohne Kommentare durch andere, ihre momentane Befindlichkeit mitteilen.
Geben Sie das Handout aus, verabschieden Sie die Teilnehmenden und bedanken Sie sich für ihr Mitwirken.

Weitere Sitzungen

Abhängig von Ihren Kapazitäten sind weitere Sitzungen denkbar, wie bereits erläutert, etwa für die Angehörigen zum Thema »Fachliche Informationen zu einzelnen Erkrankungen«. Aber auch »Selbstfürsorge«, »Kommunikation« oder »Problemlösen« könnten relevante Themen sein.
Diese Sitzungen können selbstverständlich auch gemeinsam mit den Patientinnen und Patienten durchgeführt werden. Anregungen zu den fachlichen Informationen können Sie unserem Manual und der Fachliteratur entnehmen. Der Ablauf der Gruppensitzungen sollte sich am gewohnten Konzept orientieren, da dieses Vorgehen den Angehörigen wie den Patientinnen und Patienten bereits bekannt ist und Sicherheit vermittelt.
Zu den Themen Kommunikation und Problemlösen finden Sie Vorschläge z. B. bei Berger, H.; Gunia, H. (2019): Psychoedukative Familienintervention (PEFI). Behandlungsmanual bei psychotischen Störungen. 2. Auflage, Stuttgart: Schattauer. Diese Autoren haben ihr Vorgehen für Familien mit schizophren erkrankten Familienangehörigen entwickelt. Ihre nützlichen Konzepte sind jedoch auch auf Familien mit anderen psychischen Erkrankungen übertragbar. Die Euthyme Therapie liefert empfehlenswerte Anregungen, um die Selbstfürsorge zu verbessern. Siehe dazu: Lutz, R. (2018): Euthyme Grundlagen der Verhaltenstherapie. In: Lehrbuch der Verhaltenstherapie. Vol. 1: Grundlagen, Diagnostik, Verfahren, Rahmenbedingungen psychologischer Therapie. (Ed: Margraf, J.) Springer, Berlin, 171–183. Lutz R. (2018): Euthyme Therapie. In: Lehrbuch der Verhaltenstherapie. Vol. 1: Grundlagen, Diagnostik, Verfahren, Rahmenbedingungen psychologischer Therapie. (Ed: Margraf, J.) Springer, Berlin, 445–454.

Entlassungsvorbereitung

Allen Gruppenteilnehmenden im teilstationären und stationären Rahmen steht – früher oder später – eine Entlassung bevor, und damit der Übergang von einem relativ »behüteten« und von außen strukturierten Rahmen zurück in den mehr oder weniger »sich selbst überlassenen« Alltag zu Hause und in die ambulante Nachbetreuung. Diese Zeit stellt eine sensible Phase dar und ist darüber hinaus mit vielen kleineren, aber auch größeren Herausforderungen gespickt, die durchdacht, aufeinander abgestimmt und gut vorbereitet sein wollen. Mit diesen komplexen Aufgaben sollten Patientinnen und Patienten keineswegs alleingelassen werden. Wir schlagen deshalb für die diagnosenübergreifende Psychoedukation im stationären und teilstationären Setting mindestens eine Sitzung zur Entlassungsvorbereitung vor. Im ambulanten Setting können Sie dieses Modul auch in einer kleinen Gruppe für einzelne Interessierte anbieten, z.B. für solche Patientinnen und Patienten, die schon für einen geplanten Klinikaufenthalt angemeldet sind. Sie können diese Informationen und Vorlagen aber auch in der Einzelbehandlung nutzen.

Diese Einheit können Sie so oder ähnlich auch unabhängig von der Durchführung einer diagnosenübergreifenden psychoedukativen Gruppe im klinischen Alltag durchführen. In unserem Kontext finden wir die Sitzung am passendsten unmittelbar nach Sitzung 12 des Basismoduls platziert, da die Patientinnen und Patienten dann bereits über vielfältige Informationen und Ideen verfügen, die für diese Sitzung hilfreich sein können. Wenn Sie eine zweite Sitzung zum Thema Entlassungsvorbereitung anbieten, können Sie zusätzlich durch eine »Hausaufgabe« eigene Überlegungen der Patienten anregen und in der nächsten Sitzung besprechen. Fahren Sie dann inhaltlich mit der Planung der ersten Woche nach der Entlassung fort. Über die von uns vorgeschlagenen Inhalte hinaus können Sie auch Themen wie »Umgang mit Belastungen«, »Wie bleibe ich gesund/stabil?« oder unser Zusatzmodul »Stressbewältigung bei psychischen Erkrankungen« zur vertiefenden Bearbeitung anbieten. Diese Themen sind ebenfalls wichtige Bestandteile der Vorbereitung auf die Zeit »danach«. Den Ablauf der Sitzung(en) können

Sie gemäß unserem Vorgehen gestalten, da die Patienten bereits damit vertraut sind.

Wir möchten in diesem Zusammenhang auf folgende Literatur hinweisen, in der Sie sehr gute Anregungen finden und mit deren Hilfe die Patientinnen und Patienten unabhängig von Therapeuten und anderen Behandelnden an ihrer eigenen »Recovery« weiterarbeiten können:

Das Leben wieder in den Griff bekommen. Ein Handbuch zur Planung deiner eigenen Recovery (Perkins und Rinaldi u.a. 2010; https://www.upd.ch/wAssets/docs/03_Angebot/recovery-college-bern/Recovery_Das-Leben-wieder-in-der-Griff-bekommen_Theoriebuch_PDF.pdf).

Recovery praktisch! Schulungsunterlagen (Zuaboni u.a. 2012; https://www.fh-diakonie.de/obj/Bilder_und_Dokumente/Downloads/2013-02-21_Recovery_praktisch_Schulungsunterlagen.pdf).

Sitzung zur Entlassungsvorbereitung

Schwerpunkt der Sitzung: In dieser Sitzung soll die Entlassung vorbereitet werden.
Planen Sie eine Pause von ca. zehn Minuten ein, wenn die Sitzung länger als sechzig Minuten dauern soll.

Benötigte Materialien

- Teilnehmerliste
- Arbeitsblätter Ent 1.1, Ent 1.2 und Ent 1.3
- Checkliste für die Entlassung
- Tagesplaner (2–3 pro Teilnehmer sowie zwei für die Moderatoren. Die Hefte stehen zum Download bereit.)
- Handout der Sitzung Entlassungsvorbereitung
- Computer mit Beamer oder großem Bildschirm
- Präsentationsfolien zur Sitzung Entlassungsvorbereitung
- Whiteboard oder Flipchart
- Moderationskoffer oder Moderationsmaterialien
- Kugelschreiber

Ablauf & Inhalte

1. Begrüßung, Vorstellen der thematischen Inhalte der Sitzung zur Entlassungsvorbereitung und Anfangsrunde
2. Kurze Wiederholung der letzten Sitzung (Achtung: Präsentationsfolien vor der Sitzung erstellen!)
3. Aufgabe aus der letzten Sitzung (Achtung: Präsentationsfolien ebenfalls vor der Sitzung erstellen!)
4. Neues Thema: Entlassungsvorbereitung
   - Einzelarbeit zur Erstellung einer Checkliste für die Entlassung
   - Partnerarbeit zur Planung der nächsten Woche
5. Aufgabe zur nächsten Sitzung
6. Abschluss

Durchführung

1. Begrüßung, Vorstellen der thematischen Inhalte der Sitzung Entlassungsvorbereitung, Anfangsrunde ⇦

⇨ Folie: Zusatzmodul Entlassungsvorbereitung

Heißen Sie die Teilnehmenden zur Sitzung willkommen und geben Sie die Teilnehmerliste aus. Bitten Sie darum, sich einzutragen. Stellen Sie anschließend den geplanten Ablauf und die vorgesehenen thematischen Inhalte der Sitzung zur Entlassungsvorbereitung vor. Zeigen Sie dazu die Präsentationsfolie »Ablauf & Inhalte der Sitzung zur Entlassungsvorbereitung«. ⇦

⇨ Folie: Ablauf & Inhalte der Sitzung zur Entlassungsvorbereitung

Bitten Sie anschließend die Patientinnen und Patienten, in Form eines Blitzlichtes mitzuteilen, wie es ihnen im Moment geht, und fragen Sie, ob es noch weitere Themenwünsche oder etwas Wichtiges mitzuteilen gibt, das für die heutige Gruppenarbeit relevant sein könnte. Da dieses Modul am ehesten am Ende des Basismoduls eingefügt wird oder auch außerhalb des Curriculums angeboten werden kann, sollten Sie nur Punkte, die der Entlassungsvorbereitung dienen, aufnehmen und ansonsten auf die entsprechenden Behandelnden verweisen.

2. Kurze Wiederholung der letzten Sitzung ⇦

⇨ Folie: Kurze Wiederholung der letzten Sitzung – Achtung: Folie vorher erstellen!

Wiederholen Sie kurz die thematischen Inhalte der letzten Sitzung mithilfe der Notizen am Whiteboard/Flipchart, der Präsentationsfolien der letzten Sitzung oder der Stichpunkte auf der von Ihnen zu diesem Punkt erstellten Folie.
Erkundigen Sie sich, ob es noch Fragen gibt. Gehen Sie, wenn es thematisch wichtig ist, kurz darauf ein. Falls sehr persönliche und/oder therapeutische Fragen geäußert werden, die den Rahmen der Gruppe überschreiten, verweisen Sie an den behandelnden Psychotherapeuten oder Arzt. Falls Sie diese Sitzung als Einzelsitzung außerhalb des Basiscurriculums anbieten, entfällt dieser Punkt.

3. Besprechen der Aufgabe aus der letzten Sitzung ⇦

⇨ Folie: Aufgabe aus der letzten Sitzung – Achtung: Folie vorher erstellen!

Besprechen Sie die in der letzten Sitzung gestellte Aufgabe. Falls Sie ein Arbeitsblatt ausgegeben haben, lesen Sie es vor und lassen sich die Ergebnisse darstellen. Falls Sie in der vorangegangenen Sitzung keine Aufgabe gestellt haben oder Sie diese Sitzung als Einzelsitzung anbieten, entfällt dieser Punkt.

⇒ Folie: Neues Thema

4. Neues Thema: Entlassungsvorbereitung ⇐

Eine Entlassung will gut geplant sein und dabei Hilfreiches kann schon während des Krankenhausaufenthaltes erarbeitet und geübt werden. Sie können darauf hinweisen, dass der Wechsel von einer stationären (teilstationären) Behandlung in die häusliche Umgebung für einige Patienten mitunter eine Überforderung darstellen und einer erneuten Krise Vorschub leisten kann. Um also die aktive Auseinandersetzung mit dem Thema Entlassung zu fördern und diesen Wechsel zu erleichtern, können Sie die folgenden konkreten Vorbereitungsmaßnahmen mit den Teilnehmenden besprechen.

⇒ Folie: Einzelarbeit, Arbeitsblatt Ent 1.1, Checkliste für die Entlassung

Einzelarbeit: Erstellen einer Checkliste ⇐

Wir empfehlen zum Einstieg in das neue Thema eine Einzelarbeit. Die Anleitung finden Sie auf dem Arbeitsblatt Ent 1.1. Zusätzlich benötigen Sie die »Checkliste für die Entlassung«. Geben Sie beides aus und bitten Sie die Patientinnen und Patienten, beide Blätter vor sich hinzulegen, damit sie die Arbeitsanweisung auf dem Arbeitsblatt mitlesen und das auf der Checkliste aufgeführte Beispiel Spalte für Spalte nachvollziehen können. Lesen Sie das Arbeitsblatt Ent 1.1 vor. Anschließend gehen Sie das vorgeschlagene Beispiel anhand der Checkliste mit den Patienten Schritt für Schritt durch. Zur Verdeutlichung können Sie an dieser Stelle die Präsentationsfolie »Checkliste für die Entlassung« zeigen. Selbstverständlich können dabei die Spalten »Planung abgeschlossen am« und »Terminabsprache? Durchführung abgeschlossen am?« noch nicht ausgefüllt werden, und die »Bemerkungen«, zum Beispiel zu den Schwierigkeiten, werden zum Teil erst bei der späteren Durchführung relevant. Aber auch bei der Planung können in der Spalte »Bemerkungen« Eventualitäten stehen, die noch berücksichtigt werden müssen, zum Beispiel »Urlaubsende des Psychiaters erfragen« und Ähnliches. Erkundigen Sie sich abschließend, ob die Aufgabe verstanden wurde, und beantworten Sie gestellte Fragen. Während der Einzelarbeit sollten Sie den Patienten aktiv zur Seite stehen und Ausschau halten, ob jemand gegebenenfalls Ihre Hilfe benötigt. Planen Sie für die Einzelarbeit mindestens zwanzig Minuten ein. Wenn die Patientinnen und Patienten die Aufgabe bearbeitet haben, tragen Sie die Erfahrungen in der Großgruppe zusammen.

⇒ Folie: Auswertung der Einzelarbeit

Auswertung der Einzelarbeit: ⇐ Bitten Sie die Patientinnen und Patienten, ihre Arbeitsergebnisse vorzustellen. Weisen Sie darauf hin,

dass nicht alles vorgestellt werden muss. Es könnte sein, dass die eine oder der andere der Gruppe etwas Privates nicht mitteilen möchte.
Wir schlagen gleich im Anschluss an die Einzelarbeit oder nach einer kleinen Pause eine Partnerarbeit vor. Falls Sie mehr als zwei Sitzungen zur Entlassungsvorbereitung planen, können Sie die Partnerarbeit zurückstellen und in der nächsten Sitzung durchführen. So haben Sie mehr Zeit für die Bearbeitung der Checkliste.

Partnerarbeit: Planung der nächsten Woche

→ Folie: Partnerarbeit, Arbeitsblatt Ent 1.2, Tagesplaner

Mit dieser Partnerarbeit soll das aktive Planen einer »ausgeglichenen Woche« geübt werden, sodass die Patientinnen und Patienten mehr Routine im Vorausdenken und Planen bekommen und ihnen diese Fähigkeit nachher in ihrem Alltag zur eigenen aktiven Unterstützung als Ressource zur Verfügung steht. Besondere Beachtung sollten die Teilnehmenden dabei dem Ausgleich des eigenen Energiehaushalts schenken, sprich: »Energieräubern« versus »Energiespendern«.
Geben Sie dazu das Arbeitsblatt Ent 1.2 und die Tagesplaner aus und lesen Sie das Arbeitsblatt vor. Oft ist es aus Zeitgründen schwierig, die Aufgabe von beiden Partnern ausführen zu lassen – versuchen Sie als Moderatorin oder Moderator dennoch, es zu ermöglichen. Ermutigen Sie ansonsten die Teilnehmenden, die nur den Part der »beratenden Unterstützung« hatten, die Planung der nächsten Woche nach der Sitzung selbstständig vorzunehmen bzw. fortzusetzen und sich untereinander und mit den Behandelnden darüber auszutauschen, um eventuell auftretende Schwierigkeiten zu überwinden. Alternativ können Sie die Aufgabe auch in Einzelarbeit durchführen lassen. Allerdings fehlt bei dieser zeitsparenden Variante der beratende Partner, weswegen sich der eine oder die andere beim ersten Versuch der Wochenplanung dann mitunter überfordert sieht. Außerdem arbeiten Patientinnen und Patienten unserer Erfahrung nach gern im Team. Planen Sie für die Partnerarbeit mindestens zwanzig Minuten ein.

→ Folie: Auswertung der Partnerarbeit

Auswertung der Partnerarbeit: Fragen Sie nach den Erfahrungen mit der Wochenplanung. Besprechen Sie dabei eventuell wahrgenommene Schwierigkeiten und erörtern Sie Möglichkeiten, damit umzugehen.

→ Folie: Aufgabe zur nächsten Sitzung, Arbeitsblatt Ent 1.3, Tagesplaner (zwei pro Teilnehmenden)

5. Aufgabe (zur nächsten Sitzung) ←

Geben Sie das Arbeitsblatt Ent 1.3 aus. Die Gruppenteilnehmenden sollen mithilfe dieser Aufgabe das in der Sitzung Erarbeitete in ihrem Alltag umsetzen. Lesen Sie dazu das Arbeitsblatt vor. Fragen Sie, ob die Aufgabe verstanden wurde, beantworten Sie kurz eventuelle Fragen und geben Sie dann die Tagesplaner aus.

Falls Sie weitere Sitzungen durchführen wollen, können Sie die Aufgabe dementsprechend verändern: So können Sie die Patienten z. B. bitten, mit der Umsetzung der Checkliste bis zum nächsten Mal schon eigenständig zu beginnen. Falls Sie in dieser Sitzung »die kommende Woche auf Station« vorbereitet haben, können die Patientinnen und Patienten ebenfalls mit der Umsetzung betraut werden. Die dabei aufgetretenen Schwierigkeiten können dann beim nächsten Treffen besprochen werden. Falls Sie die Partnerarbeit dazu in der nächsten Sitzung als Schwerpunktarbeit anbieten wollen, entfällt die Umsetzung natürlich an dieser Stelle. Die »Planung der ersten Woche nach der Entlassung« können Sie dann in der nächsten Woche als Hausaufgabe stellen oder in einer weiteren Sitzung aufgreifen.

Alternativ können Sie die Patienten auch bitten, in der kommenden Woche ihren in der Sitzung bearbeiteten Tagesplaner zu benutzen und die Aktivitäten, die geplant und durchgeführt wurden, z. B. mit einem blauen Stift anzukreuzen. Aktivitäten, die nicht geplant, aber durchgeführt wurden, können mit einer anderen Farbe hinzugefügt werden. In der unteren Zeile können die Patienten ankreuzen, wie zufrieden sie mit der Tagesgestaltung waren. So können Patientinnen und Patienten lernen einzuschätzen, wie ihre Tagesstrukturierung aussehen könnte, damit sie zufrieden und nicht überlastet oder unterfordert sind. Wenn Sie so vorgehen, empfehlen wir Ihnen, ein entsprechendes Arbeitsblatt und eine entsprechende Folie zu konzipieren. Die weitere Bearbeitung und Umsetzung der Checkliste zur Entlassung und die Vorbereitung der Woche nach der Entlassung können Sie dann später wieder aufgreifen.

Wenn Sie nach dieser Sitzung keine weiteren geplant haben und eine fortsetzende Unterstützung bei der Bearbeitung der Aufgaben durch die Einzelbehandlerinnen und -behandler möglich ist, weisen Sie die Teilnehmenden an dieser Stelle darauf hin.

6. Abschluss ⇠

⇢ Folie: Abschluss

Zusammenfassung, offene Fragen, Abschlussrunde und Verabschiedung
Fassen Sie kurz das Wichtigste der Sitzung zusammen und erkundigen Sie sich, ob es noch offene Fragen gibt. Falls die Fragen kurz beantwortet werden können und Sie ausreichend Zeit haben, tun Sie es an dieser Stelle, ansonsten verweisen Sie an die entsprechenden Personen. An dieser Stelle können Sie auf das Handbuch »Das Leben wieder in den Griff bekommen« aufmerksam machen (Perkins und Rinaldi u. a. 2010). Es empfiehlt sich, ein Exemplar zur Ansicht bereitzuhalten.
Zum Abschluss sollen die Teilnehmenden wie immer in Form eines Blitzlichtes, ohne Kommentare durch andere, ihre momentane Befindlichkeit mitteilen.

ANHANG

Literaturliste zur störungsspezifischen Psychoedukation

Schizophrenie

Amering, M.; Sibitz, I.; Gössler, R.; Katschnig, H. (2002): Wissen – genießen – besser leben: Ein Seminar für Menschen mit Psychoseerfahrung. Psychosoziale Arbeitshilfen 20. Bonn: Psychiatrie Verlag.

Andres, K.; Pfammater, M.; Brenner, H. D. (2002): Therapiemanual zur Psychoedukation und Krankheitsbewältigung (PKB). In: Roder, V.; Zorn, P.; Andres, K. u. a. (Hg.): Praxishandbuch zur verhaltenstherapeutischen Behandlung schizophren Erkrankter. Bern: Huber, S. 157–214.

Bäuml, J.; Pitschel-Walz, G; Berger, H.; Gunia, H.; Heinz, A.; Juckel, G. (2010): Arbeitsbuch PsychoEdukation bei Schizophrenie (APES). 2., völlig neu bearb. Aufl., Stuttgart: Schattauer.

Bechdolf, A.; Juckel, G. (Hg.) (2006): Psychoedukation bei Personen mit erhöhtem Psychoserisiko. Stuttgart, New York: Schattauer.

Behrendt, B. (2004): Psychoedukative Gruppen für Angehörige schizophren oder schizoaffektiv Erkrankter. Manual für Gruppenleiter (Materialie Nr. 52). Tübingen: DGVT-Verlag.

Behrendt, B. (2009 a): Meine persönlichen Warnsignale – Ein psychoedukatives Therapieprogramm zur Krankheitsbewältigung für Menschen mit Psychoseerfahrung. Manual für Gruppenleiter (Materialie Nr. 50). 2., überarb. u. erw. Aufl., Tübingen: DGVT-Verlag.

Behrendt, B. (2009 b): Meine persönlichen Warnsignale – Ein psychoedukatives Therapieprogramm zur Krankheitsbewältigung für Menschen mit Psychoseerfahrung. Arbeitsbuch für Gruppenteilnehmer (Materialie Nr. 51). 2., überarb. u. erw. Aufl., Tübingen: DGVT-Verlag.

Berger, H.; Gunia, H. (2019): Psychoedukative Familienintervention (PEFI). Behandlungsmanual bei psychotischen Störungen. 2. Aufl., Stuttgart: Schattauer.

Hahlweg, K.; Dürr, H.; Dose, M., Müller, U. (2006): Familienbetreuung schizophrener Patienten. 2., überarb. u. erw. Aufl., Göttingen u. a.: Hogrefe.

Hammer, M.; Plößl, I. (2016): ZERA – Zusammenhang zwischen Erkrankung, Rehabilitation und Arbeit. Ein Gruppentrainingsprogramm zur Unterstützung der beruflichen Rehabilitation von Menschen mit psychischer Erkrankung. 7. Aufl., Köln: Psychiatrie Verlag.

Kieserg, A.; Hornung, W. P. (1996): Psychoedukatives Training für schizophrene Patienten (PTS). Ein verhaltenstherapeutisches Behandlungsprogramm zur Rezidivprophylaxe. 2., überarb. u. erw. Aufl., Tübingen: DGVT-Verlag (Materialie Nr. 27).

Kissling, W.; Rummel, C.; Pitschel-Walz, G. (2003): Psychoedukation für Patienten mit schizophrenen Psychosen und deren Angehörige. Alliance-Psychoedukations-Programm. Karlsruhe: Pfitzer Neuroscience.

Klingberg, S.; Schaub, A.; Conradt, B. (2003): Rezidivprophylaxe bei schizophrenen Störungen. Ein kognitiv-verhaltenstherapeutisches Behandlungsmanual. Weinheim: Beltz, PVU.

Stark, F. M. (2005): Krankheitserleben und Krankheitsbewältigung aus der Sicht schizophrener Patienten. Hamburg: Verlag. Dr. Kovac (Manual im Anhang).

Wienberg, G.; Walther, C.; Berg, M. (2013): PEGASUS. Psychoedukative Gruppenarbeit mit schizophren und schizoaffektiv erkrankten Menschen. 6., erweiterte Neuausgabe, Köln: Psychiatrie Verlag.

Vauth, R.; Bull, N.; Schneider, G. (2009): Emotions- und stigmafokussierte Angehörigenarbeit bei psychotischen Störungen. Ein Behandlungsprogramm. Göttingen: Hogrefe.

Komorbidität Schizophrenie und Sucht

D'Amelio, R.; Behrendt, B.; Wobrock, T. (2007): Psychoedukation Schizophrenie und Sucht. Manual zur Leitung von Patienten- und Angehörigengruppen. München: Elsevier/Urban & Fischer.

Gouzoulis-Mayfrank, E. (2007): Komorbidität Psychose und Sucht. Grundlagen und Praxis. Mit Manualen für die Psychoedukation und Verhaltenstherapie. 2., erw. Aufl., Darmstadt: Steinkopff.

Depressionen

Deutsches Bündnis gegen Depression e. V./Techniker Krankenkasse (Hg.) (2010): Mehr wissen, gesünder leben. Ein praxisorientierter Leitfaden zur Durchführung psychoedukativer Gruppen zum Thema Depression.

Hölzel L. P., Frank F. (2022): Angehörigenpsychoedukation bei Depression. Ein Manual. Stuttgart: Kohlhammer.

Pitschel-Walz, G.; Bäuml, J.; Kissling, W. (2018): Psychoedukation bei Depressionen. Manual zur Leitung von Patienten- und Angehörigengruppen. 2. Aufl., München: Elsevier/Urban & Fischer.

Schaub, A.; Roth, E.; Goldmann, U. (2013): Kognitiv-psychoedukative Therapie zur Bewältigung von Depressionen. Ein Therapiemanual. 2., aktual. und erw. Aufl., Göttingen u. a.: Hogrefe.

Wilms, H.-U.; Bull, N.; Wittmund, B.; Angermeyer, M. C. (2005): Hilfen für Partner psychisch kranker Menschen. Ein Gruppenmanual für Angehörige chronisch psychisch kranker Menschen. Bonn: Psychiatrie Verlag.

Bipolare Störungen

Erfurth, A.; Dobmeier, M.; Zechendorff, M. (2005): Kurz-PsychoEdukation für Bipolare Patienten. Stuttgart: Thieme.

Jelley, R.; Elmer, O. M. (2005): HOPE – Handlungsorientierte Psychoedukation bei Bipolaren Störungen. Tübingen: DGVT-Verlag.

Schaub, A.; Bernhard, B.; Gauck, L. (2004): Kognitiv-psychoedukative Therapie bei bipolaren Erkrankungen. Ein Therapiemanual. Göttingen u. a.: Hogrefe.

Wagner, P.; Bräunig, P. (2004): Psychoedukation bei bipolaren Störungen. Ein Therapiemanual für Gruppen. Stuttgart, New York: Schattauer.

Angststörungen

Alsleben, H.; Weiss, A.; Rufer, M.; Karwen, B.; Hand, I. (2004): Psychoedukation bei Angst- und Panikstörungen. Manual zur Leitung von Patienten- und Angehörigengruppen. München: Elsevier/Urban & Fischer.

Zwangsstörungen

TERBRACK, U.; HORNUNG, W. P. (Hg.) (2004): Psychoedukation bei Zwangsstörungen. Manual zur Leitung von Patienten- und Angehörigengruppen. München: Elsevier/Urban & Fischer.

Persönlichkeitsstörungen

SCHMITZ, B.; SCHUHLER, P.; HANDKE-RAUBACH, A.; JUNG, A. (2001): Kognitive Verhaltenstherapie bei Persönlichkeitsstörungen und unflexiblen Persönlichkeitsstilen. Ein psychoedukativ- und kompetenzorientiertes Therapieprogramm zur Förderung von Selbstakzeptanz, Menschenkenntnis und persönlicher Entwicklung. Lengerich: Pabst Science Publishers.

RENTROP, M.; REICHERZER, M.; BÄUML, J. (Hg.) (2007): Psychoedukation Borderline-Störung. Manual zur Leitung von Patienten- und Angehörigengruppen. München: Elsevier/Urban & Fischer.

ADHS im Erwachsenenalter

D'AMELIO, R.; RETZ, W.; PHILIPSEN, A.; RÖSLER, M. (Hg.) (2008): Psychoedukation und Coaching. ADHS im Erwachsenenalter. Manual zur Leitung von Patienten- und Angehörigengruppen. München: Elsevier/Urban & Fischer.

Posttraumatische Belastungsstörungen

LIEDL, A.; SCHÄFER, U.; KNAEVELSRUD, C. (2013): Psychoedukation bei posttraumatischen Störungen. Manual für Einzel- und Gruppensetting. 2., überarb. Aufl., Stuttgart: Schattauer.

Empfehlungen zur Patientenlektüre

Schizophrene Störungen

BÄUML, J. (2008): Psychosen aus dem schizophrenen Formenkreis. Ratgeber für Patienten und Angehörige. Leitfaden für professionelle Helfer. Einführung für interessierte Laien. 2., aktual. u. erw. Aufl., Heidelberg: Springer Medizin Verlag.

BEITLER, H.; BEITLER, H. (2008): Zusammen wachsen. Psychose, Partnerschaft und Familie. Bonn: BALANCE buch + medien verlag.

BOCK, T.; BUCK, D.; ESTERER, I. (2007): Stimmenreich. Mitteilungen über den Wahnsinn. Bonn: BALANCE buch + medien verlag.

FINZEN, A. (2020): Schizophrenie. Die Krankheit verstehen, behandeln, bewältigen. 3. korr. Aufl., Köln: Psychiatrie Verlag.

HAHLWEG, K.; DOSE, M. (2005): Ratgeber Schizophrenie. Informationen für Betroffene und Angehörige. Göttingen u. a.: Hogrefe.

SCHLIMME J. E., BRÜCKNER B. (2017): Die abklingende Psychose. Verständigung finden, Genesung begleiten. Köln: Psychiatrie Verlag.

WINKLER C. (2019): ICH ist manchmal ein anderer. Mein Leben mit Schizophrenie. München: Goldmann.

Affektive Störungen

BOCK, T. (2018): Achterbahn der Gefühle. Mit Manie und Depression leben lernen. 4. überarb. Aufl., Bonn: BALANCE buch + medien verlag.

HAUTZINGER, M. (2022): Ratgeber Depression. Informationen für Betroffene und Angehörige. 3., aktual. Aufl., Göttingen: Hogrefe.

GÖRLITZ, G. (2022): Selbsthilfe bei Depressionen. 8. Druckaufl., Stuttgart: Klett-Cotta.

MEYER, T. D.; HAUTZINGER, M. (2013): Ratgeber Manisch-depressive Erkrankung. Informationen für Menschen mit einer bipolaren Störung und deren Angehörige. Göttingen u. a.: Hogrefe.

Pitschel-Walz, G. (2017): Lebensfreude zurückgewinnen. Ratgeber für Menschen mit Depressionen und deren Angehörige. 2. Aufl., München: Urban & Fischer.

Ramirez-Basco, M. (2017): Manie und Depression. Selbsthilfe bei Bipolaren Störungen. Köln: BALANCE buch + medien verlag.

Sulz, S. K. D. (2017): Depression. Ratgeber & Manual für Betroffene, für Angehörige, für alle beruflichen Helfer. 4. Aufl., Gießen: Psychosozial-Verlag.

Angststörungen

Becker, E.; Margraf, J. (2017): Vor lauter Sorgen ... Selbsthilfe bei Generalisierter Angststörung. 2., überarb. Aufl., Weinheim: Beltz.

Consbruch K. von, Stangier, U. (2021): Ratgeber Soziale Phobie: Informationen für Betroffene und Angehörige. 2., überarb. Aufl., Göttingen: Hogrefe.

Dombrowski, H.-U. (2011): Angst erfolgreich überwinden. unveränd. Nachdruck, Gießen: Psychosozial-Verlag.

Fehm, L.; Wittchen, H.-U. (2009): Wenn Schüchternheit krank macht. Ein Selbsthilfeprogramm zur Bewältigung Sozialer Phobie. 2., korrig. Aufl., Göttingen u. a.: Hogrefe.

Heinrichs, N. (2007): Ratgeber Panikstörung und Agoraphobie. Informationen für Betroffene und Angehörige. Göttingen u. a.: Hogrefe.

Hoyer, J.; Beesdo-Baum, K.; Becker, E. S. (2016): Ratgeber Generalisierte Angststörung. Informationen für Betroffene und Angehörige. 2., aktual. Aufl., Göttingen: Hogrefe.

Rufer, M.; Alsleben, H.; Weiss, A. (2016): Stärker als die Angst. Ein Ratgeber für Menschen mit Angst- und Panikstörungen und deren Angehörige. 2. ergä. u. korr. Aufl., Göttingen: Hogrefe.

Sandmeyer, P.; Stark, M. (2006): Nimm dein Herz in die Hand. Wege aus der Angst. Berlin: Ullstein Taschenbuch.

Schmidt-Traub, S. (2016): Angst bewältigen. Selbsthilfe bei Panik und Agoraphobie. 6., korr. Aufl., Berlin, Heidelberg: Springer.

Wilms, B.; Wilms, H.-U. (2008): Meine Angst – eine Krankheit? Bonn: BALANCE buch + medien verlag.

Zwangsstörungen

Ecker, W. (2018): Die Krankheit des Zweifelns. Wege zur Überwindung von Zwangsgedanken und Zwangshandlungen. 3. Aufl., Gießen: Psychosozial-Verlag.

Fricke, S.; Hand, I. (2021): Zwangsstörungen verstehen und bewältigen. Hilfe zur Selbsthilfe. 9. Aufl., Köln: BALANCE buch + medien verlag.

Hoffmann, N. Hofmann B. (2021): Wenn Zwänge das Leben einengen. Der Klassiker für Betroffene – Zwangsgedanken und Zwangshandlungen. 16. Aufl., Berlin, Heidelberg: Springer.

Hornung, W. P.; Terbrack, U. (Hg.) (2004): Zwänge überwinden. Ratgeber für Menschen mit Zwangsstörungen und deren Angehörige. München: Elsevier/Urban & Fischer.

Reinecker, H. (2017): Ratgeber Zwangsstörungen. Informationen für Betroffene und Angehörige. 2. aktualisierte Aufl., Göttingen: Hogrefe.

Stengler, K. (2008): Zwänge verstehen und hinter sich lassen. Was Betroffene und Angehörige selbst tun können. Stuttgart: Trias.

Stengler, K. (2008): Raus aus der Zwangsfalle. 1 Audio-CD mit Booklet. Stuttgart: Trias.

Wölk, C. (2007): Talk to him! Ein interaktives PC-Programm zur Selbsthilfe bei Zwangsstörungen auf CD-ROM. Bonn: BALANCE buch + medien verlag.

Persönlichkeitsstörungen

Bohus, M., Reicherzer, M. (2020): Ratgeber Borderline-Störung. Informationen für Betroffene und Angehörige. 2. überarbeitete Aufl., Göttingen u. a.: Hogrefe.

Knuf, A.; Tilly, C. (2018): Borderline: Das Selbsthilfebuch. 8. Aufl., Köln: BALANCE buch + medien verlag.

Mason, P.; Kreger, R. (2014): Schluss mit dem Eiertanz. Für Angehörige von Menschen mit Borderline. 8. Aufl., Köln: BALANCE buch + medien verlag.

Rahn, E. (2013): Borderline: Verstehen und bewältigen. 4., vollst. überarb. Aufl., Köln: BALANCE buch + medien verlag.

Sender, I. (2013): Ratgeber: Das Borderline-Syndrom. Wissenswertes für Betroffene und deren Angehörige, unveränderter Nachdruck, Gießen: Psychosozial-Verlag.

Posttraumatische Belastungsstörungen

BOOS, A. (2019): Traumatische Ereignisse bewältigen. Hilfen für Verhaltenstherapeuten und ihre Patienten. 2., aktual, Aufl., Göttingen: Hogrefe.

Schlafstörungen

RIEMANN, D. (2016): Ratgeber Schlafstörungen. Informationen für Betroffene und Angehörige. 2., aktual. Aufl., Göttingen: Hogrefe.

Stress

BLECH, J. (2014): Die Heilkraft der Bewegung. Wie Sie Krankheiten besiegen und Ihr Leben verlängern. Frankfurt am Main: Fischer.

KALUZA, G. (2020): Salute! Was die Seele stark macht. Programm zur Förderung psychosozialer Gesundheitsressourcen. Überarb. und erw. Neuausgabe, Stuttgart: Klett-Cotta.

KALUZA, G. (2018): Gelassen und sicher im Stress. Das Stresskompetenz-Buch: Stress erkennen, verstehen, bewältigen. 7. Aufl., Berlin, Heidelberg: Springer.

RATEY, J.; HAGERMANN, E. (2013): Superfaktor Bewegung. Das Beste für Ihr Gehirn. Kirchzarten: VAK Verlag.

STARK, M.; SANDMEYER, P. (2004): Wenn die Seele S.O.S. funkt. Fitnesskur gegen Stress und Überlastung. Reinbek: rororo Taschenbuch.

Psychopharmakotherapie

GREVE, N.; OSTERFELD, M.; DIEKMANN, B. (2017): Umgang mit Psychopharmaka. 5., aktual. Aufl., Köln: BALANCE buch + medien verlag.

SCHLIMME J.E., SCHOLZ T. SEROKA R. (2019): Medikamentenreduktion und Genesung von Psychosen. Köln: Psychiatrie Verlag.

Psychotherapie

KANFER, F.H.; SCHMELZER, D. (2005): Wegweiser Verhaltenstherapie. Psychotherapie als Chance. 2., korr. u. aktual. Aufl., Heidelberg: Springer Medizin Verlag.

Bundespsychotherapeutenkammer: Wege zur Psychotherapie. Download: https://www.bptk.de/wp-content/uploads/2021/08/bptk_patientenbroschuere_2021.pdf

Literaturverzeichnis

AMBÜHL, H.; MEIER, B. (2003): Die Zwangsstörung. In: Psychotherapie im Dialog, 4, 3, S. 219–229.

American Psychiatric Association (2015): Diagnostisches und Statistisches Manual Psychischer Störungen DSM-5. Göttingen u. a. : Hogrefe.

ANDERSON, C. M.; HOGARTY, G. E.; REISS, D. J. (1980): Family Treatment of Adult Schizophrenic Patients: A Psycho-Educational Approach. In: Schizophrenia Bulletin, 6 (3): 490–505.

ANGENENDT, J.; FROMMBERGER, U.; BERGER, M. DOMSCHKE K. (2019): Angststörungen. In: BERGER, M. (Hg.): Psychische Erkrankungen. Klinik und Therapie. 6. Aufl., München: Elsevier/Urban & Fischer, S. 445–481.

BÄUML, J. (2008): Behandlung mit Medikamenten und ergänzende neurobiologische Hintergrundinformationen. In: BÄUML, J.: Psychosen aus dem schizophrenen Formenkreis. Ratgeber für Patienten und Angehörige. Leitfaden für professionelle Helfer. Einführung für interessierte Laien. 2., aktual. u. erw. Aufl., Heidelberg: Springer, S. 61–128.

BÄUML, J.; BEHRENDT, B.; HENNINGSEN, P.; PITSCHEL-WALZ, G. (Hg.) (2016): Handbuch der Psychoedukation für Psychiatrie, Psychotherapie und Psychosomatische Medizin. Stuttgart: Schattauer.

BÄUML, J.; PITSCHEL-WALZ, G. (2008 a): Zur Geschichte der Psychoedukation. In: BÄUML, J.; PITSCHEL-WALZ, G. (Hg.): Psychoedukation bei schizophrenen Erkrankungen, 2., erw. u. aktual. Aufl., Stuttgart, New York: Schattauer, S. 37–41.

BÄUML, J.; PITSCHEL-WALZ, G. (Hg.) (2008 b): Psychoedukation bei schizophrenen Erkrankungen. 2., erw. u. aktual. Aufl., Stuttgart, New York: Schattauer.

BÄUML, J.; PITSCHEL-WALZ, G. (2020): Psychoedukation und Angehörigenarbeit bei Schizophrenie. In: PSYCH up2date 02/2020; 14 (2): 111–127. Georg Thieme Verlag. DOI: 10.1055/a-0748-8998

BEBBINGTON, P. E. (1998): Epidemiology of obsessive-compulsive disorder. In: The British Journal of Psychiatry, Vol. 173, Supplement, S. 2–6.

BECK, A.T., STEER, R.-A. & BROWN, G.K. (2009). Beck Depressions-Inventar (BDI-II). Revision. Deutsche Bearbeitung von M. Hautzinger, F. Keller, C. Kühner, 2. Aufl., Frankfurt am Main: Pearson.

BEHRENDT, B. (2002): Persönliche Warnsignale in der Rückfallprophylaxe bei schizophren und schizoaffektiv erkrankten Menschen. In: Verhaltenstherapie & Psychosoziale Praxis 34, 4, S. 805–817.

BEHRENDT, B. (2004): Psychoedukative Gruppen für Angehörige schizophren oder schizoaffektiv Erkrankter. Manual für Gruppenleiter (Materialie Nr. 52). Tübingen: DGVT-Verlag.

BEHRENDT, B. (2009 a): Meine persönlichen Warnsignale. Ein psychoedukatives Therapieprogramm zur Krankheitsbewältigung für Menschen mit Psychoseerfahrung. Manual für Gruppenleiter. 2., überarb. u. erw. Aufl., (Materialie 50) Tübingen: DGVT-Verlag.

BEHRENDT, B. (2009 b): Meine persönlichen Warnsignale. Ein psychoedukatives Therapieprogramm zur Krankheitsbewältigung für Menschen mit Psychoseerfahrung. Arbeitsbuch für Gruppenteilnehmer. 2., überarb. u. erw. Aufl., (Materialie Nr. 51) Tübingen: DGVT-Verlag.

BENKERT, O.; HIPPIUS, H. (2021): Kompendium der Psychiatrischen Pharmakotherapie. 13. Aufl., Berlin u.a.: Springer.

BENKERT, O.; HAUTZINGER, M.; GRAF-MORGENSTERN M. (Hg.) (2016): Psychopharmakologischer Leitfaden für Psychologen und Psychotherapeuten. 3., vollst. überarb. u. aktual. Aufl., Berlin u.a.: Springer.

BERGER, M. (Hg.) (2019): Psychische Erkrankungen. Klinik und Therapie. 6., vollst. neu bearb. Aufl. mit umfangreichen Ergänzungen auf der Online-Plattform, München: Elsevier/ Urban & Fischer.

BERGER, M.; VAN CALKER, D.; BRAKEMEIER, E.-L.; SCHRAMM, E. (2019): Affektive Störungen. In: BERGER, M. (Hg.): Psychische Erkrankungen. Klinik und Therapie. 6. Aufl., München: Elsevier/Urban & Fischer, S. 363–444.

BLECH, J. (2014): Die Heilkraft der Bewegung. Wie Sie Krankheiten besiegen und Ihr Leben verlängern. Frankfurt am Main: Fischer.

BODEN, M.; FELDT, D. (2015): Gefühle erkennen, annehmen und gut mit ihnen umgehen. Ein Handbuch zur Gruppenmoderation und zur Selbsthilfe. 3. Aufl., Bonn: Psychiatrie Verlag.

Boden, M.; Feldt, D. (2015): Krisen bewältigen, Stabilität erhalten, Veränderung ermöglichen. Ein Handbuch zur Gruppenmoderation und zur Selbsthilfe. Psychosoziale Arbeitshilfen 25. 5. Aufl., Bonn: Psychiatrie Verlag.

Bohus, M.; Stieglitz, R.-D.; Fiedler, P.; Hecht, H.; Herpertz, S. C.; Müller-Isberner, R.; Berger, M. (2019): Persönlichkeitsstörungen. In: Berger, M. (Hg.): Psychische Erkrankungen. Klinik und Therapie. 6. Aufl., München: Elsevier/Urban & Fischer, S. 615–680.

Boos, A. (2014): Kognitive Verhaltenstherapie nach chronischer Traumatisierung. Ein Therapiemanual. 2., überarb. u. erw. Aufl., Göttingen u. a.: Hogrefe.

Boos, A. (2019): Traumatische Ereignisse bewältigen. Hilfen für Verhaltenstherapeuten und ihre Patienten. 2., aktual. Aufl., Göttingen: Hogrefe.

Buchkremer, G. (1990): Kombination von psychoedukativem Medikamententraining, kognitiver Psychotherapie und Bezugspersonenberatung zur Rezidivprophylaxe bei schizophrenen Patienten. In: Projektträgerschaft Forschung im Dienste der Gesundheit in der Deutschen Forschungsanstalt für Luft- und Raumfahrt e. V. (DLR) im Auftrag des Bundesministers für Forschung und Technologie (Hg).: Klinische Studien in der Psychiatrie. Therapie und Rückfallprophylaxe psychischer Erkrankungen im Erwachsenenalter, Band 14, Bremerhaven: Wirtschaftsverlag NW, Verlag für neue Wissenschaft GmbH, S. 91–93.

Bundespsychotherapeutenkammer (2018): Ein Jahr nach der Reform der Psychotherapierichtlinie. Wartezeiten 2018. Im Download: https://www.bptk.de/wp-content/uploads/2019/01/20180411_BPtK-Studie_Wartezeiten_2018.pdf, aufgerufen 15.09.2022.

Brenner, H. (2002): Progressives Entspannungstraining. Lengerich, Berlin: Pabst Science Publishers.

Deutsche Gesellschaft für Ernährung (Hg.) (2020): Die Nährstoffe – Bausteine für Ihre Gesundheit. 5. Aufl., Bonn.

Deutsche Gesellschaft für Ernährung, Österreichische Gesellschaft für Ernährung, Schweizerische Gesellschaft für Ernährung (Hg.) (2021): Referenzwerte für die Nährstoffzufuhr. 2. Aufl., 7. aktual. Ausgabe, Bonn

Deutsche Gesellschaft für Ernährung, Österreichische Gesellschaft für Ernährung, Schweizerische Gesellschaft für Ernährung (Hg.) (2015): Energie. In: Referenzwerte für die Nährstoffzufuhr. Bonn, 2. Auf., 1. Ausgabe.

Deutsche Gesellschaft für Psychiatrie und Psychotherapie, Psychosomatik und Nervenheilkunde, DGPPN (2019): S3-Leitlinie Schizophrenie. Langfassung. 2. Aufl. AWMFRegister Nr. 038-009: https://register.awmf.org/assets/guidelines/038-009L_S3_Schizophrenie_2019-03.pdf, aufgerufen 14.11.2022.

Deutsche Gesellschaft für Psychiatrie und Psychotherapie, Psychosomatik und Nervenheilkunde, DGPPN (2019): S-3 Leitlinie Psychosoziale Therapien bei schweren psychischen Erkrankung. Langfassung, 2. Aufl., Berlin: Springer; AWMF-Register Nr. 038-020: https://register.awmf.org/assets/guidelines/038-020L_S3_Psychosoziale_Therapien_bei_schweren_psychischen_Erkrankungen_2019-07.pdf, aufgerufen 08.11.2022.

Dilling, H.; Mombour, W.; Schmidt, M. H. (Hg.)/Weltgesundheitsorganisation (2014): Internationale Klassifikation psychischer Störungen. ICD-10 Kapitel V (F): Klinisch-diagnostische Leitlinien. 9. Aufl. unter Berücksichtigung der Änderungen entsprechend ICD-10-GM 2014, Bern: Hans Huber.

DIMDI: ICD-10-GM Version 2022: https://www.dimdi.de/static/de/klassifikationen/icd/icd-10-gm/kode-suche/htmlgm2022/, aufgerufen 14.11.2022.

Drexler, D. (2014): Das integrierte Stressbewältigungsprogramm ISP: Manual und Materialien für Therapie und Beratung. 4. Aufl., Stuttgart: Klett-Cotta.

Dulz, B.; Herpertz, S. C.; Kernberg, O. F.; Sachsse, U. (2011): Handbuch der Borderline-Störungen. 2., vollst. überarb. u. erw. Aufl., Stuttgart: Schattauer.

Ehlers, A. (1999): Posttraumatische Belastungsstörung. Göttingen u. a.: Hogrefe.

Falloon, I. R. H.; Boyd, J. L.; McGill, C. W. (1984): Family Care of Schizophrenia. New York, London: The Guilford Press.

Fiedler, P. (1998): Persönlichkeitsstörungen. 4. Aufl., Weinheim: Beltz, PVU.

Fiedler, P.; Herpertz, S. C. (2016): Persönlichkeitsstörungen, 7., vollst. überarb. Aufl., Weinheim, Basel: Beltz, PVU.

Finzen, A.; Scherk, H.; Weinmann, S. (2017): Medikamentenbehandlung bei psychischen Störungen: Leitlinien für den psychiatrischen Alltag. Köln: Psychiatrie Verlag.

Franke, G. H. (2013): Symptom-Checklist-90®-Standard (SCL-90-S). Göttingen: Hogrefe.

Freud, S. (1916/1917/2009): Vorlesungen zur Einführung in die Psychoanalyse. Frankfurt am Main: Fischer-Taschenbuch-Verlag.

Gottesman, I.I.; Shields, J. (1976): A critical review of recent adoption, twin, and family studies of schizophrenia: behavioral genetics perspectives. In: Schizophrenia Bulletin, 2, 3, S. 360–401.

Gottesman, I.I.; Shields, J. (1982): Schizophrenia: The epigenetic puzzle. Cambridge u.a.: Cambridge University Press.

Grawe, K. (1994): Psychotherapie ohne Grenzen. Von den Therapieschulen zur Allgemeinen Psychotherapie. In: Verhaltenstherapie und psychosoziale Praxis, 3, S. 357–370.

Greve, N.; Osterfeld M.; Diekmann, B. (2017): Umgang mit Psychopharmaka. 5., aktual. Aufl., Köln: BALANCE buch + medien verlag.

Gühne, U.; Quittschalle, J.; Kösters, M.; Riedel-Heller, S.G. (2021): TheraPart direkt. Psychosoziale Therapien für eine verbesserte Partizipation am gesellschaftlichen Leben. Schulungsmaterial zur Informationsveranstaltung für Menschen mit (schweren) psychischen Erkrankungen. Köln: Psychiatrie Verlag.

Häfner, H.; Riecher, A.; Maurer, K.; Fätkenheuer, B.; Löffler, W., an der Heiden, W.; Munk-Jørgensen, P.; Strömgren, E. (1991): Geschlechtsunterschiede bei schizophrenen Erkrankungen. In: Fortschritte der Neurologie und Psychiatrie, 59, S. 343–360.

Hahlweg, K. (2000): Schizophrenie. In: Margraf, J. (Hg.): Lehrbuch der Verhaltenstherapie, Band 2: Störungen – Glossar. 2., vollst. überarb. u. erw. Aufl., Berlin u.a.: Springer, S. 309–336.

Hammer, M. (2020): SBT: Stressbewältigungstraining für psychisch kranke Menschen. Ein Handbuch zur Moderation von Gruppen. Psychosoziale Arbeitshilfen, 24. 7., überarb. Aufl., Köln: Psychiatrie Verlag.

Hayes, S.C. Smith, S. (2022): In Abstand zur inneren Wortmaschine. Ein Selbsthilfe- und Therapiebegleitbuch auf der Grundlage der Akzeptanz- und Commitment-Therapie (ACT), 3. Aufl., Tübingen: DGVT-Verlag.

Hiller, W. (2020): Verbindliche Klassifikationssysteme. In: Hiller, W.; Leibing, E.; Leichsenring, F.; Sulz, S.K.D. (Hg.): Lehrbuch der Psychotherapie für die Ausbildung zur/zum Psychologischen PsychotherapeutIn und für die ärztliche Weiterbildung. Band 1: Wissenschaftliche Grundlagen der Psychotherapie. 3. Aufl., Gießen, Psychosozial-Verlag, S. 125–134.

Hornung, W. P.; Feldmann, R. (2000): Psychoedukative Verfahren und Angehörigenarbeit. In: Möller, H.-J. (Hg.): Therapie psychiatrischer Erkrankungen. 2., völlig überarb. Aufl., Stuttgart, New York: Thieme, S. 146–155.

Jacobson, E. (2021): Entspannung als Therapie. Progressive Relaxation in Theorie und Praxis. 10. Druckaufl., Stuttgart: Klett-Cotta.

Jensen, M.; Sadre Chirazi-Stark, F.-M. (2003): Diagnosenübergreifende psychoedukative Gruppen. In: Bäuml, J.; Pitschel-Walz, G. (Hg.): Psychoedukation bei schizophrenen Erkrankungen. , Stuttgart, New York: Schattauer, S. 137–150.

Jensen, M.; Sadre Chirazi-Stark, F.-M. (2008): Diagnosenübergreifende psychoedukative Gruppen. In: Bäuml, J.; Pitschel-Walz, G. (Hg.): Psychoedukation bei schizophrenen Erkrankungen. 2., erw. u. aktual. Aufl., Stuttgart, New York: Schattauer, S. 163–175.

Kaluza, G. (2020): Salute! Was die Seele stark macht. Programm zur Förderung psychosozialer Gesundheitsressourcen. Überarb. u. erw. Neuausgabe, Stuttgart: Klett-Cotta.

Kaluza, G. (2018): Stressbewältigung. Trainingsmanual zur psychologischen Gesundheitsförderung. 4., korr. Aufl., Heidelberg: Springer.

Kaluza, G. (2018): Gelassen und sicher im Stress. Das Stresskompetenz-Buch: Stress erkennen, verstehen, bewältigen. 7. korr. Aufl., Heidelberg: Springer.

Keys, A.; Brozek, J.; Henschel, A.; Mickelsen, O.; Taylor, H. L. (1950): The biology of human starvation (2 vols.). Minneapolis: University of Minnesota Press.

Kieserg, A.; Hornung, W. P. (1994): Psychoedukatives Training für schizophrene Patienten (PTS). Ein verhaltenstherapeutisches Behandlungsprogramm zur Rezidivprophylaxe. Materialie Nr. 27. Tübingen: DGVT.

Köhler, T. (2007): Freuds Psychoanalyse. Eine Einführung. 2., überarb. u. erw. Aufl., Stuttgart: Kohlhammer.

Köhler, T. (2018): Pharmakotherapie in der Psychotherapie. Ein Kompendium für Psychologen und psychologische Psychotherapeuten. 7., überarb. u. erw. Aufl., Lengerich u. a.: Pabst Science Publishers.

KRUSE, P.; PAVLEKOVIC, B.; HAAK, K. (1992/1997): Autogenes Training. Niedernhausen: Falken.

LÄNGLE G., HOLZKE M., GOTTLOB, M., RASCHMANN, S. (2022): Psychisch Kranke zu Hause versorgen: Handbuch zur Stationsäquivalenten Behandlung (StäB). 2. erw. u. überarb. Aufl., Stuttgart: Kohlhammer.

LAUX, G.; MÖLLER, H.-J. (2011): Memorix. Psychiatrie und Psychotherapie. 2., aktual. Aufl., Stuttgart, New York: Thieme.

LAZARUS, R. S. (1966): Psychological stress and the coping process. New York: McGraw Hill.

LEUCHT, S.; HASAN, A.; JÄGER, M.; VAUTH R. (2019): Schizophrenien und andere psychotische Störungen. In: BERGER, M. (Hg.): Psychische Erkrankungen. Klinik und Therapie. 6. Aufl. mit umfangreichen Ergänzungen auf der Online-Plattform, München: Elsevier/Urban & Fischer, S. 301–362.

LIEDL, A.; SCHÄFER, U.; KNAEVELSRUD, C. (2013): Psychoedukation bei posttraumatischen Störungen. Manual für Einzel- und Gruppensetting. 2., überarb. Aufl., Stuttgart: Schattauer.

LINCOLN, T. M.; WILHELM, K.; NESTORIUC, Y. (2007): Effectiveness of psychoeducation for relapse, symptoms, knowledge, adherence and functioning in psychotic disorders: A meta-analysis. In: Schizophrenia Research, 96, S. 232–245.

LINEHAN, M. M. (2008): Dialektisch-Behaviorale Therapie der Borderline-Persönlichkeitsstörung. Neuaufl., Gießen Psychosozial-Verlag.

LINEHAN, M. M. (2006): Trainingsmanual zur Dialektisch-Behavioralen Therapie der Borderline-Persönlichkeitsstörung. Neuaufl., München: CIP-Medien.

LUDERER, H.-J. (1989): Kenntnis von Diagnose und medikamentöser Behandlung bei psychisch Kranken. In: Nervenarzt, 60, S. 213–219.

LUTZ, R. (2018): Euthyme Grundlagen der Verhaltenstherapie. In: Lehrbuch der Verhaltenstherapie. Vol. 1: Grundlagen, Diagnostik, Verfahren, Rahmenbedingungen psychologischer Therapie. (Ed: Margraf, J.) Springer, Berlin, 171–183.

LUTZ, R. (2018): Euthyme Therapie. In: Lehrbuch der Verhaltenstherapie. Vol. 1: Grundlagen, Diagnostik, Verfahren, Rahmenbedingungen psychologischer Therapie. (Ed: Margraf, J.) Springer, Berlin, 445–454.

MAIER, W.; LICHTERMANN, D.; KLINGLER, T.; HEUN, R.; HALLMAYER, J. (1992): Prevalences of personality disorders (DSM-

III-R) in the community. In: Journal of Personality Disorders, 6, 3, S. 187–196.

Maina, G.; Albert, U.; Bogetto, F.; Ravizza, L. (1999): Obsessive-compulsive syndromes in older adolescents. In: Acta Psychiatrica Scandinavica, 100, S. 447–450.

Margraf, J.; Schneider, S. (1990): Panik. Angstanfälle und ihre Behandlung. 2., überarb. Aufl., Berlin u. a.: Springer.

Maß, R. (2001): Eppendorfer Schizophrenie-Inventar (ESI). Göttingen: Hogrefe.

Meichenbaum, D. (2012): Intervention bei Stress. Anwendung und Wirkung des Stressimpfungstrainings. 3. Aufl., Bern: Hans Huber.

Möllhoff, G. (1981): Die Aufklärungspflicht des Arztes. In: Bergener, M. (Hg.): Psychiatrie und Rechtsstaat. Neuwied: Luchterhand, S. 57–78.

Niebauer, D. (2011): Psychoedukation in der Wohnungslosenhilfe. gesund.sein – Ein Programm zur Förderung der seelischen Gesundheit wohnungsloser Männer. In: wohnungslos (BAG Wohnungslosenhilfe e. V. Bielefeld), 53, 4, S. 138–142.

Niebauer, D. (2012/2013): Psychoedukation in der Wohnungslosenhilfe. gesund.sein – Konzeptentwicklung eines psychoedukativen Gruppenprogramms für wohnungslose Männer, unveröffentlichte Masterarbeit. Katholische Universität Eichstätt-Ingoldstadt.

Niebauer, D. (2016): Psychoedukation in der Wohnungslosenhilfe. gesund.sein – Ein innovatives Gruppenprogramm für wohnungslose Männer. In J. Bäuml, B. Behrendt, P. Henningsen, & G. Pitschel-Walz (Hg.), Handbuch der Psychoedukation für Psychiatrie, Psychotherapie und Psychosomatische Medizin (S. 432–436). Stuttgart: Schattauer.

Niebauer, D. (2017): gesund.sein – Ein Gruppenprogramm zur Förderung der seelischen Gesundheit wohnungsloser Männer. Implementierung, formative Evaluation und konzeptionelle Weiterentwicklung eines innovativen Gruppenprogramms der Wohnungslosenhilfe. Dissertation. Katholische Universität Eichstätt-Ingolstadt; verfügbar unter: https://opus4.kobv.de/opus4-ku-eichstaett/frontdoor/index/index/start/0/rows/10/sortfield/score/sortorder/desc/searchtype/simple/query/daniel+niebauer/docId/414, aufgerufen 14.11.2022.

Niebauer, D. (2019): Die Bedeutung von Psychoedukation für die Förderung der seelischen Gesundheit wohnungsloser Menschen. In R. JORDAN (Hg.), »... ohne Wohnung ist alles nicht!« (S. 181–189). Berlin: BAG W-Verlag.

NUECHTERLEIN, K.H.; DAWSON, M.E. (1984): A Heuristic Vulnerability/Stress Model of Schizophrenic Episodes. In: Schizophrenia Bulletin, 10, 2, S. 300–312.

OHM, D. (2003): Endlich frei von Angst und Panik mit progressiver Relaxation. Stuttgart: Trias.

PERKONIGG, A; WITTCHEN, H.-U. (1995): Epidemiologie von Angststörungen. In: KASPER, S.; MÖLLER, H.-J. (Hg.): Angst- und Panikerkrankungen. Jena, Stuttgart: G. Fischer, S. 137–156.

PERKINS, R.; RINALDI, M. (2010): Das Leben wieder in den Griff bekommen. Ein Handbuch zur Planung deiner eigenen Recovery. Dt. Übers. und Bearb.: A. Winter. https://www.upd.ch/wAssets/docs/03_Angebot/recovery-college-bern/Recovery_Das-Leben-wieder-in-der-Griff-bekommen_Theoriebuch_PDF.pdf, aufgerufen 14.11.2022.

RATEY, J.; HAGERMANN, E. (2013): Superfaktor Bewegung. Das Beste für Ihr Gehirn. Kirchzarten: VAK Verlag.

RATEY, J.; LOEHR, J. (2011): The positive impact of physical activity on cognition during adulthood: a review of underlying mechanisms, evidence, and recommendations. Reviews in the Neuroscience, 22 (2), S. 171–185.

RABOVSKY, K.; TROMBINI, M.; ALLEMANN, D.; STOPPE, G. (2012a): Efficacy of bifocal diagnosis-independent group psychoeducation in severe psychiatric disorders: results from a randomized controlled trial. Eur Arch Psychiatry Clin Neurosci, 262, 5, S. 431–440.

RABOVSKY, K.; TROMBINI, M.; STOPPE, G. (2012b): Diagnosenübergreifende Psychoedukation: »Notbehelf« oder »Mittel der Wahl«? Ergebnisse der Basler Psychoedukationsstudie. In: Psychotherapeut, 57, S. 319–325. Doi: 10.1007/s00278-012-0927-7.

REINECKER, H. (2017): Ratgeber Zwangsstörungen. Informationen für Betroffene und Angehörige. 2. Aufl., Göttingen u.a.: Hogrefe.

RENNEBERG, B.; HAMMELSTEIN, P. (Hg.) (2006): Gesundheitspsychologie. Heidelberg: Springer.

RENTROP, M.; REICHERZER, M.; BÄUML, J. (Hg.) (2007): Psychoedukation Borderline-Störung. Manual zur Leitung von Patienten- und Angehörigengruppen. München: Elsevier/Urban & Fischer.

Rodolico, A., Bighelli, I., Avanzato, C., Concerto, C., Cutrufelli, P., Mineo, L., Schneider-Thoma, J., Siafis, S., Maria Signorelli, S., Wu, H., Wang, D., Furukawa, T., Pitschel-Walz, G., Aguglia, E., Leucht, S. (2022): Family interventions for relapse prevention in schizophrenia: a systematic review and network meta-analysis. Lancet Psychiatry, 9 (3): 211–221. Doi: 10.1016/S2215-0366(21)00437-5

Rudolf, G. (2022): Strukturbezogene Psychotherapie. Leitfaden zur psychodynamischen Therapie struktureller Störungen. 2. Nachdruck der 4. aktual. u. erw. Aufl., Stuttgart u. a.: Schattauer.

Rummel-Kluge, C.; Kluge, M.; Kissling, W. (2013): Frequency and relevance of psychoeducation in psychiatric diagnoses: Results of two surveys five years apart in German-speaking European countries. In: BMC Psychiatry. The Open Access Publisher, 13: 170. Doi: 10.1186/1471-244X-13-170.

Rummel-Kluge, C.; Pitschel-Walz, G.; Bäuml, J.; Kissling, W. (2006): Psychoeducation in Schizophrenia – Results of a Survey of All Psychiatric Institutions in Germany, Austria and Switzerland. In: Schizophrenia Bulletin, 32, 4, S. 765–775.

Rummel-Kluge, C.; Pitschel-Walz, G.; Bäuml, J.; Kissling, W. (2008): Umfrage zur Häufigkeit und Durchführung von Psychoedukation bei Schizophrenie an psychiatrischen Kliniken in Deutschland, Österreich und der Schweiz. In: Bäuml, J.; Pitschel-Walz, G. (Hg.): Psychoedukation bei schizophrenen Erkrankungen. 2., erw. u. aktual. Aufl., Stuttgart: Schattauer, S. 42–48.

Saß, H.; Wittchen, H.-U.; Zaudig, M.; Houben, I. (Hg.) (2003): Diagnostisches und Statistisches Manual Psychischer Störungen – Textrevision – DSM-IV-TR. Göttingen u. a.: Hogrefe.

Schanz, C. G.; Mattheus, H. K.; Equit, M.; Schäfer, S. K. (2022): Therapie Tools – Transdiagnostische Psychoedukation. Weinheim, Basel: Beltz.

Schlimme, J. E.; Scholz, T.; Seroka, R. (2019): Medikamentenreduktion und Genesung von Psychosen. Köln: Psychiatrie Verlag.

Schmidt, F. (2012): Nutzen und Risiken psychoedukativer Interventionen für die Krankheitsbewältigung bei schizophrenen Erkrankungen. Bonn: Psychiatrie Verlag.

Schmitz, B.; Schuhler, P.; Handke-Raubach, A.; Jung, A. (2001): Kognitive Verhaltenstherapie bei Persönlichkeitsstörungen und unflexiblen Persönlichkeitsstilen. Ein psychoedukativ- und kompetenzorientiertes Therapieprogramm zur Förderung von Selbstakzeptanz, Menschenkenntnis und persönlicher Entwicklung. Lengerich: Pabst Science Publishers.

SCHMUCKER, M.; KÖSTER, R. (2021): Praxishandbuch IRRT: Imagery Rescripting & Reprocessing Therapy bei Traumafolgestörungen, Angst, Depression und Trauer. 5. Druckaufl., Stuttgart: Klett-Cotta.

SCHULZ VON THUN, F. (2010): Miteinander reden. 2. Stile, Werte und Persönlichkeitsentwicklung. 33. Aufl., Reinbek: Rowohlt.

SELYE, H. (1936): A Syndrome Produced by Diverse Nocuous Agents. In: Nature, Band 138, 4. Juli 1936, S. 32.

SELYE, H. (1950): The physiology and pathology of exposure to stress. Montreal: Acta.

SELYE, H. (1981): Geschichte und Grundzüge des Stresskonzepts. In: NITSCH, J. R. (Hg.): Stress: Theorien, Untersuchungen, Maßnahmen. Bern: Huber, S. 163–187.

SONNTAG, R. (2020): Blitzschnell entspannt. 3. Aufl., Stuttgart: TRIAS Verlag in Georg Thieme Verlag KG.

STARK, F.-M. (1992): Strukturierte Information über Vulnerabilität und Belastungsmanagement für schizophrene Patienten. In: Verhaltenstherapie, 2, S. 40–47.

STARK, F.-M. (2005): Krankheitserleben und Krankheitsbewältigung aus der Sicht schizophrener Patienten. Hamburg: Verlag Dr. Kovac.

STARK, M.; SANDMEYER, P. (2004): Wenn die Seele S. O. S. funkt. Fitnesskur gegen Stress und Überlastung. Reinbek: rororo Taschenbuch.

Statistisches Bundesamt (Destatis), Krankenhausdiagnosestatistik (2021): Aus dem Krankenhaus entlassene vollstationäre Patientinnen und Patienten (einschl. Sterbe- und Stundenfälle) 2019 nach Diagnosen und Altergruppen. Sonderauswertung. Wiesbaden: Statistisches Bundesamt.

Statistisches Bundesamt (Destatis: wissen. nutzen) (2021). Fachserie 12, Reihe 6.1.1: Gesundheit. Grunddaten der Krankenhäuser 2019. Wiesbaden: Statistisches Bundesamt.

STAVEMANN, H. H. (2014): Teil I: Der typische Ablauf ambulanter integrativer KVT. In: STAVEMANN, H. H.: KVT-Praxis. Strategien und Leitfäden für die Integrative Verhaltenstherapie. 3., vollst. überarb. Aufl., Weinheim, Basel: Beltz PVU.

STAVEMANN, H. H. (2010): Einführung in die KVT: Die Therapie emotionaler Turbulenzen. 4., vollst. neu bearb. Aufl., Weinheim, Basel: Beltz PVU.

STAVEMANN, H. H. (Hg.) (2012): KVT update. Neue Entwicklungen und Behandlungsansätze in der Kognitiven Verhaltenstherapie. Weinheim, Basel: Beltz PVU.

STEIN, M. B.; FORDE, D. R.; ANDERSON, G.; WALKER, J. R. (1997): Obsessive-Compulsive Disorder in the Community: An Epidemiologic Survey With Clinical Reappraisal. In: The American Journal of Psychiatry, 154, 8, S. 1120–1126.

STENGLER, K. (2008): Feedback-Fragebogen 2, CD. In: BÄUML, J.; PITSCHEL-WALZ, G. (Hg.): Psychoedukation bei schizophrenen Erkrankungen. 2., erw. u. aktual. Aufl., Stuttgart: Schattauer.

STIEGLITZ, R.-D.; FREYBERGER, H. J. (2019): Psychiatrische Diagnostik und Klassifikation. In: BERGER, M. (Hg.): Psychische Erkrankungen. Klinik und Therapie. 6. Aufl., München u. a.: Elsevier/Urban & Fischer, S. 35–52.

TORGERSEN, S.; KRINGLEN, E.; CRAMER, V. (2001): The Prevalence of Personality Disorders in a Community Sample. In: Archives of General Psychiatry, 58, 6, S. 590–596.

VELLGUTH, T. (2008): Eine Vergleichsstudie zur Effektivität von störungsbezogener und diagnosenübergreifender Psychoedukation an psychoseerkrankten Ambulanzpatienten. Unveröffentlichte Diplomarbeit. Universität Hamburg.

WEINMANN, S.; BECHDOLF A.; GREVE N. (Hg.) (2021) : Psychiatrische Krisenintervention zu Hause. Das Praxisbuch zu Stäb &Co. Köln: Psychiatrie Verlag.

WILK, D. (2012): So einfach ist Autogenes Training. 2., überarb. u. erw. Aufl., Stuttgart: Trias.

WITTCHEN, H.-U.; ESSAU, C. A.; VON ZERSSEN, D.; KRIEG, J.-C.; ZAUDIG, M. (1992): Lifetime and Six-Month Prevalence of Mental Disorders in the Munich Follow-Up Study. In: European Archives of Psychiatry and Clinical Neuroscience, 241, S. 247–258.

World Health Organization (2018): Global action plan on physical activity 2018–2030: more active people for a healthier world: https://apps.who.int/iris/bitstream/handle/10665/272722/9789241514187-eng.pdf?ua=1, aufgerufen 25.10.2022.

ZUABONI, G.; ABDERHALDEN, C; SCHULZ, M.; WINTER, A. (Hg.) (2012): Recovery praktisch! Schulungsunterlagen. Bern: Universitäre Psychiatrische Dienste, Abt. Forschung/Entwicklung, Pflege und Pädagogik (Englisches Original: Realising Recovery Learning Materials, 2008. Autorinnen: A. Alexander u. a.). Bezugsquellen: Deutschland: Fachhochschule der Diakonie, Lehrstuhl für Psychiatrische Pflege, Grete Reich Weg 9, 33617 Bielefeld. Schweiz: Universitäre Psychiatrische Dienste Bern, Abt. Forschung/Entwicklung, Pflege und Pädagogik, Bolligenstr. 111, 3000 Bern 60. Downloadversion: https://promentesana.ch/assets/files/2_Selbstbestimmt-genesen/1_Grundlagen-zur-Genesung/Recovery_praktisch_Schulungsunterlagen.pdf, aufgerufen 10.11.2022.

ZUBIN, J.; SPRING, B. (1977): Vulnerability – A New View of Schizophrenia. In: Journal of Abnormal Psychology, 86, 2, S. 103–126.